前人的治病养生法，今人的健康必备书

U0795910

拔罐刮痧

速效自疗

安全养生　有病治病，无病强身的中医传统养生秘法。
古法融全　多种选择，治病方法更易懂，疗效更显著。

刘 毅◎编著

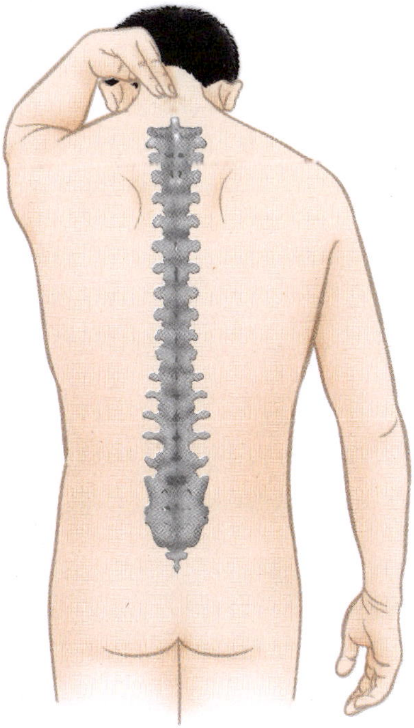

武汉出版社

（鄂）新登字08号

图书在版编目（CIP）数据

拔罐刮痧速效自疗 / 刘毅编著. -- 武汉：武汉出版社, 2011.4

ISBN 978-7-5430-5696-1

Ⅰ.①拔… Ⅱ.①刘… Ⅲ.①拔罐疗法②刮痧疗法 Ⅳ.①R244.3②R244.4

中国版本图书馆CIP数据核字(2011)第030255号

书　　名　拔罐刮痧速效自疗

编　　著：刘　毅

责任编辑：王冠含　王晓燕

特约编辑：黄　爽

装帧设计：含章行文 装帧

出　　版：武汉出版社

社　　址：武汉市江汉区新华下路103号　　邮　　编：430015

电　　话：（027）85606403　85600625

http：//www.whcbs.com　　E-mail：zbs@whcbs.com

印　　刷：北京佳明伟业印务有限公司　　经　　销：新华书店

开　　本：889mm×1194mm 1/16

印　　张：17　　字　　数：280千字

版　　次：2011年4月第1版　　2015年6月第2次印刷

定　　价：39.80元

Introduction

前言

古法今用，治病养生

中医自成体系，源远流长而又博大精深，拥有许多独特的治疗方法。这些方法的基本原理都是运用各种天然药物和物理方法，通过刺激体表穴位以调整脏腑功能来达到治疗疾病的目的。这些方法使用安全，疗效明显，对于如哮喘、中风后遗症等这些西医疗效欠佳的慢性病、疑难病也能起到意想不到的效果。在这些方法中，拔罐、刮痧疗法无疑就是个中翘楚，深得人们喜爱。

拔罐疗法，又称“火罐气”“角法”。是一种以杯罐作工具，借助热力排去其中的空气以产生负压，使其吸着穴位皮肤或者患处，通过吸拔和温热刺激等，造成人体局部发生淤血现象的一种治疗方法。被称为21世纪的“自然疗法”或“绿色疗法”。

考古发现表明，早在西汉时期，中国就已经有了拔罐疗法。在湖南长沙马王堆汉墓中出土的《五十二病方》中，就有以兽角治疗疾病的记载。东晋医学家葛洪著的《肘后备急方》里，也有角法的记载。唐代王焘著的《外台秘要》一书中，也曾介绍使用竹筒火罐来治病，如文内说：“取三指大青竹筒，长寸半，一头留节，无节头削令薄似剑，煮此筒子数沸，及热出筒，笼墨点处按之，良久，以刀弹破所角处，又煮筒子重角之，当出黄白赤水，次有脓出，亦有虫出者，数数如此角之，令恶物出尽，乃即除，当目明身轻也。”唐代太医署还将“角法”单列为一门学科，学制三年，在理论、操作和临床等方面形成了比较完整的医学体系。从以上介绍的情况来看，我国晋、唐时代就已非常流行用火罐疗病了。唐以后的医家们，不仅继承了先人的成果，而且还进一步发展了拔罐疗法，使之发挥了更大的作用。比如，宋代的医家就将拔罐疗法的适应症扩大到了内科疾病中。在宋代医书《苏沈良方》中，就有用火罐治疗久咳的记载。清代著名医药学家赵学敏曾用拔罐疗法治疗风寒头痛、风痹、腹痛等症。另一清代医家吴谦在《医宗金鉴·外科心法诀要》中

Introduction

记载了拔罐配合中医、针刺等治疗疾病的方法。新中国成立后，拔罐疗法取得了更大的发展，临床应用已经从比较单一的范围扩展到内、外、妇、儿、骨、皮肤、五官等诸多分科。不仅如此，拔罐疗法还走出国门，受到了世界各国人民的喜爱。比如，拔罐疗法在法国被称为“杯术”，在苏联被称为“淤血疗法”。总之，拔罐疗法已经被越来越多的人所接受。

刮痧的源头可追溯到旧石器时代。远古时候，当人们患病时，不经意地用手或石片在身上抚摩、捶击，有时竟然能使病得到缓解。时间一长，自然就形成了砭石治病法，这就是“刮痧”的雏形。刮痧在古代又称“刮治”，到清代被命名为“刮痧”，然后一直沿用至今。明代医学家张凤逵认为，毒邪由皮毛而入就会阻塞人体脉络和气血，使气血不畅；毒邪由口鼻吸入也会阻塞络脉，使气血不通。这时就可以运用刮痧疗法，将刮痧器具在经络穴位上进行刮拭，直到皮下出血，通过发汗使汗孔张开，痧毒就这样被排出体外，从而达到治愈的目的。

本书共分八章，分别讲到了拔罐刮痧与经络的关系、拔罐刮痧的常识及操作方法、拔罐刮痧的禁忌、刮痧自诊调补法、强身健体拔罐法、拔罐刮痧自疗法。本书采用了读者易读、易学、易懂的图解形式。阅读时，读者可以一边读左边文字一边对照右边图解。对页左边的文字流畅优美、论述清晰，右边的图片写实详尽，将拔罐、刮痧的过程、手法、技巧以及穴位的准确位置展现得一览无余。这样会对读者阅读、理解，掌握拔罐、刮痧疗法带来诸多便利，同时亦可以为读者节省不少宝贵的时间。由于受到篇幅的限制，拔罐、刮痧疗法对于各种疾病的应用不能一一详述，但是我们衷心希望您在看完此书后，对拔罐、刮痧疗法有了一些基本的、正确的认识，或者是对拔罐、刮痧疗法产生一些兴趣，抑或通过拔罐、刮痧疗法使自身的疾病得到好转。拔罐和刮痧疗法相结合，让您永远多一种选择。

CONTENTS

目录

第三章 教您快速变成拔罐、刮痧能手

第四章 刮痧的自诊、调补法，让您对自己的身体了如指掌

第六章 拔罐——病痛的克星

第七章 刮痧——让生活更轻松

第八章 拔罐、刮痧为健康护航——对比治疗

附录

如何阅读

基础知识 + 健康自测法 + 拔罐刮痧自疗法 + 取穴窍门

1

基础知识

详细地阐述了在拔罐、刮痧时的各个阶段以及在每一阶段要注意的问题。使读者可以更快更好地学习和使用拔罐、刮痧疗法。

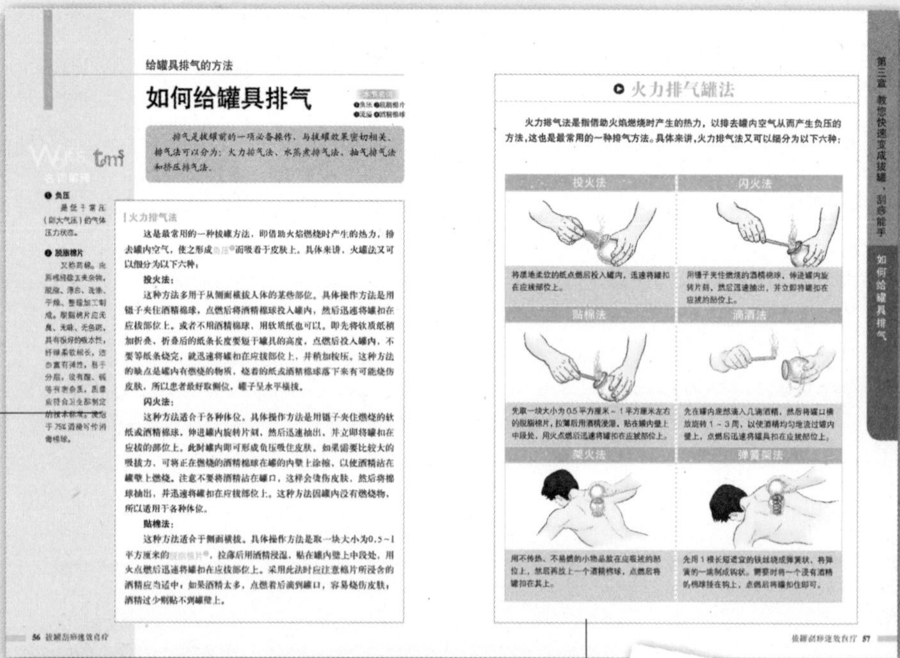

文字部分

简单易懂的文字，让你轻松读懂所述知识。

图解部分

丰富了语言，使所讲内容、方法更明了。

2

健康自测法

拿起书，准备好拔罐、刮痧的用具，在家就可以测出自己的健康状况，并可通过测出的结果依照书中内容进行调补。

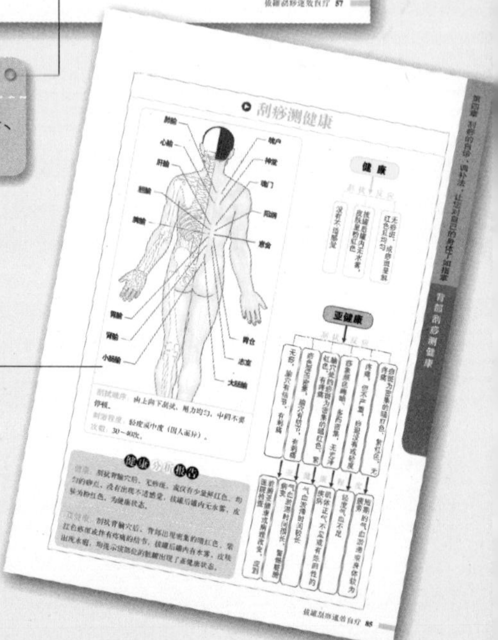

穴位与健康分析

通过穴位图即能找准穴位，树形分析能够更直观地判断自身健康状况。

本书是一本图解书，与我们常见的文字书有很大区别。考虑到读者的阅读习惯，为了方便阅读，我们在此特别设置了阅读导航这一单元，对文中各个部分的功能、特点等做一说明。

3 拔罐、刮痧自疗法

相同症状，两种治病方法。您可以选择任何一种为自己治疗。

疾病总述

详细讲解每种疾病的发病原因、症状等内容。

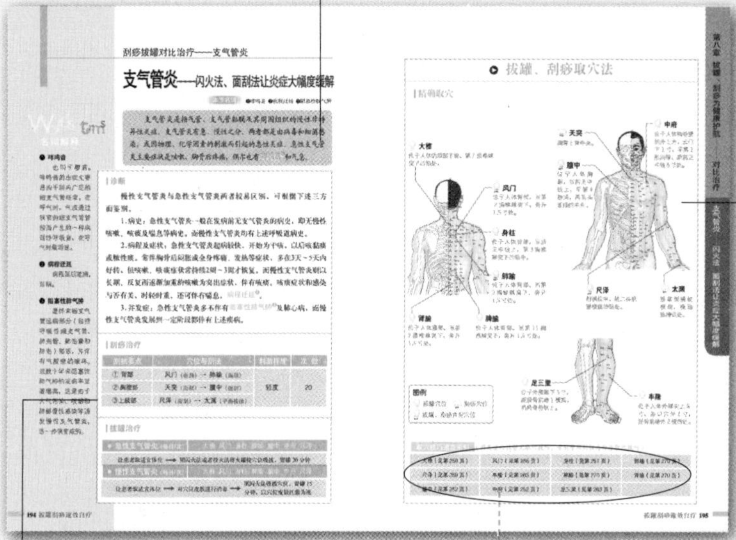

精确取穴

左页中提到的穴位都能在图中找到精确位置。

拔罐、刮痧疗法流程表

直观的流程表格，使拔罐、刮痧操作步骤一目了然。

4 取穴窍门

根据每一节中的穴位索引，找到每个穴位的取穴窍门。

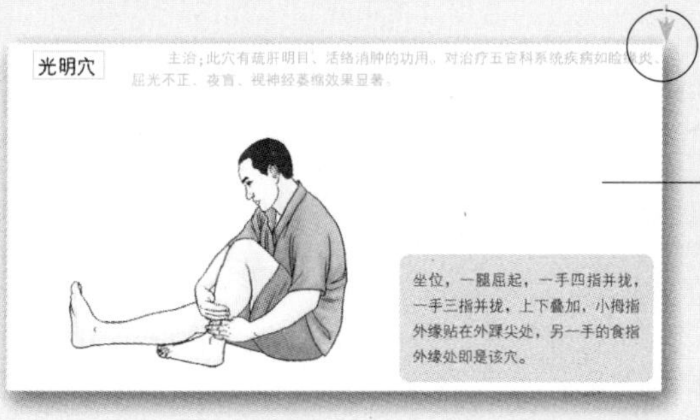

详细穴位位置图

只要一个简单的动作，就能够准确找到自己身上的每一个穴位。

拔罐罐具、刮痧板展示

种类繁多的罐具

在古代，拔罐疗法一般选用动物的角来做罐具，但在后来漫长的发展过程中，罐具的种类逐渐丰富起来，主要有以下几种。

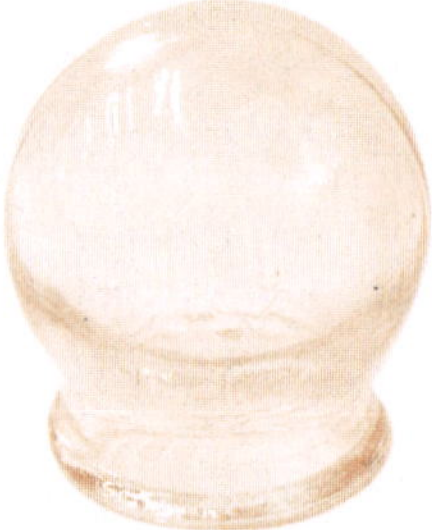

玻璃罐

采用耐热质硬的透明玻璃制成。形状如笆斗，肚大口小，罐口平滑。优点是使用时可以窥见罐内皮肤的淤血、出血等情况，便于掌握拔罐治疗的程度。

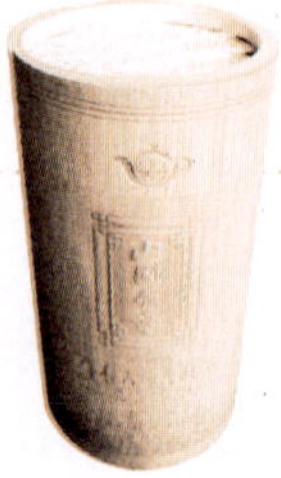

竹罐

竹制品，用直径3厘米～5厘米的竹子截成。一端留节为底，一端为口，磨制光滑，中间略粗，呈腰鼓状。

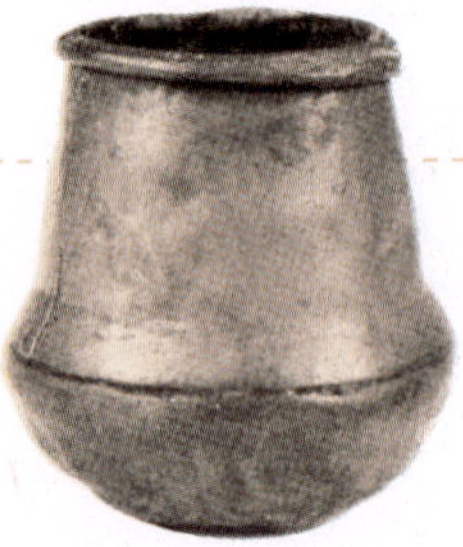

陶罐

用陶土烧制而成，罐口平滑，中间略粗，吸附力强，不透明，易破碎。

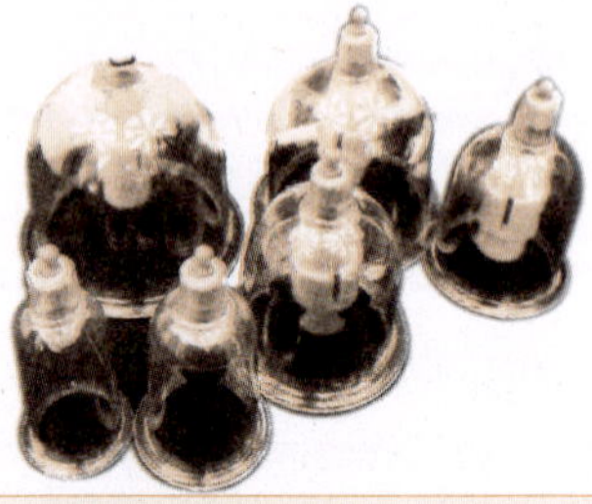

抽气罐示意图

抽气罐的分类

注射器抽气罐

这种罐具用药瓶制成。将瓶底磨掉，制成光滑的罐口。但瓶口处的橡皮塞要保留，以作抽气之用。

空气唧筒抽气罐

即用唧筒连接罐具而成，多用玻璃或有机玻璃制成。

橡皮排气球抽气罐

即用橡皮排气球连接罐具而成。分为筒装式、精装式和组合式三种。

电动抽气罐

即将罐具连接在电动吸引器上。

刮痧的工具展示

在古代，铜钱、汤勺、嫩竹板都做过刮痧工具，现如今一般都用刮痧板来进行刮痧，常见的刮痧板有牛角刮痧板和玉质刮痧板两类。

广泛地说，凡是边缘圆钝、质地较硬，但不会对皮肤造成意外损伤的物品都可用来刮痧，如家庭中的汤匙、瓷碗边儿、梳子背儿等都是可就地取材的工具。在古代，石器、陶器、苎麻、硬币都曾充当过刮痧的工具。但是，如果长期使用或作为正规治疗工具的话，还是用正规一些的刮痧板比较好。目前主要的刮痧工具就是刮痧板。刮痧板一般为长方形，边缘较为光滑，四角为钝圆。刮痧板的两个长边，一边厚，一边薄。薄的那一面常用于人体平坦部位，厚面则适合进行按摩保健刮痧，刮痧板的角适于在人体凹陷部位刮拭。根据刮痧板的材质不同，分为不同类别的刮痧板，中国传统医学认为，犀牛角或是牛角最好，玉、石次之，瓷片亦好，塑料不宜。

目前在市面上可以看到各种形状的刮痧板、集多种功能的刮痧梳，主要有水牛角制品和玉制品。刮痧板选用天然水牛角为材料，对人体肌表无毒性刺激或不良化学反应，而且水牛角味辛、咸、寒。中医认为，辛可发散行气、活血润养，咸可软坚润下，寒可清热解毒。因此用水牛角质地的刮痧板可达到发散行气、清热解毒、活血化淤的作用。此外，水牛角刮痧板质地坚韧，光滑耐用，其药性与犀牛角相似，不过药力稍逊，因犀牛为保护动物，故而水牛角常常作为犀牛角的代用品。

中医认为，玉性味甘平，入肺经，能够润心肺，清肺热；玉具则有清音哑、止烦渴、定虚喘、安神明、滋养五脏六腑的功效，是具清纯之气的良药，可避秽浊之病气。因此，玉质刮痧板有助于行气活血、疏通经络而无副作用。不管是水牛角质地的还是玉制品，刮拭完毕后，都应该将刮痧板用肥皂水清洗擦干或用酒精擦拭消毒。最好固定专人专板使用，避免发生交叉感染。如果水牛角刮板长时间受潮、长时间浸泡或长时间暴露在干燥的空气中，都会因发生裂纹而影响其使用寿命。因此，每次刮痧完毕后都要将其洗净然后立即擦干，最好放在塑料袋或皮套内保存。玉质板则在保存时应避免因磕碰而发生破损。

拔罐、刮痧疗法常用的其他材料

拔罐疗法需要的材料

除了选择相应的罐具之外，在进行拔罐疗法时还会应用到其他一些材料，具体如下：

酒精

一般均选用热能高而又挥发快的酒精作为燃料。如果没有酒精，也可以采用高度数的白酒代替。

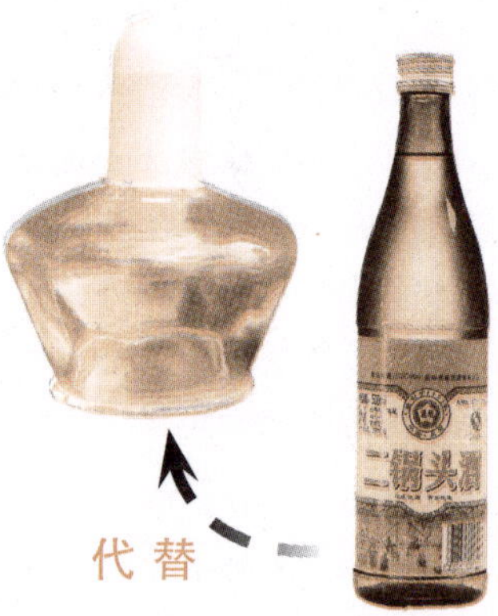

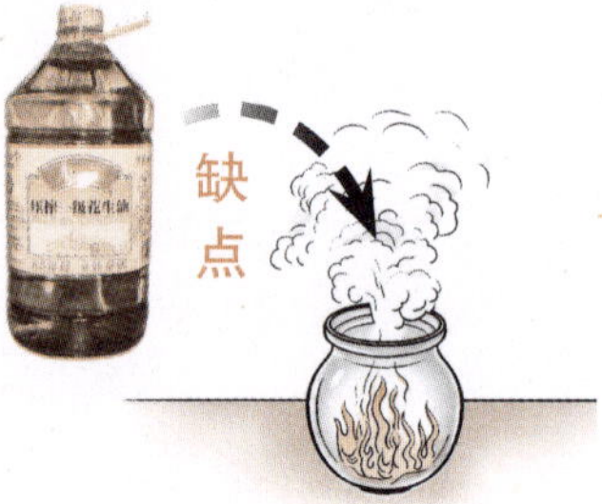

食用油

食用油料亦可作为燃料使用。但它的缺点是燃烧比较慢，而且有烟，容易把皮肤弄脏。

纸片

纸片也可作为燃料使用，但不能选用那些厚硬且带色的纸张。因为这些纸张的热力不够，而且还很容易烫伤皮肤。

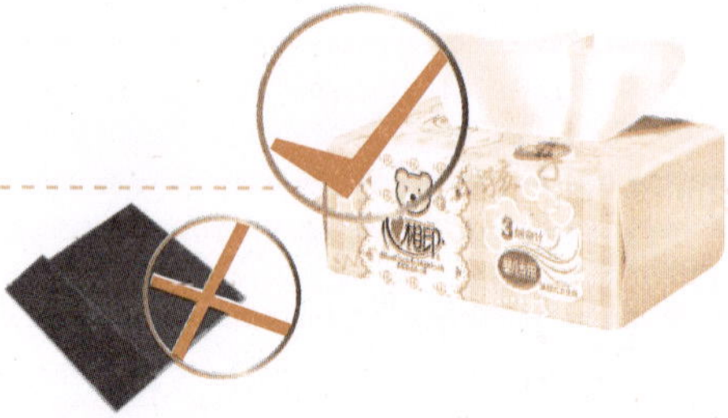

消毒用品

在进行拔罐治疗前一般都要用酒精脱脂棉球清洁皮肤、消毒罐具。

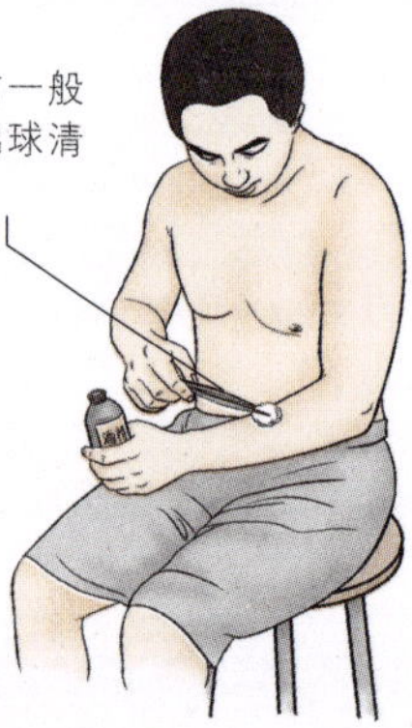

润滑剂

为了加强罐口与皮肤接口的密度，以保持火罐的吸拔力，在拔罐中经常会使用如凡士林、石蜡和植物油等润滑剂。

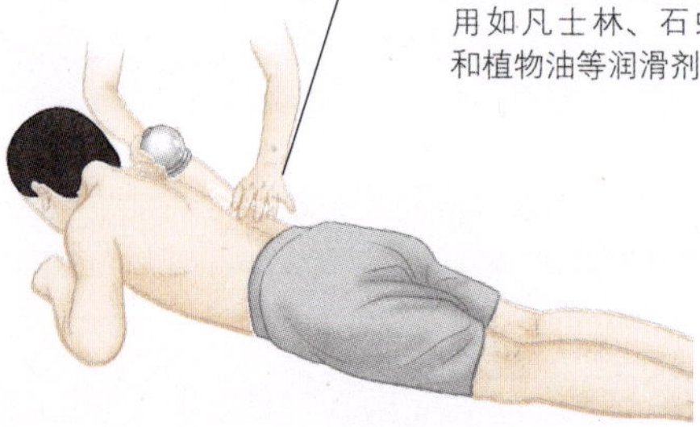

刮痧疗法需要的材料

刮痧的介质其实就是刮痧用的润滑剂，有两方面的作用，一方面是增加润滑度，减少刮痧阻力，避免刮痧时刮伤皮肤；另一方面刮痧润滑剂具有一定的药物治疗作用，可以增强刮痧的功效。

明清以前刮痧常用的介质是香油、食用油、酒、猪脂、水或药汁等，现在比较常用的刮痧介质有以下几种：

（1）冬青膏：冬青膏是把冬绿油（水杨酸甲酯）和凡士林按 1∶5 的比例来调成的。多用于一切跌打损伤的肿胀、疼痛以及陈旧性损伤和寒性病症的刮痧治疗。

（2）白酒：刮痧时一般选用浓度较高的粮食白酒或药酒。多用于损伤疼痛、手足痉挛、腰膝酸软等病症的刮痧治疗，值得一提的是，对发热病人还具有降温的功效。

（3）麻油：即从胡麻科植物脂麻种子榨取的脂肪油，也叫做“胡麻油”“香油”。多用于久病劳损、年老体弱者及婴幼儿等的刮痧治疗。

（4）鸡蛋清：把生鸡蛋一头磕开一个小口，将蛋清倒出。多用于热病、手足心热、烦躁失眠、嗳气吐酸等病症的刮痧治疗。

（5）刮痧活血剂：以天然植物油为原料，经提炼、浓缩调配而成，具有活血化淤，促进血液循环、扩张毛细血管、促进出痧等作用。主要成分是当归、川芎、赤芍、红花、桃仁、乳香、穿山甲等。主要用于痛症的刮痧治疗。

（6）薄荷水：把新鲜的薄荷叶泡在水里 1 天后去渣取汁。多用于发热或局部红肿等病。

（7）扶他林：是一种比较常用的镇痛抗炎乳胶剂，强效镇痛抗炎药物双氯芬酸二乙胺含量丰富。多用于运动性损伤、腰酸背痛、肩周炎、类风湿性关节炎、骨关节炎等病症的刮痧治疗。值得一提的是，扶他林也可以单独使用，具有抗炎镇痛的功效。

（8）刮痧油：由芳香药物的挥发油与植物油提炼浓缩而成，具有行气开窍、祛风除湿、止痛的作用。

（9）止痛灵：用天然中药丹参、桃仁、血竭、蜈蚣、三七、麝香、酒精提炼而成，具有消毒杀菌、活血止痛的作用。

第

1

章

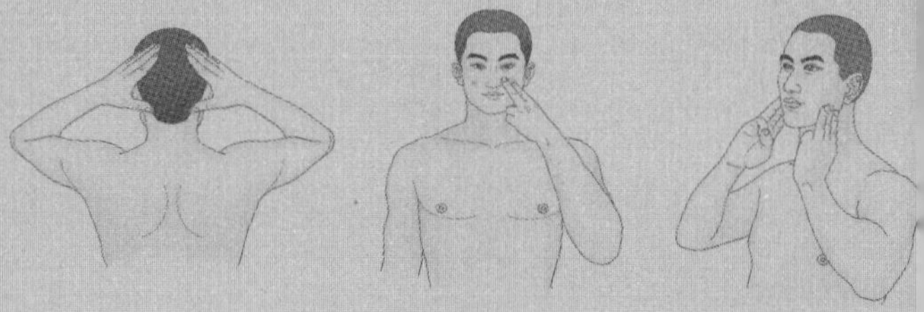

经络——拔罐、刮痧的蓝图

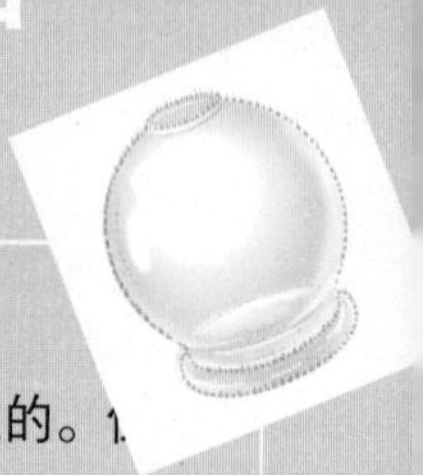

拔罐疗法、刮痧疗法都是建立在中医经络穴位理论的基础之上的。例如拔罐疗法，其作用机制是通过对经络穴位的温热刺激而对人体五脏六腑产生亢奋或抑制作用，从而达到调整人体内部阴阳平衡并进一步治疗疾病的目的。因为不同的经络穴位是对应不同的脏腑器官的，所以不同的疾病就需要刺激不同的穴位以达到有针对性的治疗。本章就对人体经络穴位作一个比较简单而又系统的介绍，从而使读者对拔罐疗法、刮痧疗法有更深入的了解。

本章看点

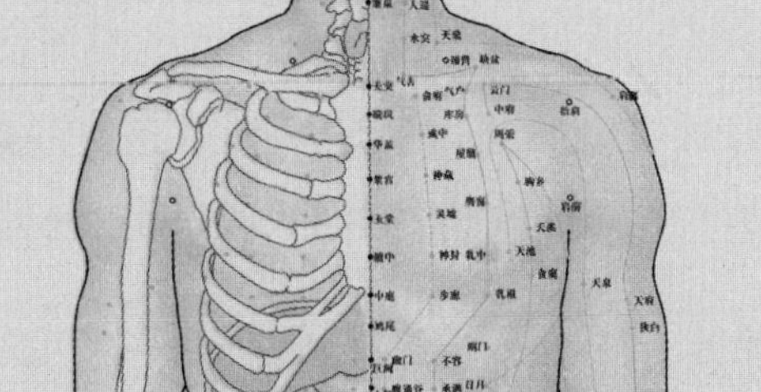

经络——器官的看门人

本节名词

❶浮络 ❷孙络 ❸营卫之气

人体的经络系统是由十二经脉、奇经八脉、十二经筋、十二经别、十二皮部、十五络脉，以及浮络[1]、孙络[2]等组成。

Words terms

名词解释

❶ **浮络**

指位于皮下浅表的络脉。

❷ **孙络**

人体中络脉的分支，即最细小的脉络。

❸ **营卫之气**

营在脉内，卫在脉中。是从营气柔顺、精专，卫气剽悍、滑疾的不同性质、角度来认识的。营与卫是相对而言的，营为阴，卫为阳。所以它们运行的主流，营气在脉中，卫气在脉外。但是，它们在运行中又有阴阳相随的“偕行”关系。

经络的作用

联络脏腑：人体中的经络系统是一个纵横交错、沟通内外、联系上下的整体，它沟通了人体中脏器与脏器、脏与腑、脏腑与五官之间的联系，从而使人体成为一个有机的整体。除此之外，人体中五脏六腑、四肢百骸以及皮肉筋骨等组织，之所以能保持一种相对的平衡并且能完成正常的生理活动，也是依靠经络系统的联络沟通而完成的。

运行气血：经络还是人体气血运行的通道，气血只有通过经络系统才能被输送到周身。气血是人体生命活动的物质基础，其作用是濡润全身脏腑组织器官，使人体完成正常的生理功能。

抵御外邪：由于经络系统的作用是运行气血，所以它就可以使营卫之气[3]密布周身，尤其是随着散布于全身的络脉而密布于皮部。卫气是一种具有保卫机体功能的物质，它能够抵御外邪的入侵。外邪侵犯人体往往由表及里，先从皮毛开始，所以当外邪侵犯机体时，卫气就会首当其冲地发挥其抵御外邪、保卫机体的作用。

经络的应用

表明病理变化：因为经络系统是联络人体内外的通道，所以当人体患病时，经络又是一个病邪传入的途径。当人体在患有某些疾病的时候，常常会在其经络循行线上出现明显的压痛、结节或条索状的反应物，此时，这些部位的皮肤色泽、形态、温度等也都会发生一定的变化。那么，通过对这些变化的观察，就可以推断疾病的病理变化。

指导辨症：因为经络都有固定的循行路线以及所属的脏腑和组织器官，所以根据体表部位发生的病理变化，就可以推断疾病的经脉和病位所在。

指导治疗：因为经络内属脏腑，外络肢节，说明病理，所以在临床治疗时就常根据经脉循行线路而选用体表某些腧穴，以疏通经气，调节人体脏腑气血功能，从而达到治疗疾病的目的。

人体经络系统的组成

经络系统总体上由经脉和络脉组成，其中又可以细分为若干种，具体如下表：

经络系统

- 经脉
  - 十二经脉
    - 手三阴经：手太阴肺经、手厥阴心包经、手少阴心经
    - 手三阳经：手阳明大肠经、手少阳三焦经、手太阳小肠经
    - 足三阳经：足阳明胃经、足少阳胆经、足太阳膀胱经
    - 足三阴经：足太阴脾经、足厥阴肝经、足少阴肾经
  - 奇经八脉
    - 督脉
    - 任脉
    - 冲脉
    - 带脉
    - 阴维脉
    - 阳维脉
    - 阴跷脉
    - 阳跷脉
  - 十二经别
  - 十二经筋
  - 十二皮部
- 络脉
  - 十五络脉
  - 孙络
  - 浮络

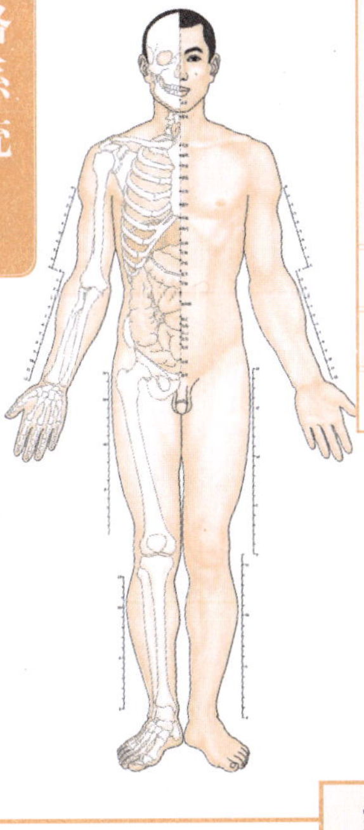

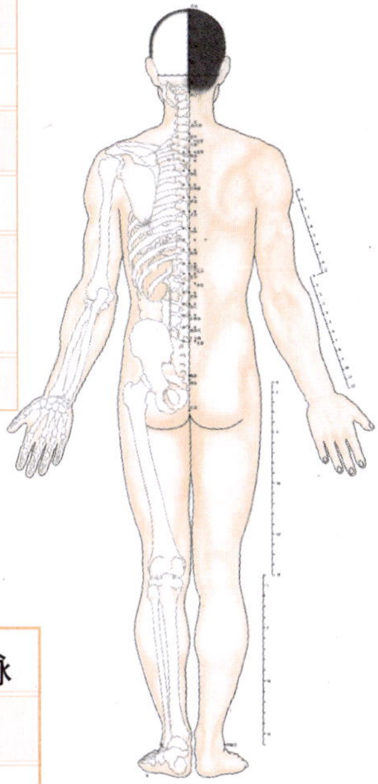

十二经脉——经络中的领导者

本节名词
❶脏腑 ❷中焦

十二经脉也被称为“正经”，是人体经络系统的主体，它们包括：手太阴肺经、手厥阴心包经、手少阴心经、手阳明大肠经、手少阳三焦经、手太阳小肠经、足阳明胃经、足少阳胆经、足太阳膀胱经、足太阴脾经、足厥阴肝经、足少阴肾经。这十二条经脉的主要特征是表里经脉相合，与相应脏腑[1]络属。

Words terms
名词解释

❶ 脏腑

中医总称人体内部的器官。心、肝、脾、肺、肾为五脏，胃、胆、三焦、膀胱、大肠、小肠为六腑。

❷ 中焦

膈以下、脐以上部位。三焦之一。三焦的中部，指上腹部分。它的主要功用是助脾胃，主腐熟水谷，泌糟粕，蒸津液，化精微，是血液营养生化的来源。

十二经脉的分布规律

十二经脉纵贯全身，它在体表呈左右对称地分布于头面、躯干和四肢。六条阳经分别位于人体四肢的外侧和头面、躯干部。六条阴经则分别位于人体四肢的内侧和胸腹部。十二经脉在四肢的分布规律是，阳经在外侧，阳明在前，少阳在中，太阳在后；阴经在内侧，太阴在前，厥阴在中，少阴在后。但足厥阴肝经在足大趾至内踝上8寸一段走于足太阴脾经之前，至内踝上8寸才走到中间。十二经脉在躯干部的分布规律是，足少阴肾经在胸中线旁开2寸，腹中线旁开0.5寸处；足太阴脾经行于胸中线旁开6寸，腹中线旁开4寸处；足厥阴经循行规律性不强；足阳明胃经分布于胸中线旁开4寸，腹中线旁开2寸处；足太阳经行于背部，分别于背正中线旁开1.5寸和3寸处；足少胆经则分布于人体侧面。

十二经脉的表里属络关系

十二经脉在体内与脏腑相联，其中阴经属脏络腑，阳经属腑络脏，形成了脏腑阴阳表里属络关系。具体是，手太阴肺经与手阳明大肠经相表里，手厥阴心包经与手少阳三焦经相表里，手少阴心经与手太阳小肠经相表里，足太阴脾经与足阳明胃经相表里，足厥阴肝经与足少阳胆经相表里，足少阴肾经与足太阳膀胱经相表里。

十二经脉的循行走向

手三阴经从胸走手，手三阳经从手走头，足三阳经从头走足，足三阴经从足走腹。

十二经脉的交接规律和流注顺序

十二经脉交接规律表

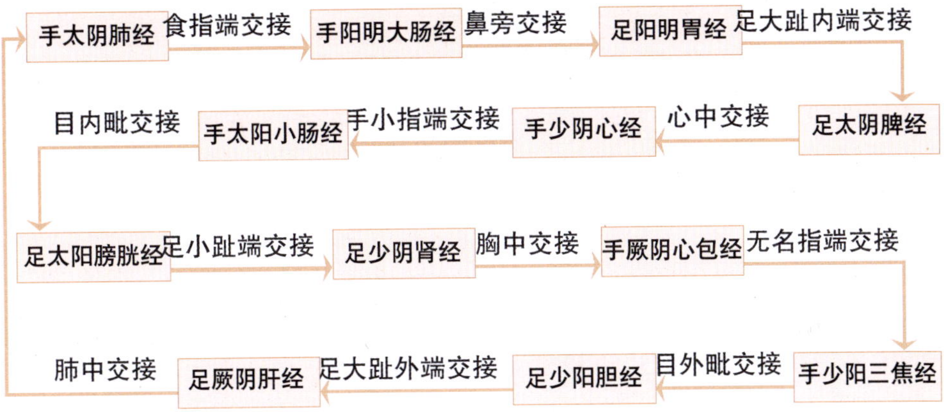

十二经脉循环流注顺序表

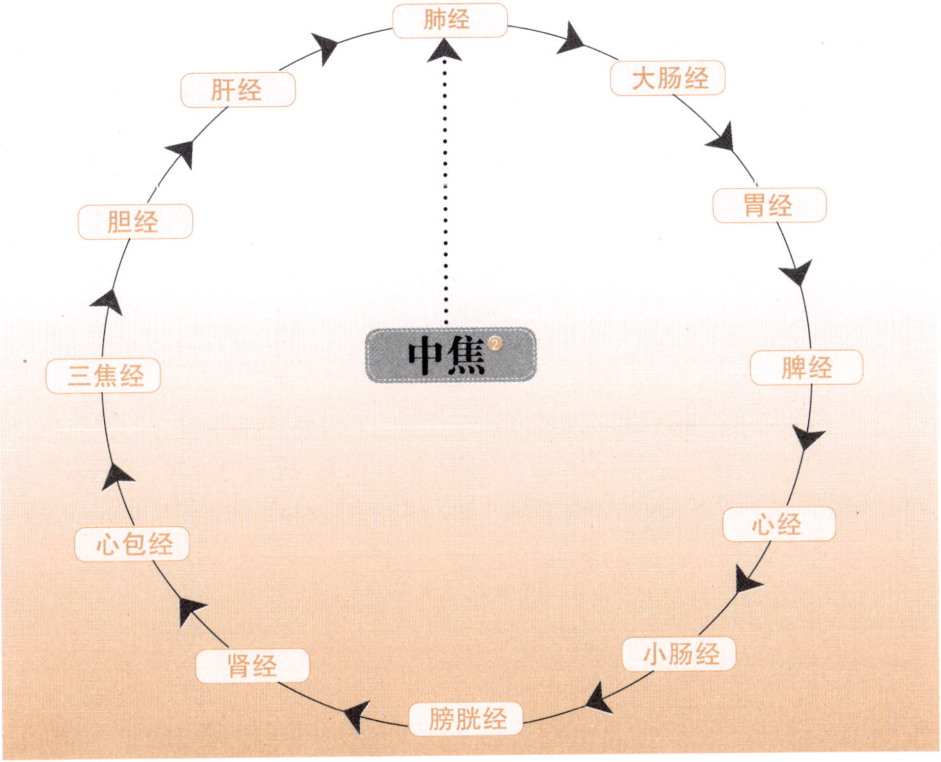

手太阴肺经

主治病症：咳嗽、气喘、气短、咯血、咽痛、外感伤风、循环部位痛麻或活动受限等。

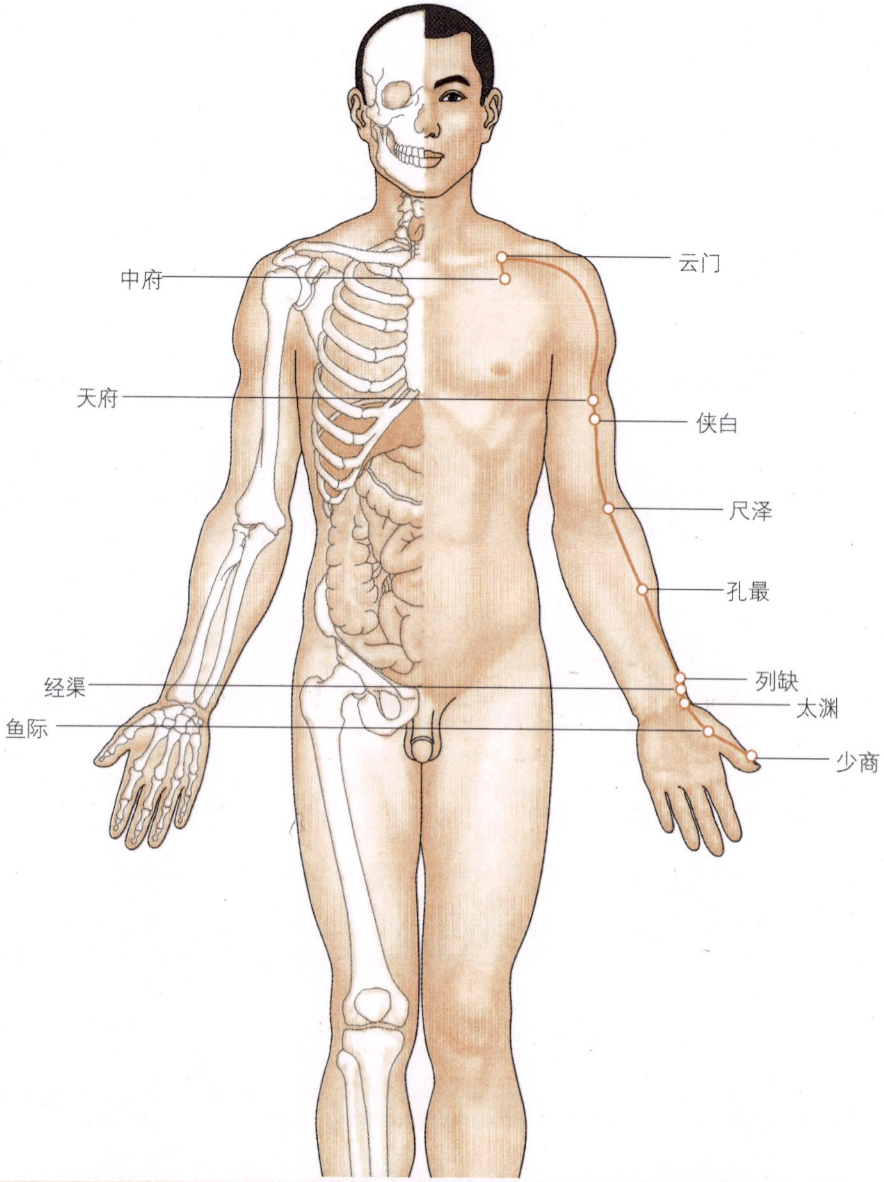

穴位数量	经络穴位走向	穴位分布
11个	起于中府 止于少商	2个穴位是在前胸上部，其他9个分布在上肢掌面桡侧

手阳明大肠经

主治病症：腹痛、肠鸣、泄泻、便秘、咽喉肿痛、齿痛、本经循行部位疼痛、热肿或寒冷麻木等。

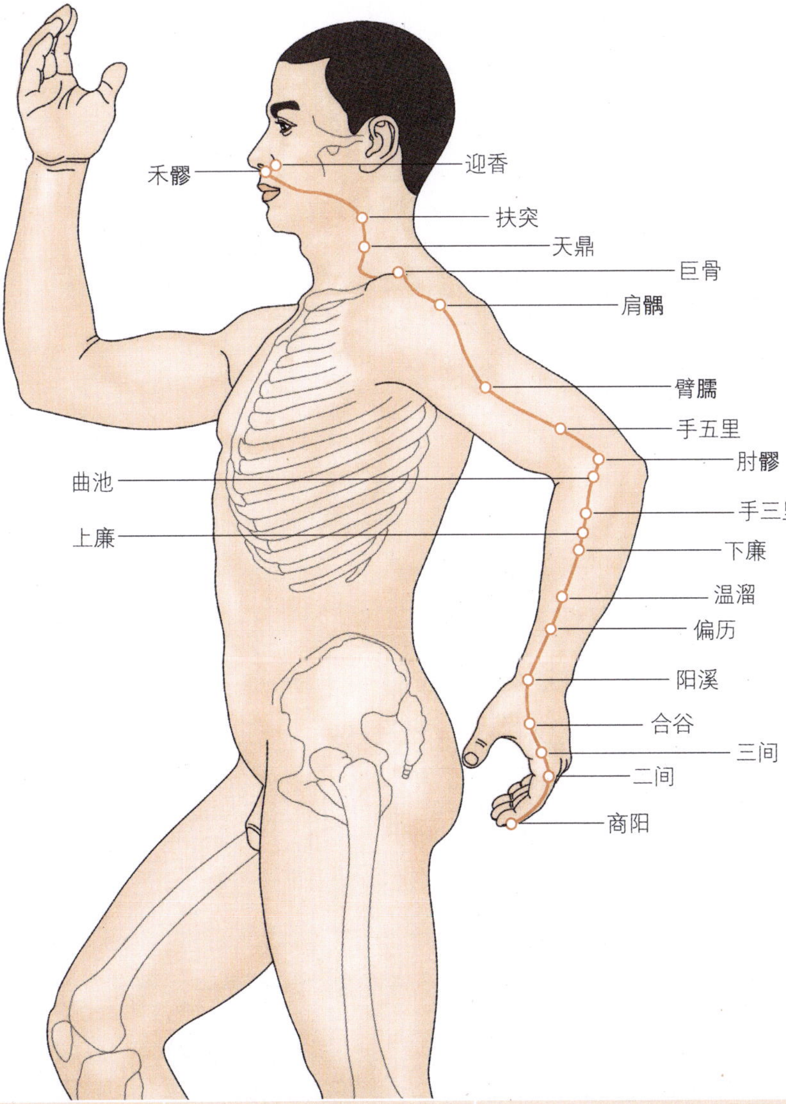

穴位数量	经络穴位走向	穴位分布
20个	起于商阳 止于迎香	5个穴位在颈、面部，其他15个则分布在上肢背面的桡侧

足阳明胃经

主治病症：肠鸣腹胀、水肿、胃痛、呕吐或消谷善饥、口渴、咽喉肿痛、鼻衄、胸部及膝髌等本经循行部位疼痛、热病、发狂等。

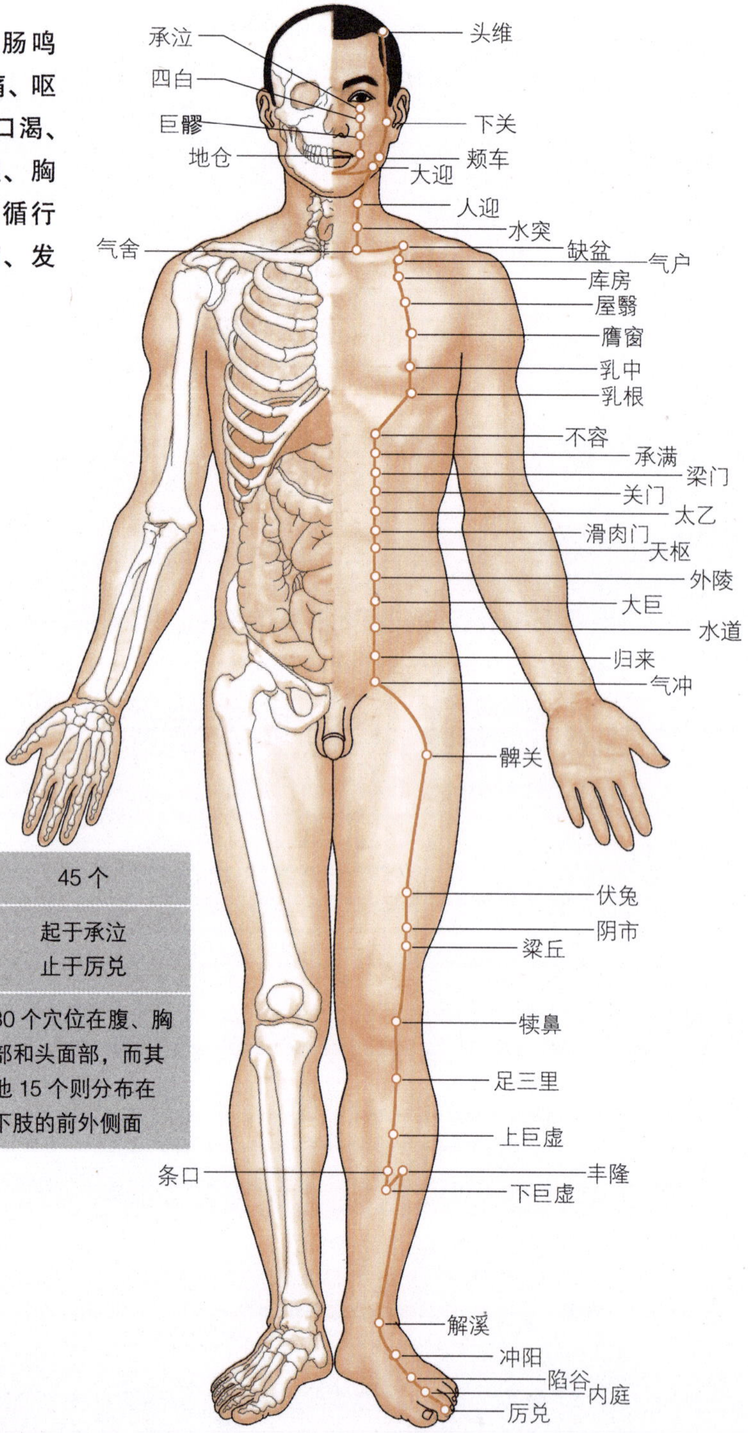

穴位数量	45 个
经络穴位走向	起于承泣 止于厉兑
穴位分布	30 个穴位在腹、胸部和头面部，而其他 15 个则分布在下肢的前外侧面

足太阴脾经

主治病症：胃脘痛、食则呕、嗳气、腹胀便溏、黄疸、身重无力、舌根强痛、下肢内侧肿胀、厥冷等。

穴位数量	21 个
经络穴位走向	起于隐白 止于大包
穴位分布	10 个穴位分布在侧胸腹部，而其他 11 个则分布在下肢内侧面

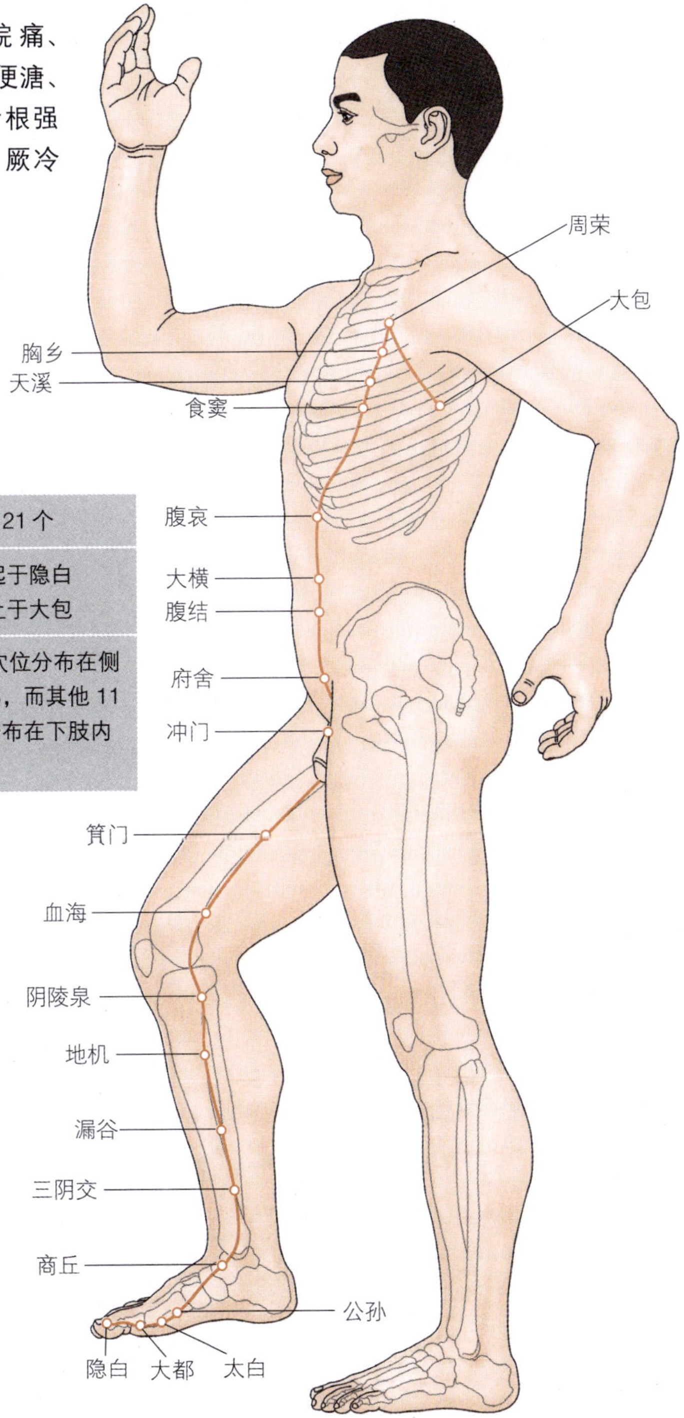

手少阴心经

主治病症：心痛、咽干、口渴、目黄、胁痛、上臂内侧痛、手心发热等。

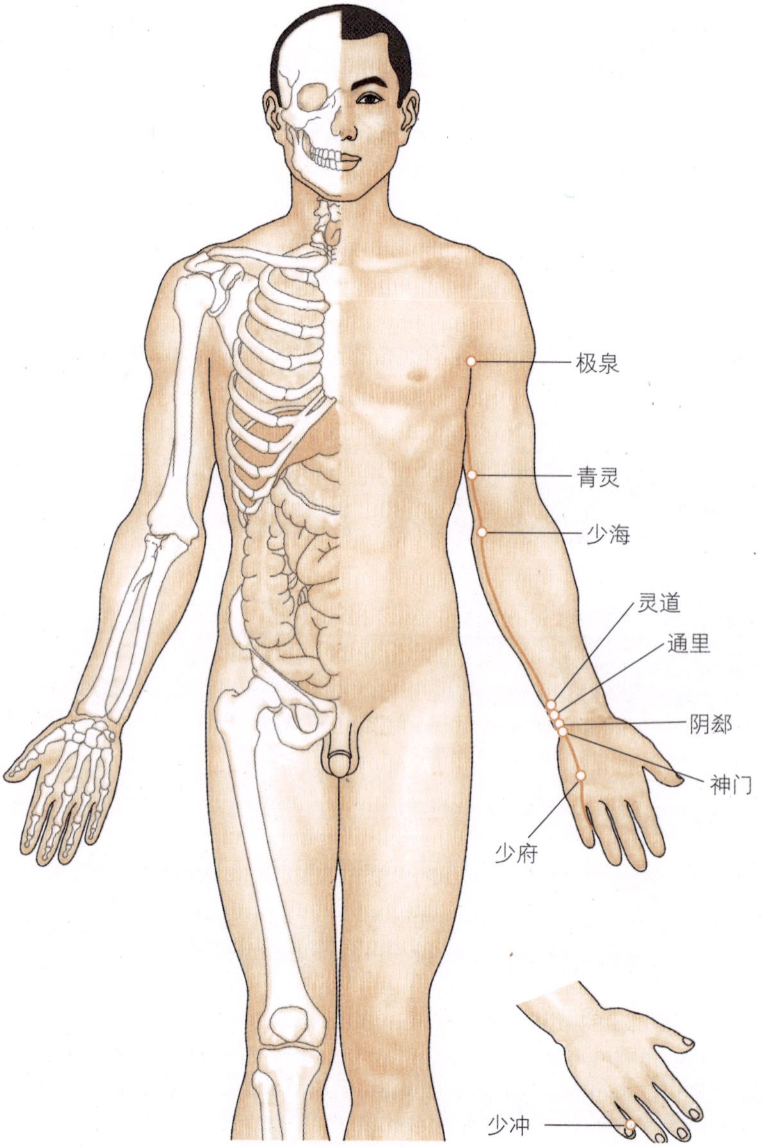

穴位数量	经络穴位走向	穴位分布
9个	起于极泉 止于少冲	1个穴位在腋窝部，而其他8个穴位则位于上肢掌侧面的尺侧

手太阳小肠经

主治病症：少腹痛、腰脊痛、耳聋、目黄、颊肿、咽喉肿痛、肩臂外侧后缘痛等。

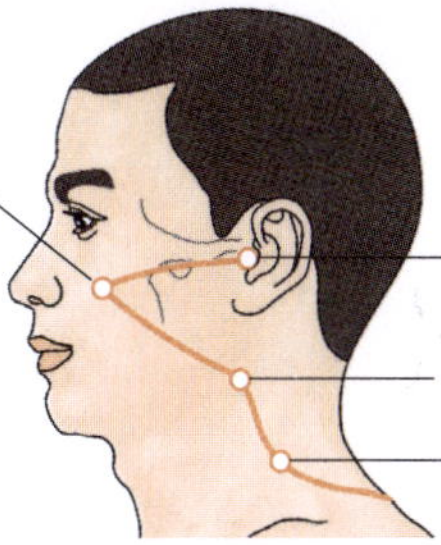

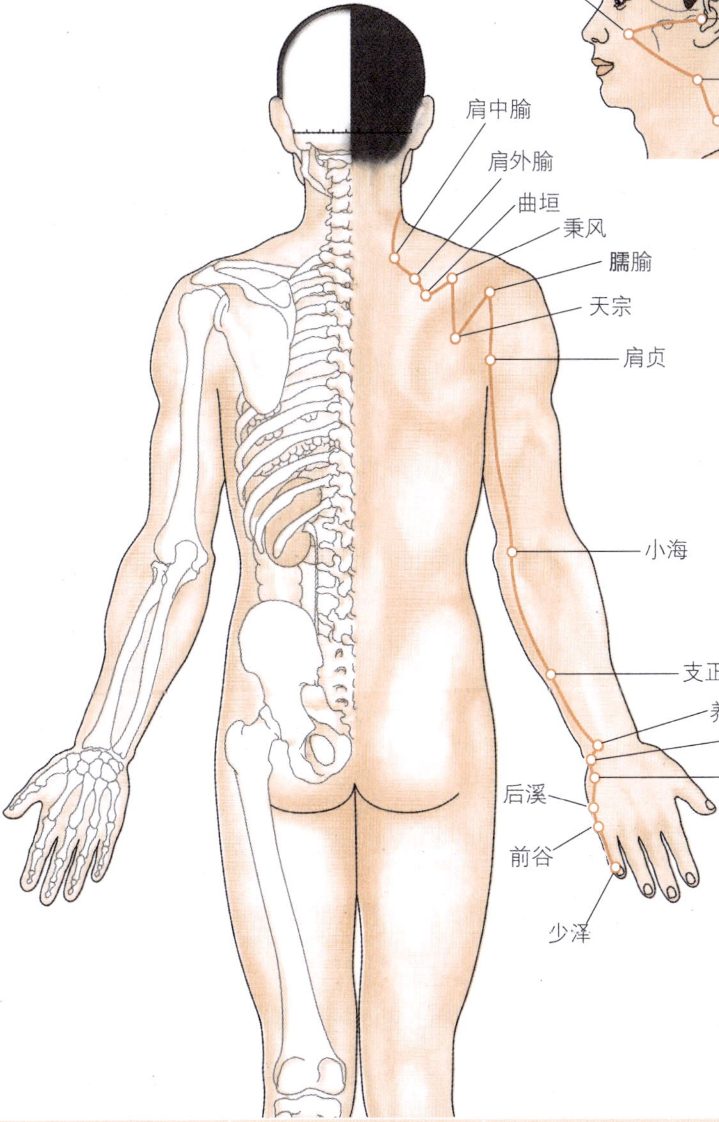

穴位数量	经络穴位走向	穴位分布
19 个	起于少泽 止于听宫	8 个穴位分布在上肢背面的尺侧，11 个穴位在肩、颈、面部

足太阳膀胱经

主治病症：小便不通、遗尿、癫狂、疟疾、目痛、见风流泪、鼻塞多涕、鼻衄、头痛，项、背、臀部及下肢循行部位痛麻等。

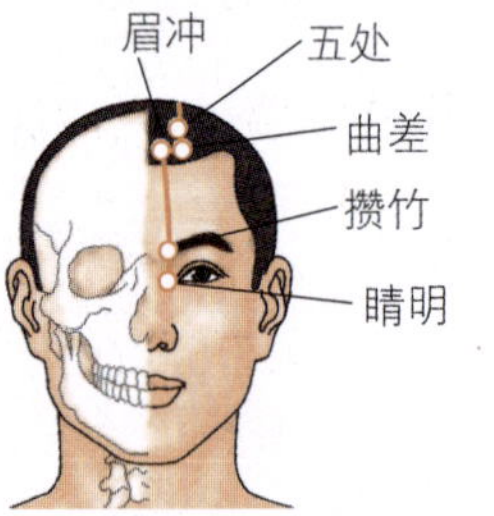

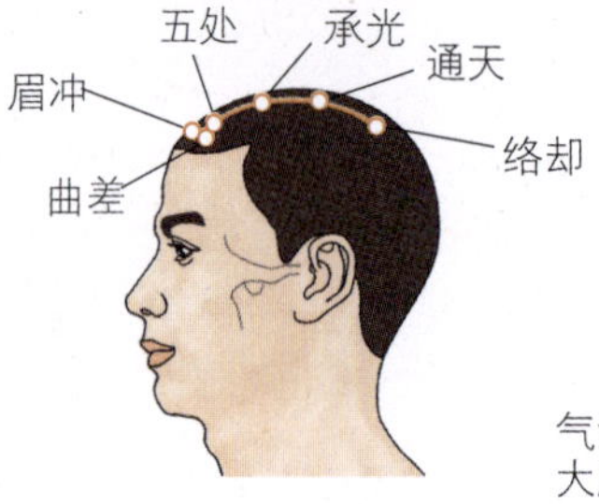

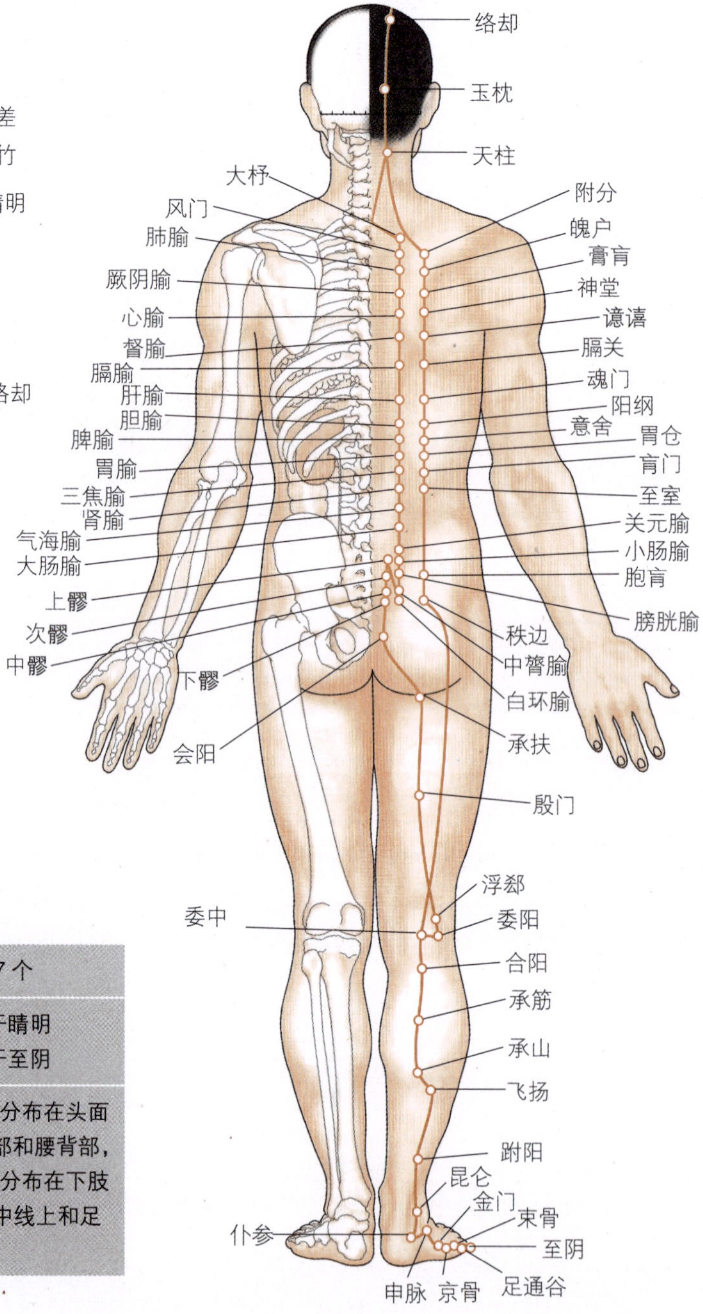

穴位数量	67 个
经络穴位走向	起于睛明 止于至阴
穴位分布	49 个穴位分布在头面部、项背部和腰背部，18 个穴位分布在下肢后面的正中线上和足的外侧部

足少阴肾经

主治病症：咯血、气喘、舌干、咽喉肿痛、水肿、大便秘结、泄泻、腰痛、脊股内后侧痛、痿弱无力、足心热等症。

穴位数量	27 个
经络穴位走向	起于涌泉 止于腧府
穴位分布	10 个穴位分布在下肢内侧，17 个穴位分布在胸腹部前正中线的两侧

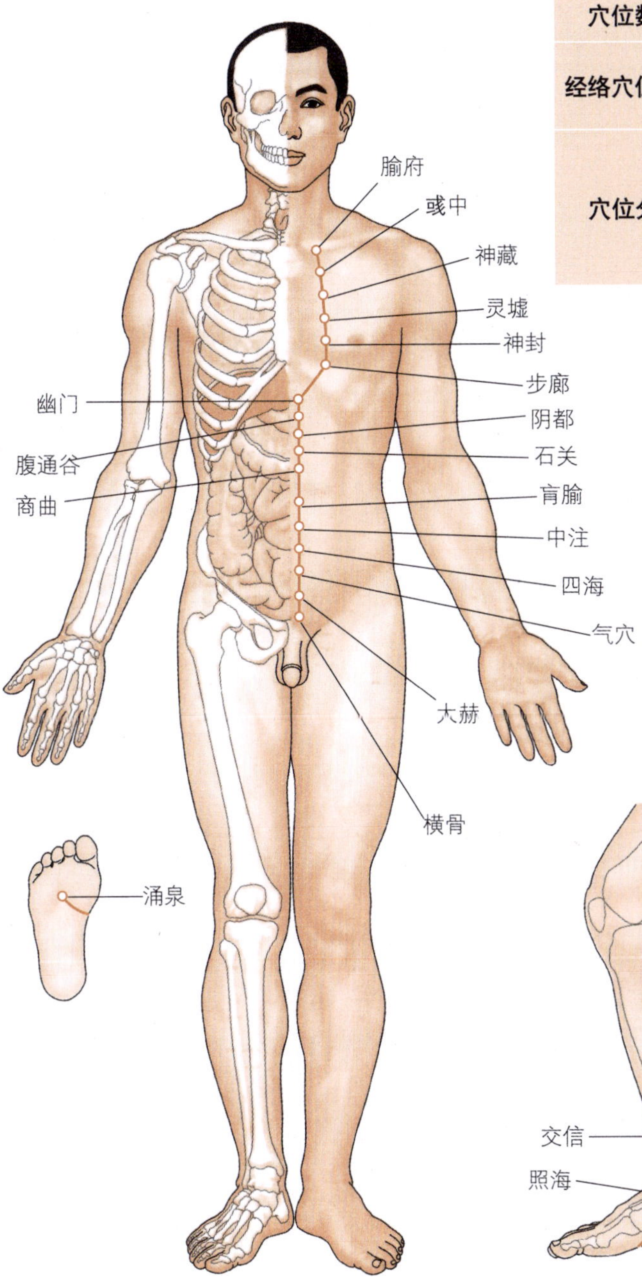

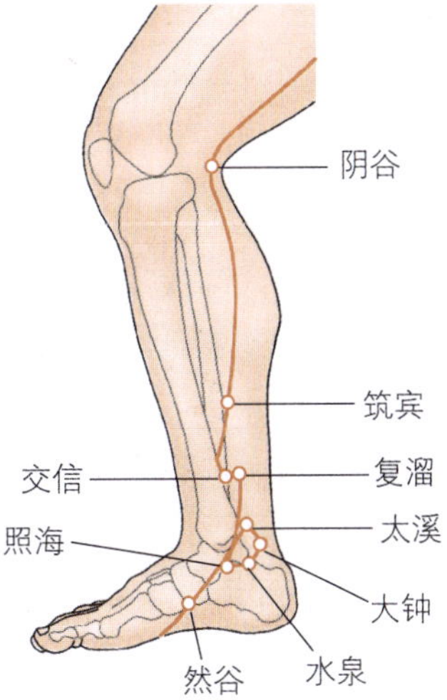

手厥阴心包经

主治病症：心痛、胸闷、心悸、心烦、癫狂、腋肿、肘臂挛痛、掌心发热等。

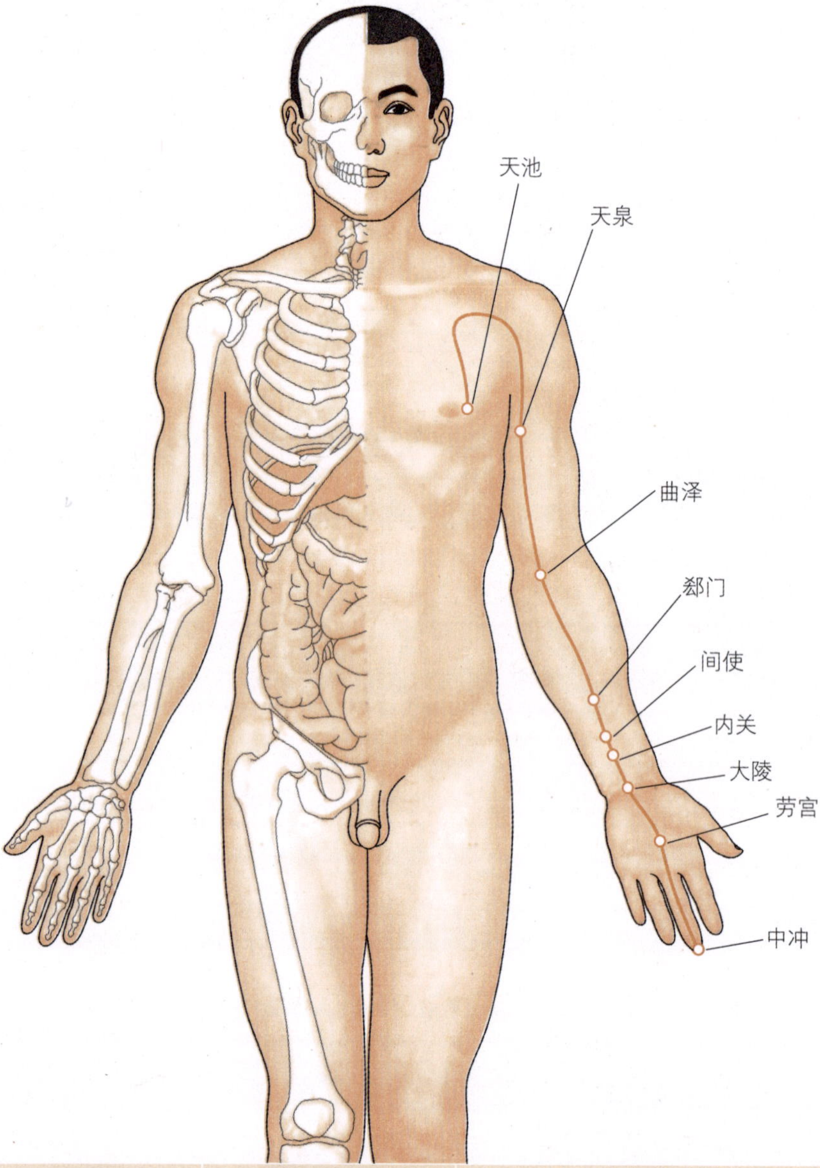

穴位数量	经络穴位走向	穴位分布
9个	起于天池 止于中冲	8个穴位分布在上肢掌面，1个穴位在前胸上部

手少阳三焦经

主治病症：腹胀、水肿、遗尿、小便不利、耳聋、喉咽肿痛、目赤肿痛、颊肿、耳后、肩臂肘部外侧痛等。

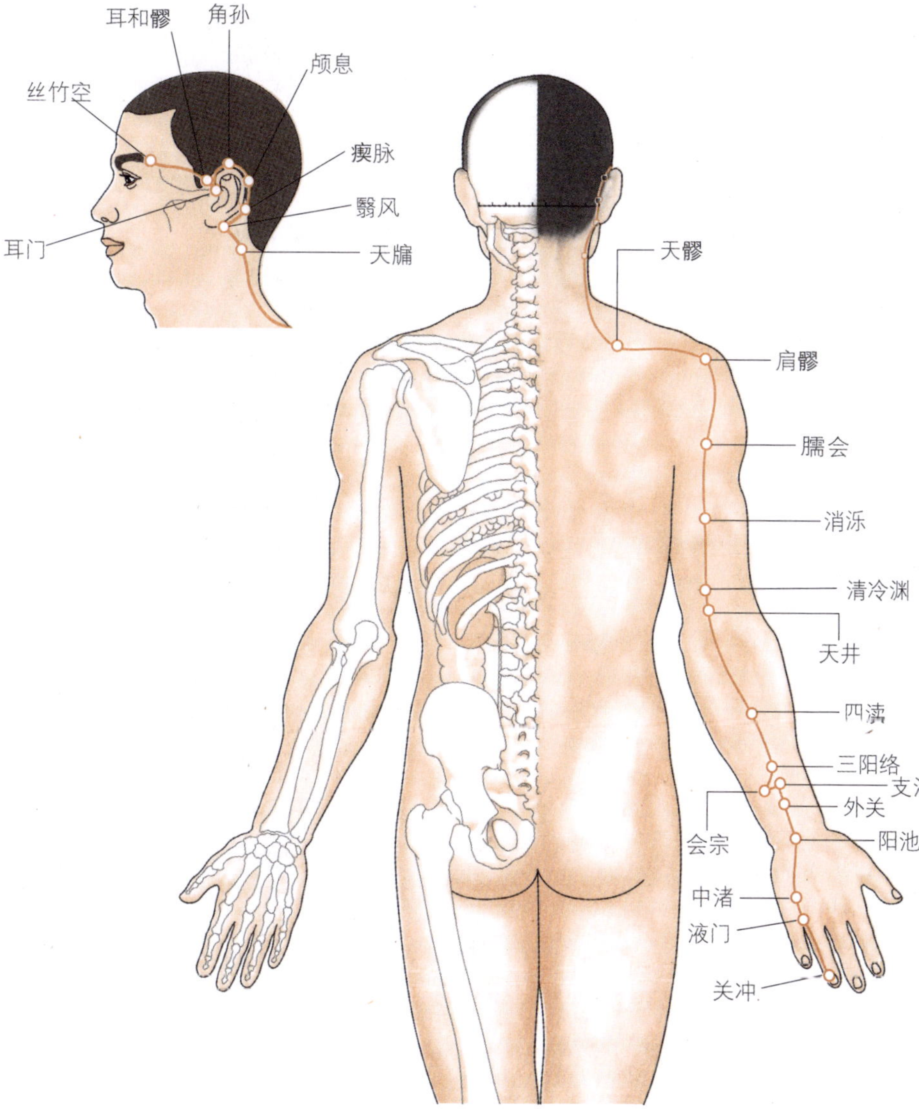

穴位数量	经络穴位走向	穴位分布
23个	起于关冲 止于丝竹空	13个穴分布在上肢背面，10个穴在颈部，耳翼后缘，眉毛外端

足少阳胆经

主治病症：口苦、目眩、疟疾、头痛、颌痛、目外眦痛、缺盆部、腋下、胸胁、股及下肢外侧、足外侧痛等。

穴位数量	44 个
经络穴位走向	起于瞳子髎止于足窍阴
穴位分布	15 个穴位分布在下肢的外侧面，29 个穴位在臀、侧胸、侧头部

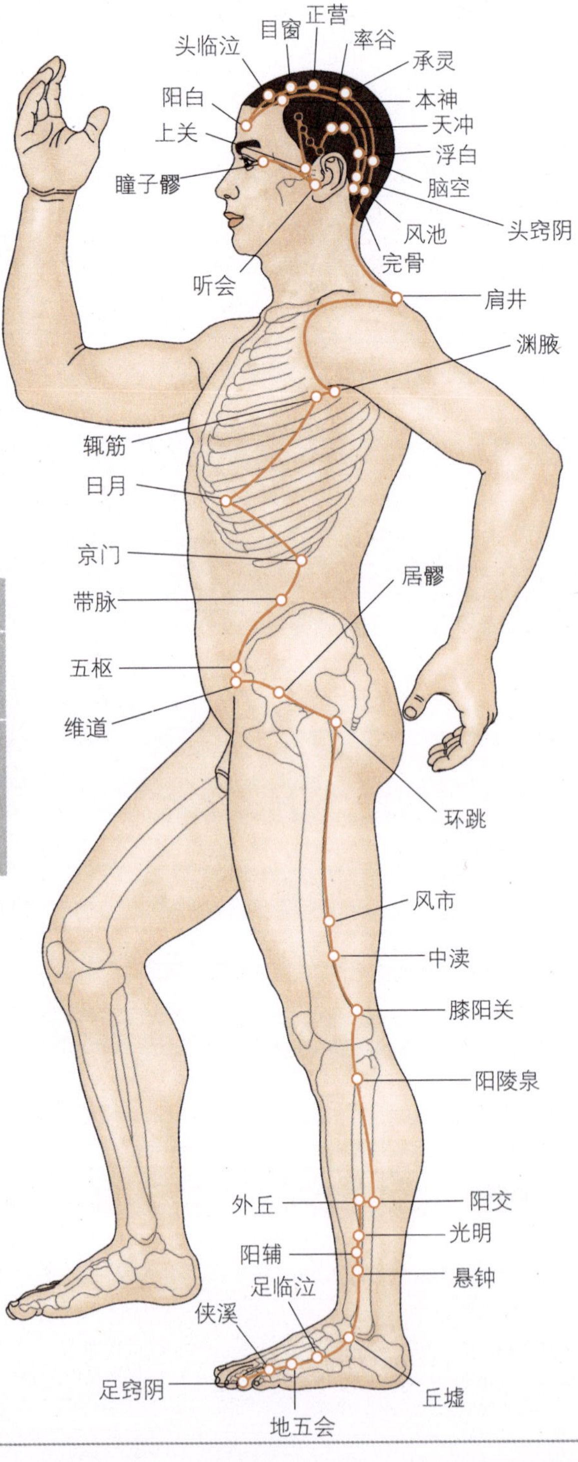

足厥阴肝经

主治病症：腰痛、胸满、呃逆、遗尿、小便不利、疝气、少腹肿等症。

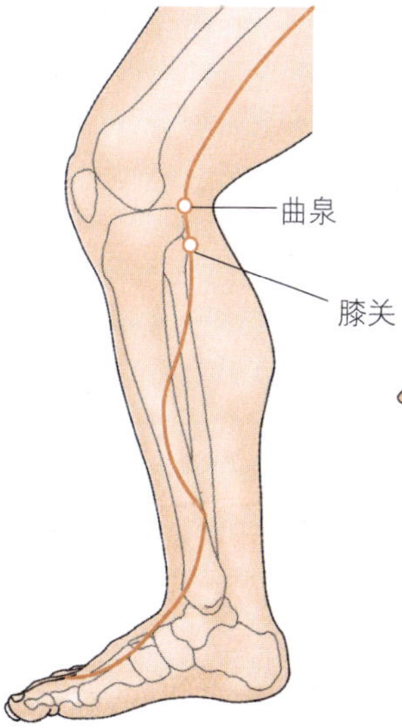

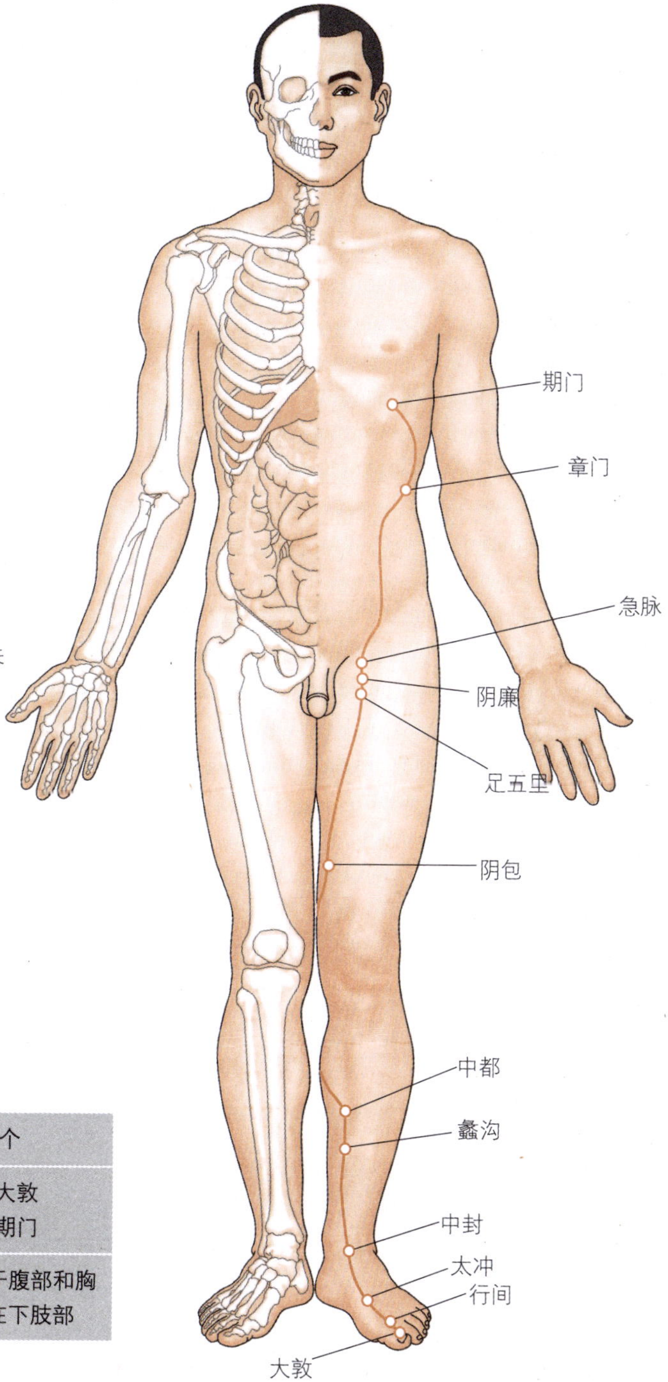

穴位数量	14 个
经络穴位走向	起于大敦 止于期门
穴位分布	12 穴分布于腹部和胸部，12 穴在下肢部

奇经八脉与十五络脉——蓄积十二经脉的水库

本节名词 ❶督脉 ❷任脉 ❸带脉

奇经八脉包括督脉[1]、任脉[2]、冲脉、带脉[3]、阴维脉、阳维脉、阴跷脉、阳跷脉，是人体中别道奇行的经脉。其中的任脉和督脉，因为有自己所属的腧穴，所以和十二经脉合称为“十四经”。

络脉则是由经脉分出行于人体浅层的支脉。十二经脉和任、督二脉各自别出一络，加上脾之大络，总称十五络脉。

奇经八脉

奇经八脉的作用有二：一是沟通了十二经脉的联系，将功能相似、部位相近的经脉联系起来，起到统摄有关经脉气血，协调阴阳的作用；二是对十二经脉气血有着蓄积和渗灌的调节作用，打个比方，如果说十二经脉好像江河之水，那么奇经八脉就是水库湖泊。

奇经八脉的分布部位总体来说是与十二经脉纵横交互的。八脉中的督脉、任脉、冲脉皆起于胞中，同出于会阴。其中督脉行于背正中线，任脉行于前正中线，冲脉行于腹部汇于足少阴经。奇经中的带脉横行于腰部，阳跻脉行于下肢外侧及肩、头部；阴跻脉行于下肢内侧及眼；阳维脉行于下肢外侧、肩和头项；阴维脉行于下肢内侧、腹和颈部。

十五络脉

十五络脉的作用要分别阐述。比如，四肢部的十二经别络可以起到加强十二经中表里两经的联系，既沟通了表里两经的经气，又补充了十二经脉循行的不足。而躯干部的任脉络、督脉络和脾之大络，则分别沟通了腹、背和全身的经气，因而能输布气血、濡养全身。

十五络脉的分布规律是：十二经脉的别络均从本经四肢肘膝以下的络穴分出，走向其相表里的经脉，即阴经别络于阳经，阳经别络于阴经。任脉的别络从鸠尾分出以后散布于腹部；督脉的别络从长强分出经背部向上散布于头，左右别络走足太阳经；脾之大络从大包分出以后散布于胸肋。除此之外，还有从络脉分出的浮行于人体浅表部位的浮络和细小的孙络。这些浮络和孙络遍布全身，数不胜数。

Words & Terms

名词解释

❶ 督脉

起于胞中，下出会阴，沿脊柱里边直向上行，至项后风府穴处进入颅内，络脑，并由项沿头部正中线，上行巅顶，沿前额正中，鼻柱正中，至上唇系带处。

❷ 任脉

起于胞中，下出会阴，向上前行至阴毛部位，沿腹部和胸部正中线直上，经咽喉，至下颌，环绕口唇，沿面颊，分行至目眶下。

❸ 带脉

起于季胁，斜向下行到带脉穴、五枢穴、维道穴，横行腰腹，绕身一周。

腧穴——学好拔罐、刮痧的标杆

本节名词
❶合谷穴 ❷天枢

腧穴即是穴位，“腧”有转输的含义，“穴”即孔隙的意思。所以说，腧穴就是人体经络气血输注于体表的部位。腧穴是拔罐、刮痧的部位，在临床上要正确运用拔罐、刮痧治疗疾病，就必须掌握好腧穴的定位和归经等基本知识。

腧穴的分类

从总体上来说，腧穴可以分为十四经穴、奇穴和阿是穴三大类。

十四经穴是位于十二经脉和任、督二脉上的腧穴，简称“经穴”。十四经穴与经脉的关系密切，它不仅可以反映本经经脉及其所属脏腑的病症，也可以反映与本经经脉所联系的其他经脉和脏腑的病症。

奇穴又称“经外奇穴”，它有固定的穴名，也有明确的位置，但它们却不能归属于十四经脉。这些腧穴对某些病症具有特殊的治疗作用。

阿是穴又称压痛点、不定穴等，其多位于病变部位的周边。这一类腧穴的特点是既无具体名称，又无固定位置。

腧穴作用

近治作用：是一切腧穴主治作用所具有的共同特点。所有腧穴均能治疗该穴所在部位及邻近组织、器官的局部病症。

远治作用：是十四经腧穴主治作用的基本规律。在十四经穴中，尤其是十二经脉在四肢肘膝关节以下的腧穴，不仅能治疗局部病症，还可治疗本经循行所及的远隔部位的组织器官脏腑的病症，有的甚至可影响全身的功能。如“合谷穴[1]”不仅可治上肢病，还可治颈部及头面部疾患，同时还可治疗外感发热病；“足三里”不但治疗下肢病，而且对调整消化系统功能，甚至在人体防卫和免疫反应等方面都具有一定的作用。

特殊作用：指某些腧穴所具有的双重性、良性调整作用和相对特异性而言。如天枢[2]既可治泻泄，又可治便秘；“内关”在心动过速时可减慢心率，心动过缓时，又可提高心率。特异性，如大椎退热，至阴矫正胎位等。

总之，十四经穴的主治作用，归纳起来大体是：本经腧穴可治本经病，表里经腧穴能互相治疗表里两经病，邻近经穴能配合治疗局部病。各经主治既有其特殊性，又有其共同性。

Words & Terms
名词解释

❶ **合谷穴**

经穴名，属于手阳明大肠经。位于手背虎口处，于第一掌骨与第二掌骨间的凹陷中。主治齿痛，手腕及臂部疼痛，口眼㖞斜，感冒发热等症。孕妇慎用（孕妇可泻不可补，补即堕胎）。

❷ **天枢**

足阳明胃经穴。在腹中部，距脐中2寸。大肠的募穴。

拔罐、刮痧最常用的取穴手法

本节名词
❶骨度 ❷比例

穴位是人体脏腑经络气血输注于体表的部位。取穴的正确与否，直接影响拔罐、刮痧的疗效。掌握正确的方法是准确取穴的基础。常用的拔罐、刮痧的取穴方法有骨度[1]分寸法、手指比量法、体表标志法和简易取穴法四种。

Words & terms
名词解释

❶ 骨度

骨骼长短和大小的度数，是古人测定人体周身部位和骨骼的长度、大小的标准数值，并可作为测量人体部位（主要是穴位）的重要参考依据。

❷ 比例

比例是一个总体中各个部分的数量占总体数量的比重，用于反映总体的构成或者结构。两种相关联的量，一种量变化，另一种量也随着变化。

体表标志法

根据人体体表各种标志如凹陷、突起、缝隙、皱纹等而取定穴位的方法，又称“自然标志定位法”。因其自然体表标志有固定与活动之别，故又分为固定标志与活动标志取穴法。

固定标志：是指参照人体上不受活动影响、固定不移的标志取穴的方法，如五官、毛发、指甲、乳头、脐窝以及骨节突起和凹陷、肌肉隆起等部位。利用这些标志取穴，准确、迅速、简便，易于初学者学习。

活动标志：是指根据做相应的动作姿势才会出现的标志取穴的方法，如皮肤的褶皱、肌肉部凹陷、关节间隙等。利用活动标志取穴时需摆出正确的体位、姿势才能准确取穴，因此，不如固定标志取穴简单易学。

手指比量法

以患者的手指作为标准尺度来量取穴位的方法，又称“手指同身寸取穴法”。因各人手指的长度、宽度与自身各部位存在一定的比例[2]关系，因此，可以用手指比量来测量取穴。在自我施治时，用自己的手指比量更符合折算的要求，取穴更加精确，避免了施治人的手指尺度与被治人的手指尺度不一样的不足。手指比量法有三种，其适用范围各不相同。

中指同身寸：是手指比量法中较常用的方法之一。中指弯屈时中节内侧两端横纹之间距离为1寸。适用于四肢部取穴的直寸和背部取穴的横寸。

拇指同身寸：是以拇指第一关节的横度为1寸。适用于四肢部取穴的直寸。

横指同身寸：又称“一夫法”。食指、中指、无名指和小指并拢，以中指第二节纹线处四横并紧后的共同横行长度为“一夫”，四指宽度为3寸。适用于下肢、腹部和背部取穴的直寸。

体表标志法与手指比量法

体表标志法是根据人体体表各种标志如凹陷、突起、缝隙、皱纹等而取定穴位的方法；手指比量法是以患者的手指作为标准尺度来量取穴位的方法。这两种方法是诸多取穴法中较简便易学的。

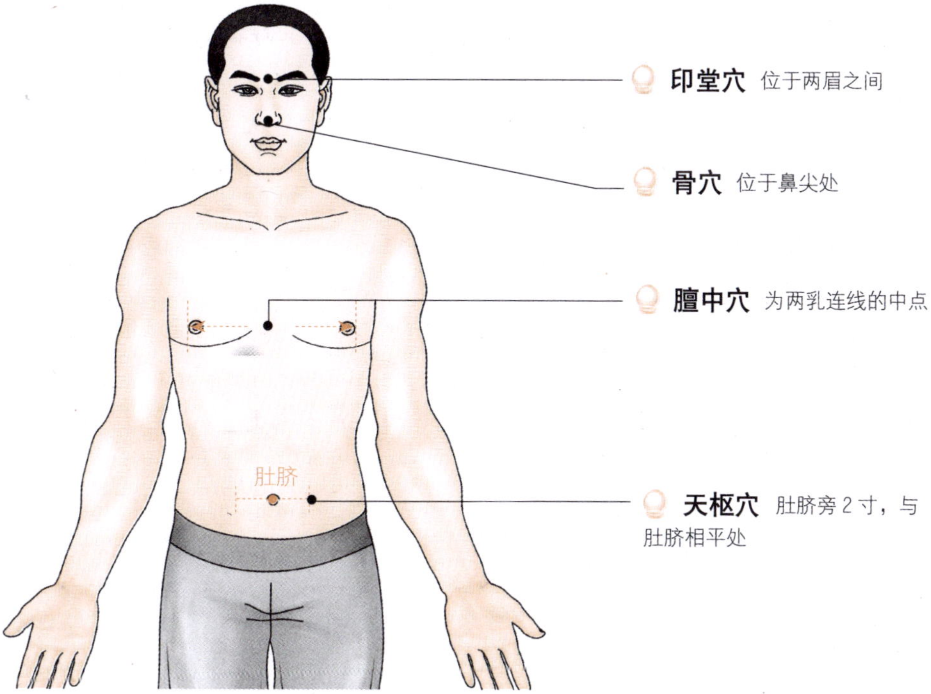

手指比量法

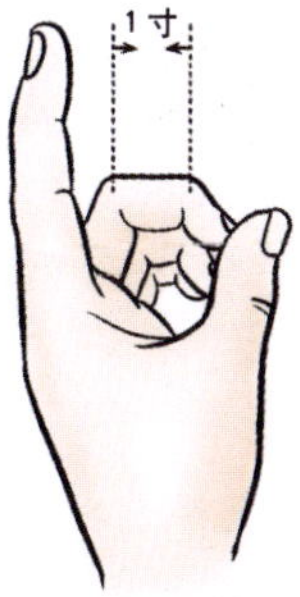

中指同身寸

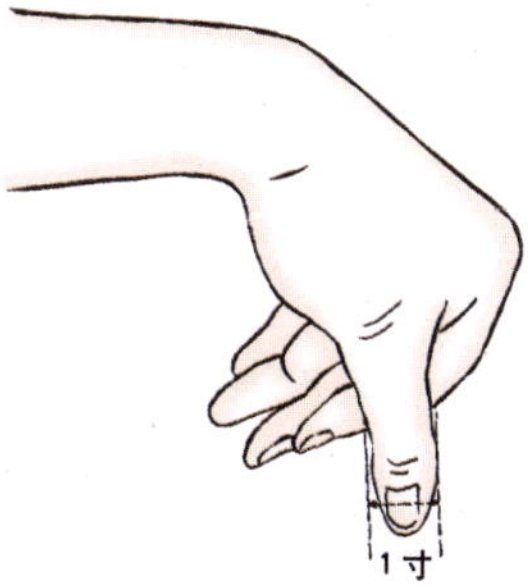

拇指同身寸

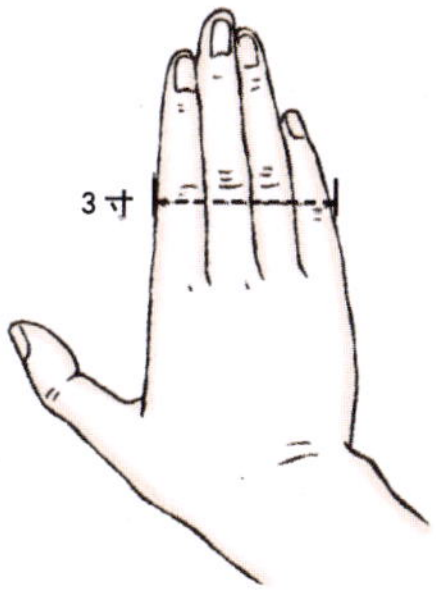

横指同身寸

常用骨度分寸表

骨度分寸法：将人体各部位分成若干等份，每一等份为 1 寸作为量取穴位的标准。

<table>
<tr><th>部位</th><th>起止点</th><th>分寸</th><th colspan="2">说明</th></tr>
<tr><td rowspan="4">头颈部</td><td>前头发际至后头发际</td><td>12 寸</td><td colspan="2" rowspan="4">用于头部，前额部及后颈部的直寸。当头发稀少，前后发的边缘不清楚时，可从眉心至后颈最高的第七颈椎骨下缘作 18 寸，其中眉心至前发际为 3 寸，后发缘下也加了 3 寸</td></tr>
<tr><td>前头发际至眉心</td><td>3 寸</td></tr>
<tr><td>后头发际至第七颈椎棘突</td><td>3 寸</td></tr>
<tr><td>两前发角之间</td><td>9 寸</td></tr>
<tr><td rowspan="3">胸腹部</td><td>两乳头之间</td><td>8 寸</td><td>女子可取两锁骨中点之间的距离作 8 寸，用在胸腹部</td><td rowspan="3">胸部及胁肋部取穴直寸，一般根据肋骨计算，每肋骨折作 1 寸 6 分</td></tr>
<tr><td>胸剑结合中点至脐中</td><td>8 寸</td><td>用在上腹部，剑突骨折作 0.5 寸</td></tr>
<tr><td>脐中至耻骨联合上缘</td><td>5 寸</td><td>用在下腹部</td></tr>
<tr><td rowspan="2">背腰部</td><td>肩胛骨内侧缘至脊柱正中</td><td>3 寸</td><td>用于背部</td><td rowspan="2">背部直寸以脊柱间隙为取穴根据</td></tr>
<tr><td>第七颈椎至尾骶</td><td>1.5 寸</td><td>用于腰骶部</td></tr>
<tr><td rowspan="2">上肢</td><td>腋前横纹至肘横纹</td><td>9 寸</td><td colspan="2">用在上臂内外侧</td></tr>
<tr><td>肘横纹至腕横纹</td><td>12 寸</td><td colspan="2">用在前臂内外侧</td></tr>
<tr><td rowspan="6">下肢</td><td>股骨大转子至腘横纹</td><td>19 寸</td><td colspan="2">用于大腿</td></tr>
<tr><td>腘横纹至外踝尖</td><td>16 寸</td><td colspan="2">用于下肢前、外后侧</td></tr>
<tr><td>耻骨联合上缘至股骨内侧髁上缘</td><td>18 寸</td><td colspan="2">用于大腿</td></tr>
<tr><td>胫骨内侧髁下缘至内踝尖</td><td>13 寸</td><td colspan="2">用于下肢内侧</td></tr>
<tr><td>臀横纹至腘横纹</td><td>14 寸</td><td colspan="2">用于大腿</td></tr>
<tr><td>内踝尖至足底</td><td>3 寸</td><td colspan="2">用于下肢内侧</td></tr>
</table>

常用骨度分寸图

骨度分寸法又叫“分寸折量法”，这种方法是按照人体比例计算的。因此不论患者为成人、小孩或高矮胖瘦均可适用。

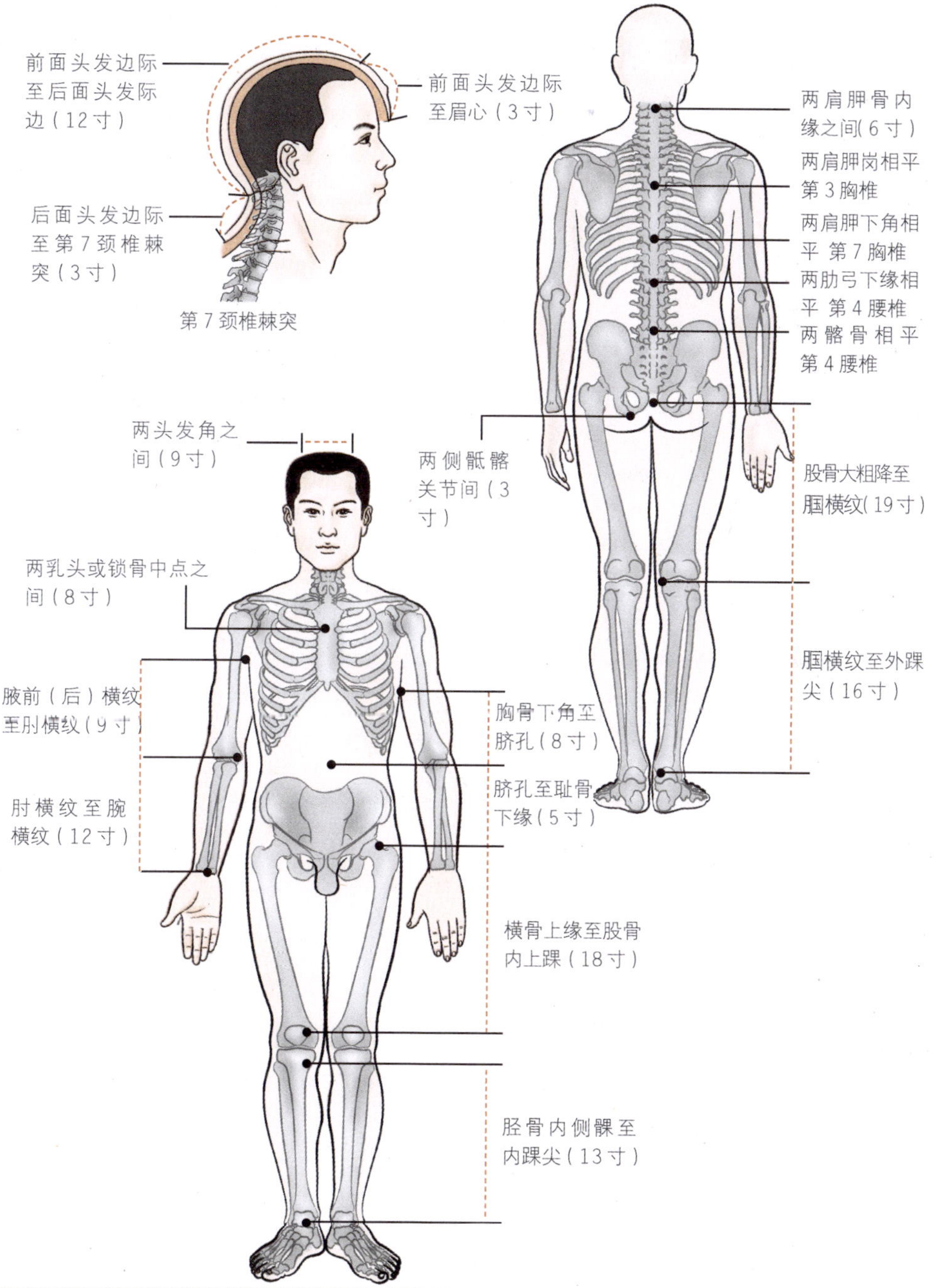

第
2
章

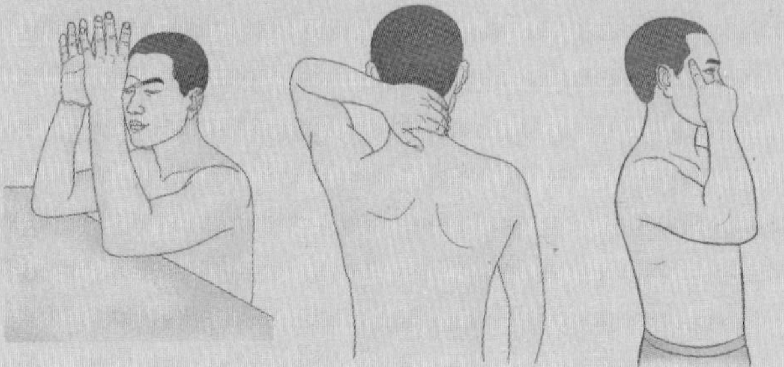

拔罐、刮痧
小常识

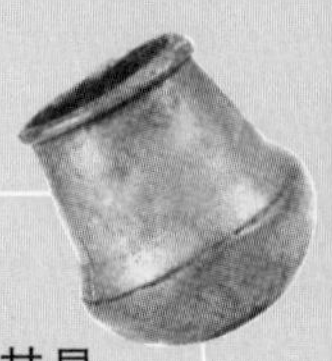

拔罐疗法、刮痧疗法是中国古代医学中一门独特的治疗方法。尤其是拔罐疗法，它的历史源远流长，最早甚至可以追溯到西汉时期。经过数千年的发展，已经家喻户晓，深受人们的喜爱，又因为它的种种优点，而被人们称为21世纪的“自然疗法”。本章介绍的是拔罐疗法和刮痧疗法的入门知识，是为那些从零开始学拔罐、刮痧者量身定制的，每节内容以一段文字开始，然后分别从多方面进行简明扼要的介绍。

本章看点

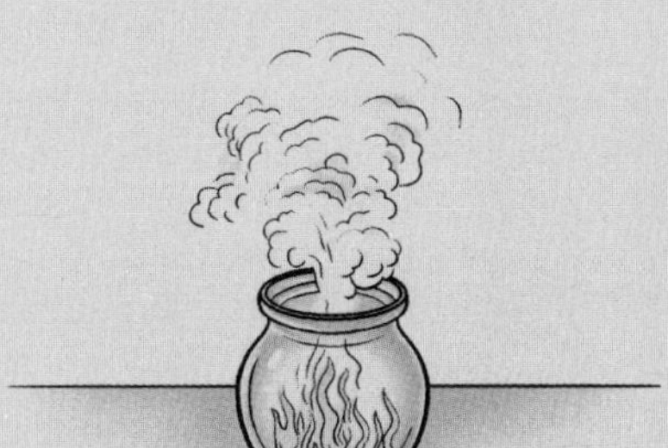

源远流长的拔罐疗法

本节名词
❶《五十二病方》

拔罐疗法，又称“火罐气”“吸筒疗法”等，是一种以杯罐作工具，借助热力排去其中的空气以产生负压，使其吸着于穴位皮肤或者患处，通过吸拔和温热刺激等，造成人体局部发生淤血现象的一种治疗方法。

Words & terms
名词解释

❶《五十二病方》

帛书《五十二病方》，西汉文物。是现知我国最古的医学方书，书中所载绝大多数为外科病，其次为内科疾病，还有少量妇儿科疾病。书中除外用内服法外，还有灸、砭、熨、薰等多种外治法。

拔罐疗法简史

拔罐疗法，在中国有着非常悠久的历史，因为古人常以兽角做罐治病，所以又称之为“角法”。考古发现表明，早在西汉时期，中国就已经有了拔罐疗法。在湖南长沙马王堆汉墓中出土的《五十二病方》❶中，就有以兽角治疗疾病的记载。

东晋医学家葛洪著的《肘后备急方》里，也有角法的记载。唐代王焘著的《外台秘要》一书中，也曾介绍使用竹筒火罐来治病，如文内说：“取三指大青竹筒，长寸半，一头留节，无节头削令薄似剑，煮此筒子数沸，及热出筒，笼墨点处按之，良久，以刀弹破所角处，又煮筒子重角之，当出黄白赤水，次有脓出，亦有虫出者，数数如此角之，令恶物出尽，乃即除，当目明身轻也。”唐代太医署还将“角法”单列为一门学科，学制三年，在理论、操作和临床等方面都形成比较完整的医学体系。从以上介绍的情况来看，我国晋、唐时代就已非常流行用火罐疗病了。

唐以后的医家们，不仅继承了先人的成果，而且还进一步发展了拔罐疗法，使之发挥出了更大的作用。比如，宋代的医家就将拔罐疗法的适用症扩大到了内科疾病中。在宋代医书《苏沈良方》中，就有用火罐治疗久咳的记载。清代著名医药学家赵学敏曾用拔罐疗法治疗风寒头痛、风痹、腹痛等症。另一清代医家吴谦在《医宗金鉴·外科心法诀要》中记载了拔罐配合中医、针刺等治疗疾病的方法。

新时期的拔罐疗法

新中国成立后，拔罐疗法取得了更大的发展，临床应用也从比较单一的范围扩展到内、外、妇、儿、骨、皮肤、五官等诸多分科。不仅如此，拔罐疗法还走出国门，受到了世界各国人民的喜爱。比如，拔罐疗法在法国被称为“杯术”，在苏联被称为“淤血疗法”。总之，拔罐疗法已经被越来越多的人所接受，又因其所具有的一系列的优点而被称作是21世纪的“自然疗法”。

拔罐疗法简史

拔罐疗法在古代被称为“角法”，历史悠久，甚至可以追溯到西汉时期。经过2000多年历代医家的改良，拔罐疗法已经发展成为一种可以治愈内、外、妇、儿、骨、皮肤、五官等科诸种疾病的重要的治疗手段。

西汉（公元前202年~公元9年）

在湖南长沙马王堆汉墓中出土的《五十二病方》中，就有以兽角治疗疾病的记载。

东晋（317年~420年）

东晋医学家葛洪著的《肘后备急方》里，有关于角法的记载。

唐代（618年~907年）

① 唐人王焘所撰的《外台秘要》一书，是一部由文献辑录而成的综合性医书。在书中就较详细地介绍了拔罐疗法的一些情况。

② 唐代太医署将“角法”单列为一门学科，学制三年，从理论、操作和临床等方面形成比较完整的医学体系。

宋代（960年~1276年）

在宋代医书《苏沈良方》中，有用火罐治疗久咳的记载。

元代（1206年~1368年）

元人沙图穆苏所撰的医书《瑞竹堂经验方》中有关于“竹筒吸毒法”的介绍。

明代（1368年~1644年）

由明代医家陈实功编著的外科专著《外科正宗》中有关于“煮竹筒法”的介绍。

清代（1616年~1911年）

① 清代著名医药学家赵学敏曾用拔罐疗法治疗风寒头痛、风痹、腹痛等症。

② 清代医家吴谦在《医宗金鉴·外科心法诀要》中记载了拔罐配合中医、针刺等治疗疾病的方法。

当代

现当代的拔罐疗法取得了更大的发展，应用范围得到极大的扩展。又因其具有一系列的优点而被称作是21世纪的“自然疗法”。

拔罐疗法的中医作用机理

本节名词
❶风痹 ❷痰湿

中医认为，拔罐之所以可以祛病强身，总的来说是因为拔罐可以调节人体功能使之正常运行。比如，当人体的脏腑功能低弱时，就加强它们的功能；当人体的脏腑功能过于强大时，就削弱它们的功能。具体来说，中医所认为的拔罐疗法作用机制主要有以下几种。

平衡阴阳

中医认为，在正常情况下，人体内各种组织处于一种有机协调的状态下，这种状态可以称为阴阳平衡。当这种平衡被打破时，人体就会产生疾病，即通常所说的“阴盛则阳病，阳盛则阴病”。所以，要想不生病，就要协调阴阳，使之重新达到相对平衡的状态。而拔罐疗法之所以能够产生疗效，正是因为它通过吸拔经络穴位来调整某些脏器的功能，使人体内的阴阳得以重新达到平衡的状态。

疏通经络气血

中医认为，人体内存在着一个经络系统，它们纵横捭阖，遍布全身，将人体内外、脏腑等各个组织器官联系成一个有机整体，并借以运行周身气血，营养全身。当经络系统当中的某一部分遭到破坏时，整个系统就会受到影响，疾病因此产生。而拔罐疗法正是在经络气血凝滞或空虚时，通过对经络穴位的吸拔作用，从而引导经络中的气血输布，使衰弱的脏腑器官得以亢奋，恢复功能，从而赶走疾病。

祛湿散寒

拔罐不仅有平衡人体阴阳、疏通经络气血的作用，而且还可以祛风散寒、祛湿除邪。如清代著名医药学家赵学敏在其著作《本草纲目拾遗》中就说，不用服药，只用火罐就可以治疗风寒头痛、风痹[1]、腰痛等疾病。其作用原理是利用拔罐的吸力，将充斥在身体表面、经络穴位甚至是身体组织器官内部的风寒、淤血、痰湿[2]、脓血、热毒等外邪吸拔出来。这样，有关的疾病自然就会痊愈。

Words terms
名词解释

❶ 风痹

中医学指因风寒侵袭而引起的肢节疼痛或麻木的病症。

❷ 痰湿

病症名。指人的体质的一种症状。亦称为迟冷质，多由饮食不当或疾病困扰而导致。这里的“痰”并非只指一般概念中的痰，而是指人体津液的异常积留，是病理性的产物。

拔罐疗法的现代医学理论

本节名词
❶溶血 ❷新陈代谢

现代医学认为，拔罐疗法之所以可以治疗疾病，是因为它通过对皮肤表面的吸拔作用，对人体各部分器官产生了一定的刺激作用，从而改善了人体的新陈代谢和免疫能力。

Words & terms
名词解释

❶ **溶血**

血红细胞在低渗溶液作用下，细胞肿胀、破裂释放出血红蛋白的过程。

❷ **新陈代谢**

生物体从环境摄取营养物转变为自身物质，同时将自身原有组成转变为废物排出到环境中的不断更新的过程。

机械刺激作用

拔罐时火罐吸拔在皮肤上，这种吸拔力可以使局部皮肤的毛细血管充血、破裂，破坏血管内的红细胞，使人体出现自身的溶血❶现象。吸拔力越大，这种溶血现象就越大，反之则越小。除此以外，这种吸拔力可以通过皮肤感受器、血管感受器等对大脑皮层产生刺激作用，并使之兴奋或者抑制。实验表明，当用轻而缓的手法拔罐时，可使神经受到抑制；当用强而急的手法拔罐时，可使神经得以兴奋。因此，拔罐正是通过对吸拔力大小的调节和对吸拔部位的不同而调节整个人体的脏腑功能，并使之趋于平衡的。

温热刺激作用

在拔罐过程中，火罐中的温热刺激可以使局部皮肤的血管扩张，并促进其血液循环，加速新陈代谢，改善局部组织的营养状态，增强器官组织的活力。这些都对治疗疾病有一定的影响和作用。

增强白细胞的吞噬能力

拔罐前后的实验表明，拔罐可以提高人体白细胞的吞噬能力。拔罐后白细胞略有增加，但增长数量并不明显，只是其吞噬细胞的功能大大提高了。这一点就说明了拔罐疗法可增强白细胞和网状内皮系统的吞噬能力，从而增强人体的抗病能力。

消炎功能

拔罐疗法可以引起人体神经体液的调节，可反射性地改变病变部位的血液循环和新陈代谢❷，促进病变组织的恢复和再生。火罐的吸拔力可引起局部血液循环的改善，可迅速带走炎性渗出物和致痛因子，从而消除疼痛和肿胀。在吸拔火罐以后，局部的白细胞数量可稍微增多并且其吞噬能力也会得到很大提高，因此细菌和病毒会被迅速吞噬，所以才会有消炎的作用。

适合拔罐疗法的病症与不宜拔罐的病症

本节名词 ❶面肌痉挛 ❷固本培元

如前所述，拔罐疗法经过数千年的演变发展，其治疗疾病的范围已经从比较单一扩展到了颇为广泛，但是也有一些情况下是不宜拔罐的。

Words & terms
名词解释

❶ 面肌痉挛

又称面肌抽搐。为一种半侧面部不自主抽搐的病症。抽搐呈阵发性且不规则，程度不等，可因疲倦、精神紧张及自主运动等而加重。起病多从眼轮匝肌开始，然后涉及整个面部。

❷ 固本培元

我国古老的哲学思想。元，本，是根本、元神的意思，即基础。固本培元即巩固基础的意思。巩固根本，培养元神。

适合用拔罐疗法治疗的病症

循环系统方面的疾病：高血压、心脏供血不足以及心律失常等。

呼吸系统方面的疾病：急性支气管炎、慢性支气管炎、肺水肿、肺炎、哮喘、胸膜炎等。

消化系统方面的疾病：急性胃炎、慢性胃炎、急性肠炎、慢性肠炎、消化不良、胃酸过多等。

神经系统方面的疾病：神经性头痛、肋间神经痛、坐骨神经痛、四肢神经麻痹、面肌痉挛❶、颈肌痉挛等症。

运动系统方面的疾病：肩关节痛、肩胛痛、颈椎痛、肘关节痛、腰椎痛、膝关节痛、髋部痛、踝部痛等病。

妇科系统方面的疾病：痛经、月经过多、闭经、盆腔炎等症。

外科疮伤方面的疾病：毛囊炎、急性乳腺炎、疖肿等疾病。

健康保健方面：中医认为，拔罐疗法不仅可以治疗疾病，而且还可以无病防病、强身健体、固本培元❷。其原理是通过对皮肤、经络穴位等部位的吸拔，可以鼓动经脉气血在周身输布，濡养脏腑组织器官，调整机体的阴阳平衡，使气血得以调整，这样就可以达到强身健体的作用了。

不宜使用拔罐疗法进行治疗的病症

虽然拔罐疗法有诸多好处，但是也有一些患者、人群或人体的某些部位是不适宜拔罐的。这些被称为“拔罐疗法的禁忌症”，具体有以下几种：1.精神病、水肿病、心力衰竭、活动性肺结核等病症不适宜拔罐；2.患急性骨关节软组织损伤者，患病部位不宜拔罐；3.关节肿胀或严重水肿者，不宜拔罐；4.皮肤溃烂者，不宜拔罐；5.患有严重过敏者，不宜拔罐；6.患有传染性皮肤病者，不宜拔罐；7.皮肤肿瘤患者，不宜拔罐；8.患有出血倾向性疾病的，不宜拔罐；9.颈部以及其他体表有大血管经过的部位不宜拔罐；10.眼、耳、乳头、前后阴、心脏搏动处、毛发过多的部位以及骨骼凹凸不平的部位等，均不宜拔罐。

拔罐疗法对诊病的意义

本节名词

❶气郁 ❷热毒 ❸阳虚

拔罐不仅可以治病，而且对于判断疾病的性质和轻重程度也有一定的帮助作用。

Words & terms

名词解释

❶ **气郁**

病症名。出自《素问·六元正纪大论》。因情志不舒，气机郁结所致。

❷ **热毒**

火热郁积所成，易导致疔疮痈肿之类的邪气。

❸ **阳虚**

指阳气虚衰的病理现象。机体功能减退，容易出现虚寒的症象。常见的有胃阳虚、脾阳虚、肾阳虚等。阳虚主症为畏寒肢冷、面色苍白、大便溏薄、小便清长、脉沉微无力等。

拔罐对诊病的意义

通过观察拔罐部位皮肤的变化就可以推断疾病的性质，下面就试举几例来加以说明这个问题。

如果在拔罐处的皮肤上有轻微出血的现象，而且还有紫色块状出现，那么就说明皮下毛细血管可能已经受损。导致受损的原因可能是由风疹、麻疹以及猩红热等疾病引起的。这时就要做好相关疾病的预期治疗工作。

在患者的肩井穴上拔罐后，如果有紫色斑点出现，那么很有可能是患者有气郁❶型颈椎病；如果紫斑颜色很深且伴有局部发热，那么患者很可能是体内热毒❷炽盛；如果没有紫斑出现且没有发热现象，那么患者很可能是气虚或阳虚❸。如拔罐后患者局部皮肤有轻微瘙痒或皮纹出现，那么很有可能是受风引起的。

拔罐后，如果患者被吸拔部位的皮肤上有许多小水疱出现，那么就说明患者很有可能发生水肿。心脏病、肝脏病、肾脏病和内分泌系统疾病都有发生水肿的可能。所以此时患者要着重查明自身有无此类疾病。除此以外，营养不良和某些寄生虫病也可能会导致水肿的发生。

拔罐对判断疾病轻重程度的意义

如果患者在每次拔罐治疗后，发现吸拔部位皮肤颜色逐渐变深，那么就说明自己的疾病在逐渐加深；如果发现吸拔部位皮肤颜色逐渐变浅，那么就说明疾病正在逐渐好转。据此说明，拔罐对判断疾病的轻重程度和疾病是否正在好转是有一定的积极意义的。

刮痧疗法——民间疗法的精华

本节名词
❶邪气 ❷倦怠
❸祛邪扶正

刮痧疗法是民间疗法的精华之一，也是祖国医学的重要组成部分。由于其具有简便易学、取材方便、操作简单、安全无副作用、疗效显著等特点，因此在民间广为流传，深受大众的喜爱。特别是在当今医疗费用居高不下，生活养生越来越受到关注的情况下，越来越多的家庭开始采用这种方法进行自我保健和养生。

Words terms
名词解释

❶ **邪气**

病因学名词，即病邪。邪气与人体正气相对而言，泛指各种致病因素。

❷ **倦怠**

疲乏，懈怠。

❸ **祛邪扶正**

是以祛邪为主、扶正为辅的治则。主要针对邪气实而正气稍虚的病症。取邪去则正自安之意。

"痧"一方面是指病邪的痧，这里泛指由于邪气[1]侵入人体，孔窍闭塞、经脉阻塞、气血凝滞而产生的各种头晕头痛、耳热倦怠[2]、胸口气闷、四肢乏力、上吐下泻等症。另一方面，"痧"也是病症的表现。这类疾病的表现多是体表出现各种红紫或紫黑的痧点或痧斑。这些大多是邪气闭阻不能外达的表现，能够用来帮助诊断和治疗。

刮痧的源头可追溯到旧石器时代。远古时候，当人们患病时，不经意地用手或石片在身上抚摩、捶击，有时竟然使病得到缓解。时间一长，自然形成了砭石治病法，这也就是"刮痧"的雏形。刮痧在古代又称"刮治"，到清代被命名为"刮痧"，一直沿用至今。

明代医学家张凤逵认为，毒邪由皮毛而入就会阻塞人体脉络，阻塞气血，使气血不畅；毒邪由口鼻吸入也会阻塞络脉，使络脉的气血不通。这时就可以运用刮痧疗法，将刮痧器具在经络穴位上进行刮拭，直到刮得皮下出血，通过发汗使汗毛孔张开，痧毒就这样被排出体外，从而达到治愈的目的。

简单地说，刮痧就是用手指或各种边缘光滑的工具，蘸上具有一定治疗作用的刮痧介质，在人体表面特定部位反复进行刮拭，使皮肤表面出现淤血点、淤血斑或点状出血，这就是所谓的"出痧"。如果用刮痧器具刮拭经络穴位，就可以通过良性刺激，使营卫之气得到充分发挥，经络穴位处充血，局部微循环得到改善，从而达到祛邪扶正[3]、舒筋活络、祛风散寒、清热除湿、活血化淤、消肿止痛、增强抗病能力和免疫机能的作用。

刮痧疗法的功效

本节名词

❶祛淤生新 ❷解表 ❸腠理

从西医的角度讲，刮痧是通过刮拭一定部位来刺激皮下毛细血管和神经末梢，促使中枢神经系统产生兴奋，以此来发挥系统的调节功能。刮痧通过刺激局部毛细血管扩张，加强循环血流量，增强人体的抗病能力。

Words & terms

名词解释

❶ **祛淤生新**

祛即去，去除淤积（血、腐肉）而长出（生成）新的（血、肌）。

❷ **解表**

是指解除表证。凡能疏解肌表，促使发汗，解除表证的药物称为解表药。

❸ **腠理**

皮肤、肌肉、脏腑的纹理及皮肤、肌肉间隙交接处的组织，具有渗泄体液，流通气血，抵御外邪等功能。

镇痛作用

刮痧对头痛、神经痛、风湿痛等各种痛症都有良好的治疗效果。而且刮痧的镇痛作用，跟一般的镇痛剂相比，具有见效快、作用持久、不用担心产生药物依赖的优点，最大的好处是不会对肝肾造成损害。

活血化淤

刮拭局部或相应的腧穴，可以调节局部肌肉的收缩和舒张，调节组织间压力。刮拭的刺激作用可以使局部产生热效应，“血得热则行”，血液的运行速度加快，促进刮拭组织周围的血液循环，增加血流量，从而可以改善局部的新陈代谢，起到活血化淤、祛淤生新[1]的作用。

调整阴阳

刮痧是通过腧穴配伍和一定的手法来实现对人体平衡阴阳的治疗作用。刮痧治疗的关键就在于根据症状属性来调节阴阳的过盛或过衰，使机体“阴平阳秘”，恢复其正常的生理功能，从而达到治愈疾病的目的。

发汗解表[2]

刮拭皮肤表面，使皮肤出现充血，这时毛细血管扩张，也就是机体的腠理[3]已经开泄，邪气就可以从开泄的腠理中泻出。由于刮痧促使汗腺充血，皮肤汗孔开泄，毛细血管扩张，血液及淋巴液循环加快，皮肤的渗透作用得到大幅提高，有利于祛除邪气，使风寒、痰湿、淤血、脓毒等病邪排出体外。

美容排毒

在面部进行刮痧，可以使血管扩张，血流速度加快，使局部组织营养增强，促进皮肤组织细胞的生长，使体内所淤积的血液、秽浊之气得到宣泄，达到去黑、去黄气的目的，清除了面部的有害物质，就能保持面部的红润细腻。

适合刮痧疗法的疾病和不宜刮痧的疾病

本节名词 ❶ 三叉神经痛

刮痧疗法的治疗范围非常广泛，但是，刮痧也不是万能的，有些病症不宜进行刮痧。

Words terms
名词解释

❶ 三叉神经痛

也被称为"脸痛"，容易与牙痛混淆。是一种发生在面部三叉神经分布区内反复发作的阵发性剧烈神经痛；是神经外科、神经内科常见病之一。特点是：在头、面部三叉神经分布区内，产生闪电样、刀割样、烧灼样等难以忍受的剧烈疼痛。

适合刮痧的疾病

内科病症：感冒发热、头痛、咳嗽、呕吐、腹泻、高温中暑、急慢性支气管炎、肺部感染、哮喘、心脑血管疾病、中风后遗症、遗尿症、急慢性胃炎、肠炎、便秘、腹泻、高血压、眩晕、糖尿病、胆囊炎、肝炎、水肿、消化性溃疡、肾炎、慢性肝炎、肺心病、神经性头痛、血管性头痛、三叉神经痛❶、坐骨神经痛、胆绞痛、胃肠痉挛和失眠、多梦、神经官能症等病症。

外科病症：急性扭伤、腰椎间盘突出症、足跟痛、脉管炎、毛囊炎、坐骨神经痛、肩周炎、落枕、慢性腰痛、风湿性关节炎、类风湿性关节炎、关节骨质增生、股骨头坏死、痔疮、皮肤瘙痒、荨麻疹、痤疮、湿疹等病症。

儿科病症：营养不良、食欲不振、生长发育迟缓、小儿感冒发热、腹泻、遗尿等病症。

五官科病症：牙痛、鼻炎、鼻窦炎、咽喉肿痛、视力减退 、弱视、青少年假性近视、急性结膜炎、耳聋、耳鸣等病症。

妇科病症：痛经、闭经、月经不调、乳腺增生、产后缺乳、带下病、盆腔炎、乳腺炎、人工流产综合征。

保健：预防疾病、病后恢复、强身健体、减肥、美容等。

不宜刮痧的疾病

禁刮病症：白血病、血小板减少、严重贫血、皮肤高度过敏、破伤风、狂犬病、心脑血管病急性期、肝肾功能不全。

禁刮人群：久病年老的人、极度虚弱的人、极度消瘦的人、卤门未合的小儿。

禁刮部位：皮肤破损溃疡、疮头、未愈合的伤口、韧带及肌腱急性损伤部位，孕妇的腹部和腰骶部、妇女乳头、孕妇和经期妇女的三阴交、合谷、足三里等穴位，肝硬化腹水者的腹部、眼睛、耳孔、鼻孔、舌、口唇、前后二阴、肚脐。

禁刮情况：醉酒、过饥、过饱、过渴、过度疲劳等。

刮痧后的常见反应

刮痧后会出现一些“痧象”，患者也会出现一些身体反应，对于这些“痧象”和反应要区别对待，遇到不正常的反应要进行及时处理和补救。

刮痧后，对于局部皮肤有微热感、出现颜色不同、形状不一的痧象等反应，患者都不必惊慌，这些都是刮痧的正常反应。而对于出现疲劳、“痧象”两天后仍未消退甚至当场晕刮等现象则应积极防治，这些都是刮痧出现的不良反应。

刮痧反应	出现原因	正常 / 异常	如何处理	如何预防
刮拭部位出现不同颜色形态的痧，颜色有鲜红色、暗红色、紫色及青黑色。形态有斑块状、水疱样、包块状或结节状。	/	正常	/	/
刮痧半小时后皮肤表面的痧逐渐融合，呈现出一片的痧，深部色块样的痧逐渐消失。12 小时后，色块样的痧变成青紫色或青黑色。	/	正常	/	/
5~7 天后痧点慢慢消退。胸背部、上肢部、颜色较浅的痧都容易消退，腹部、下肢部、颜色较深的痧则不容易消退。	/	正常	/	/
刮痧 24 小时内有短时间疲劳反应，全身低热。	体质虚弱、刮痧时间过长、力度过重。	异常	适度休息即可恢复正常。	不用采取特别的预防措施，平时注意增强体质即可。
刮痧治疗结束后，刮拭部位皮肤出现肿胀、灼热等不适的感觉，两天后还没有消退。	刮拭时间太长，力度太重。	异常	可在刮痧 24 小时后进行局部热敷。	适当减少刮拭时间，减小刮拭力度。
患者出现头晕目眩、面色苍白、心慌出冷汗、四肢发冷、恶心欲吐，甚至出现血压下降、神志昏迷，这种情况就是晕刮。	患者存在紧张情绪，或者在空腹、过度疲劳等情况下进行刮痧，或者刮拭时间太长、力度太重，刮拭部位太多。	严重异常	停止刮拭，给患者喝温开水或糖水，用刮痧板角部点按百会穴、水沟穴、内关穴、足三里穴、涌泉穴。	消除对刮痧的紧张情绪；不要在空腹、熬夜、过度疲劳的状态下刮痧。

第3章

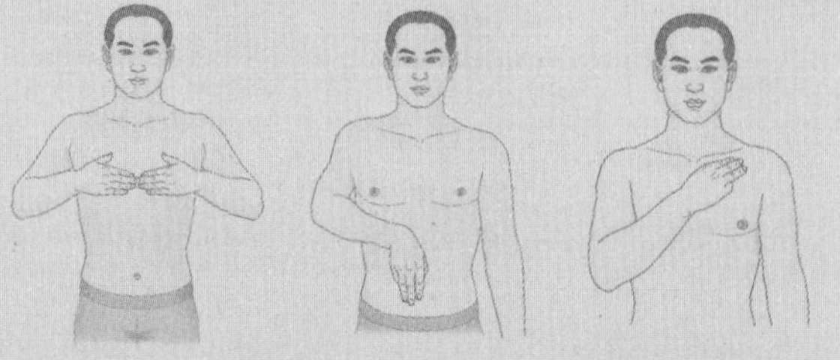

教您快速变成拔罐、刮痧能手

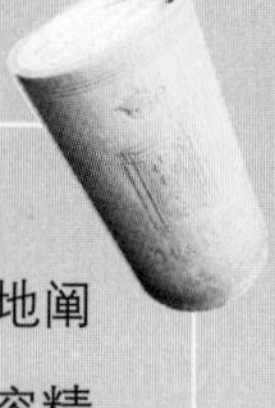

本章是为那些想快速成为拔罐、刮痧高手的初学者准备的，详细地阐述了在拔罐、刮痧时的各个阶段以及在每一阶段要注意的问题。内容精练、全面。本章除了文字的详尽介绍外，还用图表更立体地来表现拔罐、刮痧的流程，使读者可以更快、更好地学习和使用拔罐、刮痧疗法。

本章看点

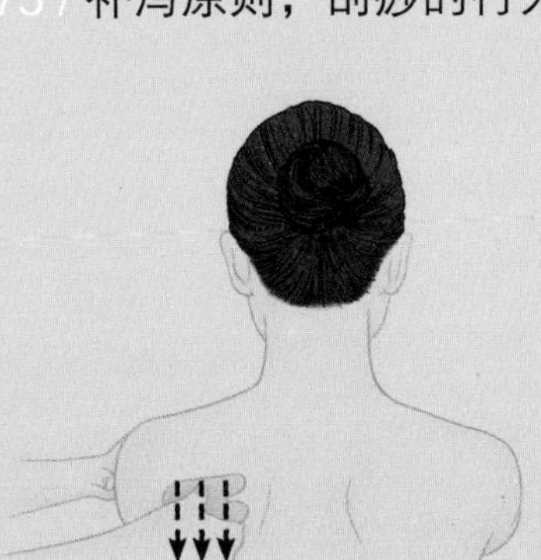

如何给罐具排气

本节名词
❶负压 ❷脱脂棉片
❸流溢 ❹酒精棉球

排气是拔罐前的一项必备操作，与拔罐效果密切相关。排气法可以分为：火力排气法、水蒸煮排气法、抽气排气法和挤压排气法。

Words & terms
名词解释

❶ 负压
是低于常压（即大气压）的气体压力状态。

❷ 脱脂棉片
又称药棉。由原棉经除去夹杂物，脱脂、漂白、洗涤、干燥、整理加工制成。脱脂棉片应无臭、无味、无色斑，具有很好的吸水性，纤维柔软细长，洁白富有弹性，易于分层，没有酸、碱等有害杂质，质量应符合卫生部制定的技术标准。浸泡于75%酒精可作消毒棉球。

火力排气法

这是最常用的一种拔罐方法，即借助火焰燃烧时产生的热力，排去罐内空气，使之形成负压[1]而吸着于皮肤上。具体来讲，火罐法又可以细分为以下六种：

投火法：

这种方法多用于从侧面横拔人体的某些部位。具体操作方法是用镊子夹住酒精棉球，点燃后将酒精棉球投入罐内，然后迅速将罐扣在应拔部位上。或者不用酒精棉球，用软质纸也可以。即先将软质纸稍加折叠，折叠后的纸条长度要短于罐具的高度，点燃后投入罐内，不要等纸条烧完，就迅速将罐扣在应拔部位上，并稍加按压。这种方法的缺点是罐内有燃烧的物质，烧着的纸或酒精棉球落下来有可能烧伤皮肤，所以患者最好取侧位，罐子呈水平横拔。

闪火法：

这种方法适合于各种体位。具体操作方法是用镊子夹住燃烧的软纸或酒精棉球，伸进罐内旋转片刻，然后迅速抽出，并立即将罐扣在应拔的部位上。此时罐内即可形成负压吸住皮肤。如果需要比较大的吸拔力，可将正在燃烧的酒精棉球在罐的内壁上涂擦，以使酒精沾在罐壁上燃烧。注意不要将酒精沾在罐口，这样会烫伤皮肤，然后将棉球抽出，并迅速将罐扣在应拔部位上。这种方法因罐内没有燃烧物，所以适用于各种体位。

贴棉法：

这种方法适合于侧面横拔。具体操作方法是取一块大小为0.5~1平方厘米的脱脂棉片[2]，拉薄后用酒精浸湿，贴在罐内壁上中段处，用火点燃后迅速将罐扣在应拔部位上。采用此法时应注意棉片所浸含的酒精应当适中；如果酒精太多，点燃着后滴到罐口，容易烧伤皮肤；酒精过少则贴不到罐壁上。

火力排气罐法

火力排气法是指借助火焰燃烧时产生的热力，以排去罐内空气从而产生负压的方法，这也是最常用的一种排气方法。具体来讲，火力排气法又可以细分为以下六种：

投火法

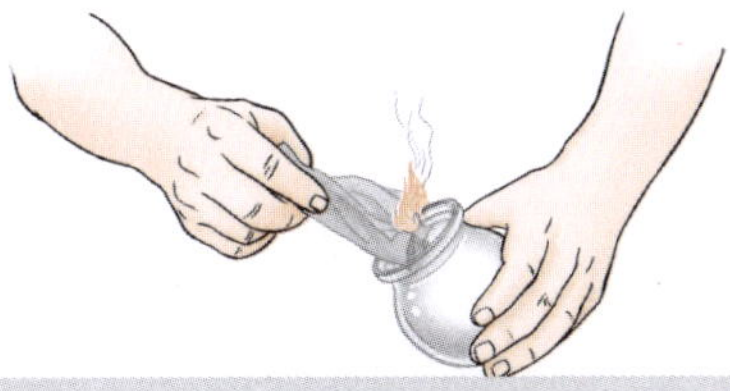

将质地柔软的纸点燃后投入罐内，迅速将罐扣在应拔部位上。

闪火法

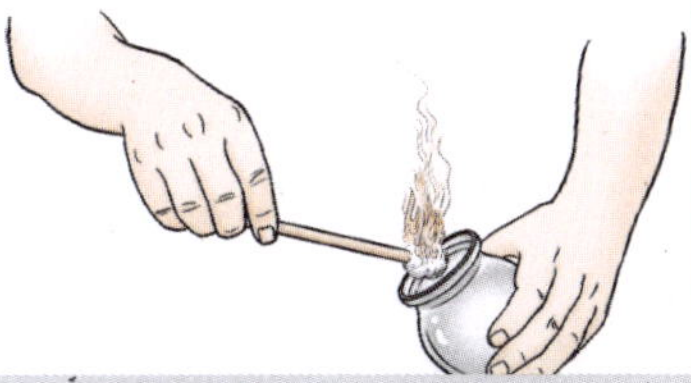

用镊子夹住燃烧的酒精棉球，伸进罐内旋转片刻，然后迅速抽出，并立即将罐扣在应拔的部位上。

贴棉法

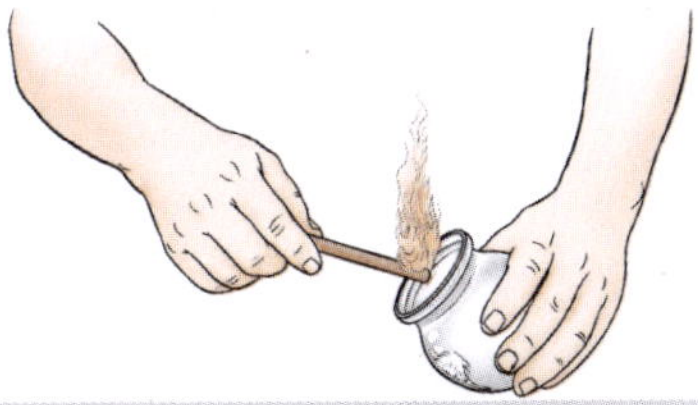

先取一块大小为 0.5 平方厘米～1 平方厘米左右的脱脂棉片，拉薄后用酒精浸湿，贴在罐内壁上中段处，用火点燃后迅速将罐扣在应拔部位上。

滴酒法

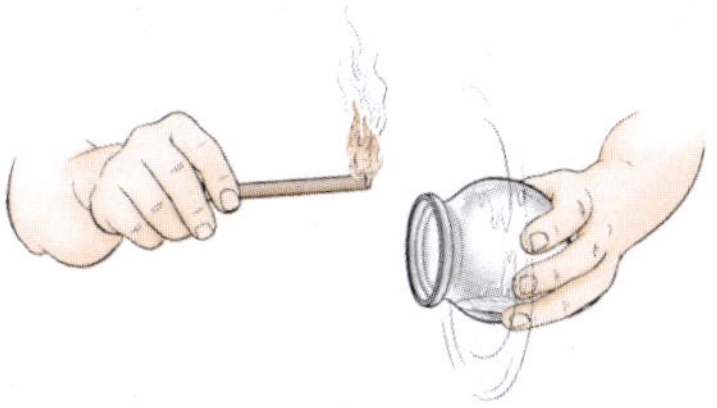

先在罐内底部滴入几滴酒精，然后将罐口横放旋转 1～3 周，以使酒精均匀地流过罐内壁上，点燃后迅速将罐具扣在应拔部位上。

架火法

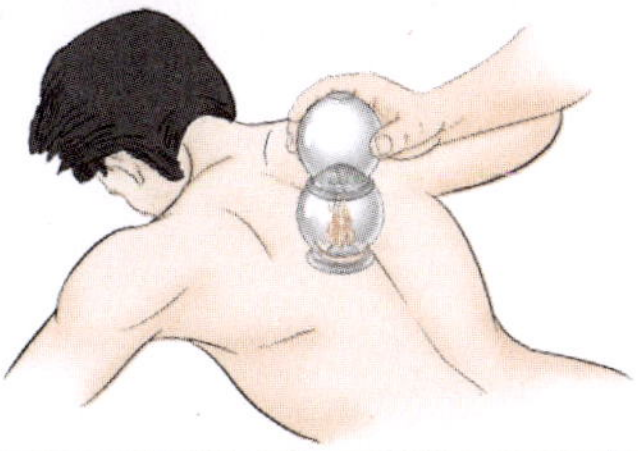

用不传热、不易燃的小物品放在应吸拔的部位上，然后再放上一个酒精棉球，点燃后将罐扣在其上。

弹簧架法

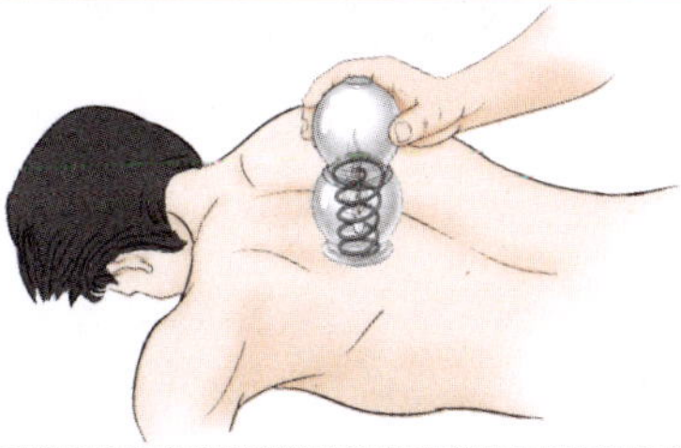

先用 1 根长短适宜的铁丝绕成弹簧状，将弹簧的一端制成钩状。需要时将一个浸有酒精的棉球挂在钩上，点燃后将罐扣住即可。

滴酒法：

这种方法适用于各种体位。具体操作方法是先在罐内底部滴入几滴酒精，然后将罐口横放，旋转1～3周，以使酒精均匀地流过罐内壁上。注意不要让酒精流过罐口，以免灼伤皮肤，点燃后迅速将罐具扣在应拔部位上。此种方法酒精不宜滴得过多，以免火焰随酒精流溢[3]，烧伤病人。

架火法：这种方法适用于俯卧、仰卧的大面积部位及四肢肌肉平坦、丰厚的部位。它的优点是可以不受燃烧时间的限制。具体操作方法可以分为以下两种：

一是自制一个毽子式的点火架。把它放在应吸拔的部位上，在点火架的上面放上易燃的软布或软纸。点燃软布或软纸（也可以用酒精棉球代替，放在点火架上点燃），最后将罐扣在应拔的部位上。

二是用木片、橘皮等不传热、不易燃的小物品放在应吸拔的部位上，然后再放上一个酒精棉球[4]，点燃后将罐扣在其上。

弹簧架法：

这种方法制作出来的弹簧架可反复使用。具体制作方法是用1根长短适宜的铁丝绕成弹簧状，将弹簧的一端制成钩状。需要时将一个浸有酒精的棉球挂在钩上，然后将此架放在应吸拔的部位上，点燃后将罐扣住即可。

水蒸煮罐法

即利用煮水的热力排去空气的方法。这种方法又可细分为两类：一是水煮罐排气法，是指用水煮罐以形成罐内负压的一种排气方法。具体操作方法是指先将竹罐放在沸水中煮2分钟～3分钟，随后用镊子将罐具取出，甩去水液，或用折叠的毛巾紧捂罐口，趁热扣在皮肤上，即能吸住；二是水蒸气排气法，是指用蒸汽熏蒸罐具以排出罐内气体的方法。具体操作方法是先用一个水壶烧水，当水蒸气从壶嘴中喷出时，即将罐具套上几秒钟，随后将罐具取下扣在应拔的部位上。

抽气排气法

即直接将空气从罐内抽出的方法。可以先将罐具扣在需要拔罐的部位上，然后用注射器从橡皮塞中抽出瓶内空气，使产生负压吸住。也可以用抽气筒套在塑料罐具的活塞上，将空气抽出。

❸ 流溢

漫溢；流出："客星若水火守犯之，百川流溢。"郭沫若《行路难》："我每天偕着妻儿在附近的岩间水涯散步，晋唐诗人的词句不知不觉地要从我口中流溢出来。"

❹ 酒精棉球

由经灭菌处理的脱脂棉球吸取医用酒精制作而成，具有对人体皮肤消毒，防止感染的功效。家庭做法是：将脱脂棉球浸泡于浓度为75％的酒精中并保持酒精浓度不变即可。酒精易挥发而导致浓度下降，故要存放在相当密封的容器内。如果在使用时发现容器里的棉球上面的都已干，仅下面的一些棉球还有点湿，这是因为酒精已全部挥发，湿的部分几乎都是水，不能再拿来作消毒用。

水蒸煮排气法

用火可以排气，用水亦可以排气，下面就叙述两种用水排气的方式。

水煮罐排气法

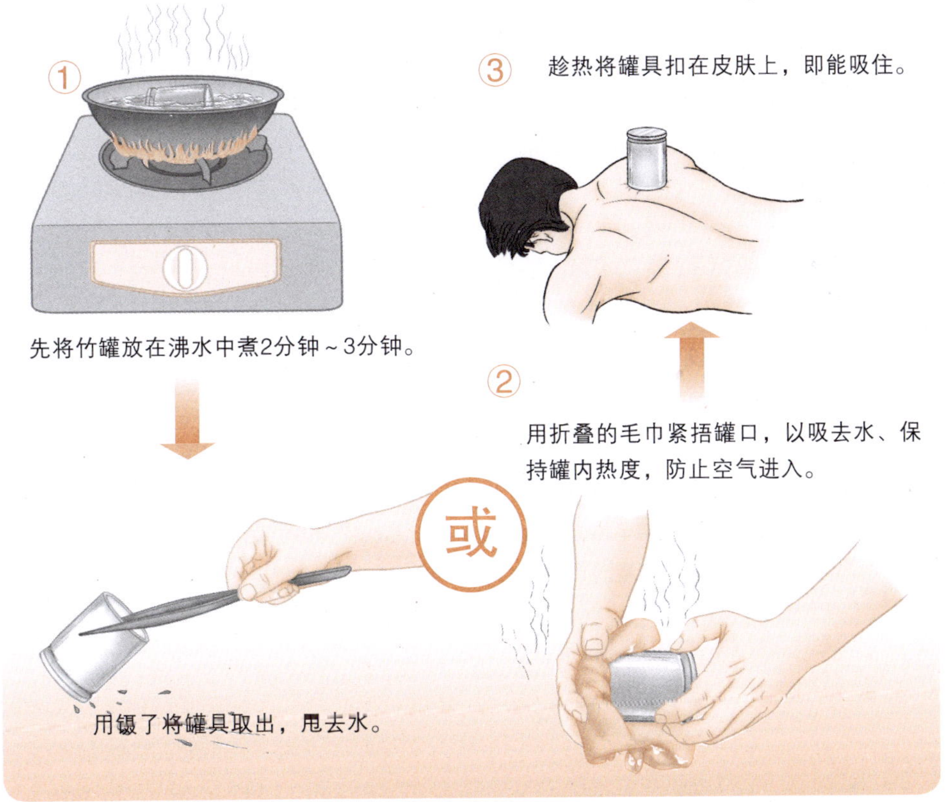

水蒸气排气法

具体操作方法是先用一个水壶烧水，当水蒸气从壶嘴中喷出时，即将罐具套上几秒钟，随后将罐具取下扣在应拔的部位上。

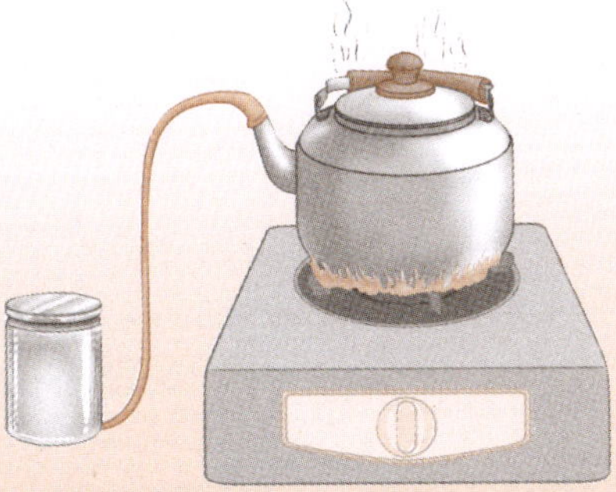

拔罐疗法的分类

本节名词

❶病变 ❷虚证 ❸表证

按照一定的方法进行归纳，拔罐疗法可以分成许多种类，具体如下。

Words & terms

名词解释

❶ 病变

机体细胞、组织、器官在致病因素作用下发生的局部或全身异常变化。

❷ 虚证

指人体因精气不足而出现的正气虚弱的症候。与实证相对而言。如面色不华、精神疲惫、气短音低、自汗盗汗、头晕眼花、心悸失眠、饮食减少、脉虚细无力等。

❸ 表证

外感病邪一般先侵袭体表的呼吸道，其出现的症候，称为“表证”。表证有表寒、表热之分：表寒常见头痛身疼、鼻塞流涕、咳嗽痰白、关节酸痛、脉浮紧等；表热则见咽痛口渴、咳嗽痰黄、脉浮数等。

按拔罐的形式分类

按此种方法可分为：单罐法，即单罐独用，主要用于病变[1]范围较小的部位和压痛点。在拔罐治疗过程中，可按病变范围的大小，选择口径适当的罐具将其吸拔在病变部位或者人体穴位上；多罐法，又称排罐法，即多罐并用，主要用于病变范围比较广泛的疾病。如腰背痛、肋痛等疾病，其病变组织面积较大，即可采用此法；闪罐法，是指在吸拔上火罐后即可取下，然后再反复吸拔多次的方法。主要用于虚证[2]、麻木、肌肉疼痛等病变部位较广泛或游移不定的疾病；留罐法，即吸拔后将火罐留置在皮肤上一段时间的方法。主要用于治疗脏腑病、久病、病位较深者或病变部位固定等疾病。此法在实践中多与闪罐法相结合使用，即在大面积闪罐后，在腧穴及反应点处留罐；走罐法，又称推罐，是指吸拔后在皮肤表面来回推拉的方法，主要用于吸拔腰背、大腿等面积较大，肌肉丰厚的部位。

按排气方法分类

按此种方法可分为：火罐法，即利用火力燃烧排去空气，以产生吸拔力的方法；水罐法，即利用水蒸气的热气排去空气，以产生吸拔力的方法；抽气罐法，即利用针管抽出空气，以产生吸拔力的方法；挤压罐法，即用手挤压橡胶球排除空气，以产生吸拔力的方法。

按综合治疗方法分类

按此种方法可分为：温水罐法，即在罐内贮入一定量的温水后再吸拔火罐的方法，主要用于表证[3]、热证等疾病；针罐法，即先在穴位或病变部位上进行针刺，然后再吸拔火罐的方法。具体来说，此法又可细分为二：一是留针罐，二是出针罐。前者是指先在一定部位或者穴位上进行针刺，然后通过一定手法以产生针感，留针拔罐。后者是指虽然也是先在一定部位或穴位上针刺，但随后出针再拔罐，此法多用于患病较深的部位；药罐法，即用药水煮火罐或在罐内储存药液，然后再吸拔的一种方法；刺络罐法，即先用三棱针、皮肤针等针刺穴位使之出血后再拔罐的一种方法，主要用于顽麻奇痒、扭伤、挫伤等症。

拔罐的分类

拔罐疗法经过数千年的演变，已经发展得非常丰富。按照不同的角度和方法，拔罐疗法可以被分为以下几大类：

拔罐的分类

- **按拔罐的形式分类**
  - **单罐法**：即单罐独用，主要用于病变范围较小的部位和压痛点。
  - **多罐法**：即多罐并用，主要用于病变范围比较广泛的疾病。
  - **闪罐法**：是指在吸拔上火罐后即可取下，然后再反复吸拔多次的方法。
  - **走罐法**：是指吸拔后在皮肤表面来回推拉的方法。
- **按排气方法分类**
  - **火罐法**：即利用火力燃烧排去空气，以产生吸拔力的方法。
  - **水罐法**：即利用水蒸气的热气排去空气，以产生吸拔力的方法。
  - **抽气罐法**：即利用针管抽出空气，以产生吸拔力的方法。
  - **挤压罐法**：即用手挤压橡胶球排去空气，以产生吸拔力的方法。
- **按综合治疗方法分类**
  - **温水罐法**：即在罐内贮入一定量的温水后再吸拔火罐的方法。
  - **针罐法**：即先在穴位或病变部位上进行针刺，然后再吸拔火罐的方法。
  - **药罐法**：即用药水煮火罐或在罐内贮存药液，然后再吸拔的一种方法。
  - **刺络罐法**：先用三棱针、皮肤针等针刺穴位使之出血后再拔罐的一种方法。

拔罐前的准备工作

本节名词
❶髋 ❷软组织

在进行拔罐治疗前要进行一定的准备工作，这对防止意外的发生，提高治疗效果等有积极的意义。一般来说，在进行拔罐治疗前要做好以下几项准备工作。

Words & Terms
名词解释

❶ **髋**
腰以下尾骶部和臀部的统称。

❷ **软组织**
软组织包括四种，即皮肤、浅筋膜、皮神经、浅血管。

选择适当的体位

选择体位的原则是便于拔罐施治，在治疗期间，患者能够比较舒适并长久保持这种姿势。一般主要有以下几种体位。

仰卧位：

即让患者仰卧于床上，以暴露出前胸、腹部及四肢前侧，这样的姿势主要用于吸拔前胸、腹部及四肢前侧的穴位和患病部位。

侧卧位：

即让患者侧身躺在床上，这样有利于吸拔患者胸肋、髋[1]和下肢外侧等处的穴位和患病部位。

俯卧位：

即让患者趴在床上，以暴露背部及下肢外侧，这种姿势有利于吸拔患者背部、腰部、脊椎两侧及腿部后侧等处的穴位和患病部位。

俯伏位：

即让患者坐于椅上，趴在椅背上，暴露出后颈和背部，这种姿势有利于吸拔患者颈肩部、腰背部、脊椎两侧及膝部等处的穴位和患病部位。

需要注意的是，患者在治疗期间最好不要轻易变动体位，尤其是在采用留针罐法时，千万不可变动体位。如果非要变动体位，那么操作者应扶稳火罐，帮助患者变动体位。

罐具的选择

选择罐具的原则根据所拔部位的大小而定。具体来说，是指对于比较平坦宽阔的部位，如前胸、后背、腰部、臀部及大腿处，宜选用大号火罐；对于肩部、颈部、胳膊等相对比较小的部位，宜选用中等口径的火罐；对于头部、关节等骨骼凹凸不平且软组织[2]薄弱处，宜选用小号口径的火罐。

如果是在秋、冬等寒冷季节拔火罐，应先将火罐放在火上烘烤，注意此时只能烘烤罐的底部，当火罐的温度与人体温度相近时再拔火罐。此举主要是为了使患者不至于感冒着凉。

拔罐治疗时的体位

为了便于治疗，在进行拔罐时一般有以下几种体位可供选择，如果不是特殊需要，不能轻易变换体位，以防因出现意外而受伤。

俯卧位

患者趴在床上，暴露背部及下肢外侧，这种姿势有利于吸拔患者背部、腰部、脊椎两侧及腿部后侧等处的穴位和患病部位。

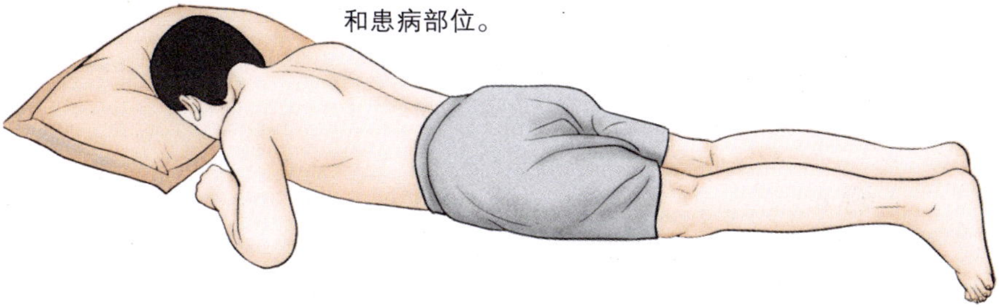

仰卧位

患者仰卧于床上，暴露出前胸、腹部及四肢前侧，这样的姿势主要用于吸拔前胸、腹部及四肢前侧的穴位和患病部位。

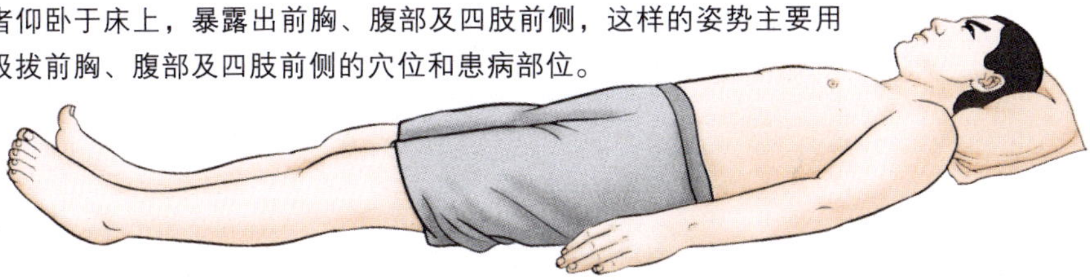

侧卧位

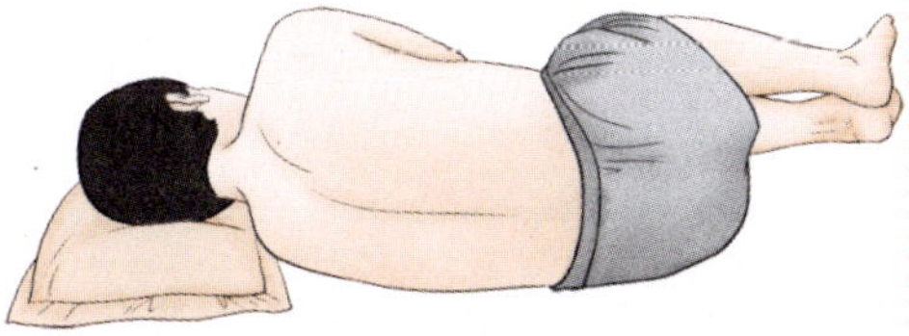

患者侧身躺在床上，这种姿势有利于吸拔患者胸胁、髋和下肢外侧等处的穴位和患病部位。

俯伏位

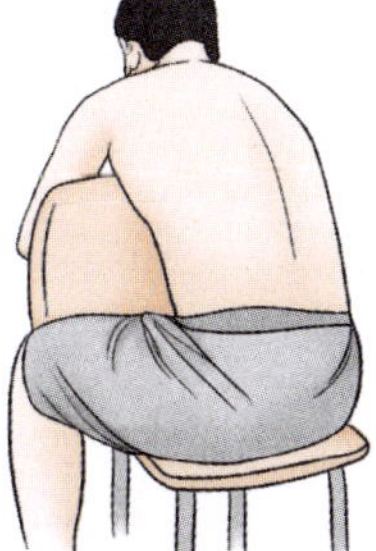

患者坐于椅上，趴在椅背上。这种姿势有利于吸拔患者颈肩部、腰背部、脊椎两侧及膝部等处的穴位和患病部位。

拔罐的基本操作步骤

本节名词
❶龙胆紫 ❷水蒸汽

在做好拔罐前的准备后，就可以进行拔罐了。一般来说，拔罐的过程很简单，但在各个环节上还有一些问题是需要注意的。

Words & Terms
名词解释

❶ 龙胆紫

它的1%～2%溶液俗称紫药水，是人们所熟悉的外用药。龙胆紫为一种碱性阳离子染料，因其阳离子能与细菌蛋白质的羧基结合，影响其代谢而产生抑菌作用。

❷ 水蒸汽

指特定空间的水存在形态是气、液二相，其中液相可以是“雾”状分散形式存在，也可以是大量液滴聚集形式存在，当然这也必须满足一定的物理条件和其他的一些环境条件。在实际应用中，接触到的大多数指的是“水蒸汽”。

拔罐开始

首先让患者取一定适宜位置，以将选好的穴位和患病部位露出来。然后施治者就站在患者身边，按照火罐法、水罐法或抽气罐法等不同的操作要领进行拔罐操作。

询问患者感受

拔罐开始后，施治者应随时询问患者感觉如何，也要随时观察罐内皮肤的变化情况。如果罐力过大患者感觉疼痛时，应放入少量空气以减轻吸拔力。操作方法是用一手拿住罐体稍倾斜，而用另一手指按压对侧皮肤，以形成微小空隙，使少量空气进入。如果拔罐后患者感到无力，那么就应起罐再拔1次。

如何确定拔罐时间

确定拔罐时间的首要原则是要根据患者的年龄、体质、病情以及所拔罐的部位。比如年轻的患者时间可以长些，年老的患者时间就可短些；病轻的就可以短些，病重的时间就可以长些；拔罐在头、面、颈、肩、上肢等部位的，时间就可以短些，拔罐在腰背、臂部、腹部及下肢部位的，时间就可以长些。

其次，还要根据罐具的不同来确定时间。比如大罐吸力强，那么1次只可拔5分钟～10分钟；而小罐的吸力较弱，那么1次就可拔10分钟～15分钟。

再次，还要根据拔罐的方法来确定时间。比如，在采用闪罐或走罐时，其留罐治疗时间应以罐下局部皮肤出现潮红或呈红豆点状的瘀块、瘀斑和淤斑等为准；在采用其他罐法时，则要因具体方法的不同而要求罐下皮肤出现紫斑、潮红、肿胀、灼热、疼痛、抽拉感等为准；在采用针罐时，留罐时间的决定因素则取决于针感和出血情况等。

如果在拔罐过程中，有些患者的皮肤出现水疱，那么就可用针挑破水疱，以加速病气的排出。但在挑刺水疱的时候，一定要注意防止伤口感染。

拔罐过程中的护理工作

1.在拔罐过程中，应让患者保持一定的舒适体位，保证拔罐部位的平整，以使罐具稳定。

2.在拔罐过程中，应保持室内温暖，让患者躺卧的地方远离风口，防止着凉。

3.在拔罐过程中，应为患者加盖衣物以免着凉。施治者应仔细观察罐内皮肤隆起的程度和皮色变化，既要防止吸力不够，火罐脱落，又要防止因吸力过大或留罐时间太长而使患者皮肤出现较大水疱。

4.如在患者身上拔出脓、血，应用无菌棉球将之清洗干净，清洗后用纱布包裹；若拔罐局部皮肤出现水疱的，要用无菌针头刺破水疱边缘，挤出渗出液，然后再涂上龙胆紫[1]等药水。

如何起罐

当治疗完毕，或者某个穴位、部位需要重新拔罐时，就到了起罐的时候。起罐的原则是动作应轻柔、协调，切不可生拉硬拔，以免损伤皮肤使患者产生疼痛。具体操作方法是，先用一手握罐将其稍稍倾斜，然后再用另一手拇指在罐口边缘处挤压皮肤，以使气体进入罐内，此时罐具即可自然脱落。起罐后，患者所拔部位局部皮肤如出现水蒸汽[2]，那么可用棉球擦干；若起罐后皮肤干皱或有裂纹的，则应涂上植物油；若起罐后局部皮肤绷紧不适的，可轻轻按揉皮肤，使其放松；若起罐后有水疱的，可用无菌针挑破，用干净棉球擦干后再涂以龙胆紫即可；针罐或刺络拔罐后，针口应用医用酒精消毒。若起罐后皮肤出现紫红斑点的，则属正常反应，无须特别处理。拔罐结束后，应让患者休息5分钟～10分钟。

拔罐疗程

拔罐疗程的确定也是根据病情程度及病人自身状况等因素确定的。比如，是患感冒、发烧等急性病的，要每天拔罐1次；若是重病的，则每天拔罐2～3次；是慢性病的，要两天拔罐1次；若是在拔罐后患者皮肤出现淤斑、淤块等情况的，应待淤斑、瘀块消退后再拔。一般来说，拔罐7天～10天为一个疗程，中间隔3天～5天后，再进行第2个疗程。

腧穴定位法

本节名词

❶耳屏 ❷听宫穴

腧穴即是穴位，“腧”有传输的含义，“穴”即孔隙的意思。所以说，腧穴就是人体经络气血输注于体表的部位。腧穴是刮痧的部位，在临床上，掌握好腧穴的定位和归经等基本知识，则可以更高效地利用刮痧来治疗疾病。

Words & terms

名词解释

❶ 耳屏

外耳门前面的突起，由软骨和皮肤构成，能遮住外耳门。

❷ 听宫穴

是手足少阳手太阳之会，位于面部，耳屏前，下颌骨髁状突的后方，张口时呈凹陷处。

腧穴的分类

从总体上来说，腧穴可以分为十四经穴、奇穴和阿是穴三大类。

十四经穴是位于十二经脉和任、督二脉上的腧穴，简称“经穴”。十四经穴与经脉的关系密切，它不仅可以反映本经脉及其所属脏腑的病症，也可以反映本经脉所联系的其他经脉和脏腑的病症。

奇穴又称“经外奇穴”，它有固定的穴名，也有明确的位置，但它们却不能归属于十四经穴。这些腧穴对某些病症具有特殊的治疗作用。阿是穴又称压痛点、不定穴等，其多位于病变部位的周边。这一类腧穴的特点是既无具体名称，又无固定位置。

腧穴的定位方法

骨度分寸法：这是一种以骨节为主要标志来测量全身各部大小、长短，并依其比例折算尺寸以作为定穴标准的方法。

体表解剖标志定位法：此法又称自然标志定位法，这是以人体解剖学的各种体表标志为依据来确定腧穴位置的方法。它又可以分为固定的标志和活动的标志两种。固定的标志，是指在人体自然姿势下可见的标志，比如乳头、肚脐等。找到这些标志就可以确定腧穴的位置。如脐中旁开 2 寸处定天枢穴等。活动的标志是指人体在做某些动作时才会出现的标志，如在耳屏❶与下颌关节之间微张口呈凹陷处取听宫穴❷等。

手指度量法：这是一种以患者手指为标准来定取穴位的方法。由于选取的手指不同，节段亦不同，所以此法又可分为以下几种：中指同身寸法，是以患者的中指中节屈曲时内侧两端纹头之间作为 1 寸，可用于四肢取穴的直寸和背部取穴的横寸；拇指同身寸法，是以患者拇指指关节的宽度作为 1 寸，适用于四肢部的直寸取穴；横指同身寸法，又名“一夫法”，是让患者将除拇指以外的其他四指并拢，以中指中节横纹处为准，四指横量作为 3 寸。

教你轻松找穴位

手指度量法

中医里有：“同身寸”一说，就是用自己的手指作为穴位的尺度。人有高矮胖瘦，骨节自然长短不同，虽然两人同时各测得1寸长度，但实际距离却是不同的。

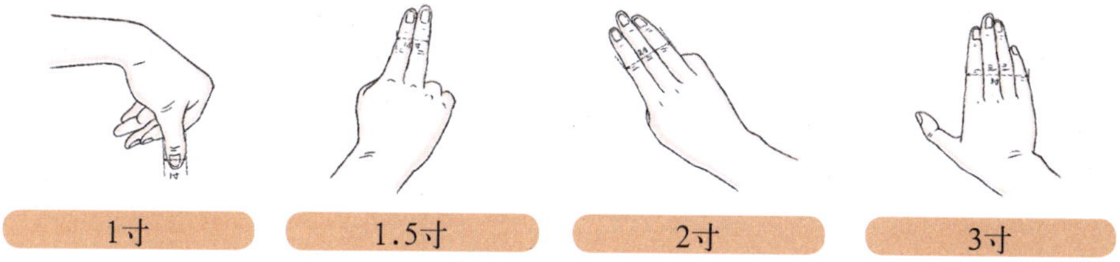

自然标志定位法

固定标志：如眉毛、脚踝、指或趾甲、乳头、肚脐等，都是常见判别穴位的标志。如：印堂穴位在双眉的正中央；膻中穴位在男性左右乳头中间的凹陷处。

动作标志：必须采取相应的动作姿势才能出现的标志，如张口取耳屏前凹陷处即为听宫穴。

身体度量法

利用身体的部位及线条作为简单的参考度量，也是找穴位的一个好方法。

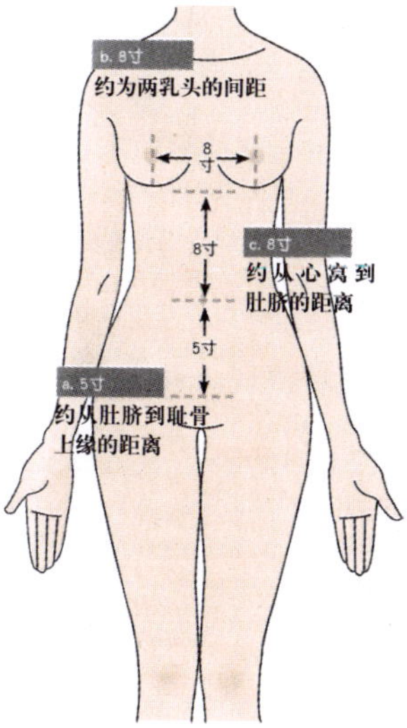

徒手找穴法

触摸法：以大拇指指腹或其他四指手掌触摸皮肤，如果感觉到皮肤有粗糙感，或是有尖刺般的疼痛，或是有硬结，那可能就是穴位所在。如此可以观察皮肤表面的反应。

抓捏法：以食指和大拇指轻捏感觉异常的皮肤部位，前后揉一揉，当揉到经穴部位时，感觉会特别疼痛，而且身体会自然地抽动想逃避。如此可以观察皮下组织的反应。

按压法：用指腹轻压皮肤，画小圈轻揉。对于在抓捏皮肤时感到疼痛再以按压法确认。如果指头碰到有点状、条状的硬结就可确定是经穴的所在位置。

最简单的刮痧方法

刮痧法根据刮拭的角度、身体适用范围等方面可以分为面刮法、平刮法、角刮法、推刮法、厉刮法、点按法、按揉法等。

握板法：要刮痧首先要学会正确的持板方法，也就是握板法，否则刮痧时容易疲惫且效果不佳。正确的握板方法是：刮痧板的长边横靠在手掌心，大拇指和其他四个手指分别握住刮痧板的两边，刮痧时用手掌心的部位向下按压。

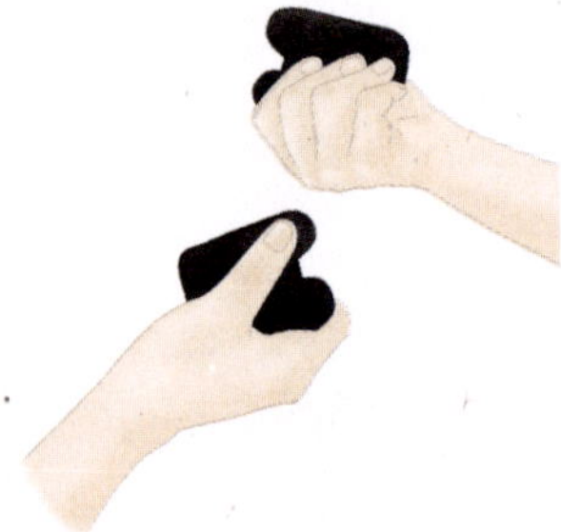

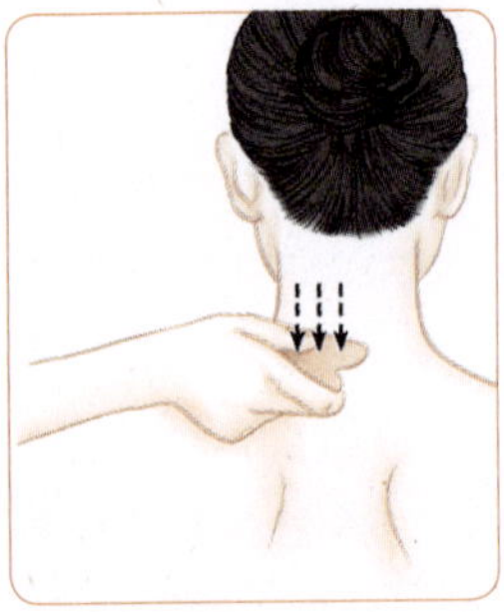

面刮法

面刮法是最常用的刮拭方法。手持刮痧板，向刮拭的方向倾斜30°～60°，以45°最为普遍，依据部位的需要，将刮痧板的1／2长边或全部长边接触皮肤，自上而下或从内到外均匀地向同一方向直线刮拭。面刮法适用于身体平坦部位的经络和穴位。

平刮法

手法与面刮法相似，只是刮痧板向刮拭的方向倾斜的角度小于15°，而且向下的渗透力也较大，刮拭速度缓慢。平刮法是诊断和刮拭疼痛区域的常用方法。

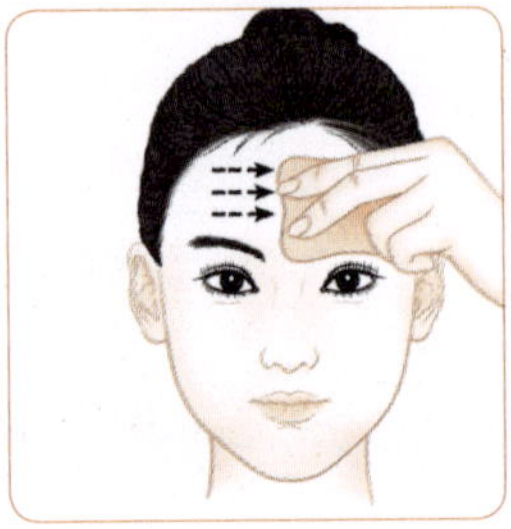

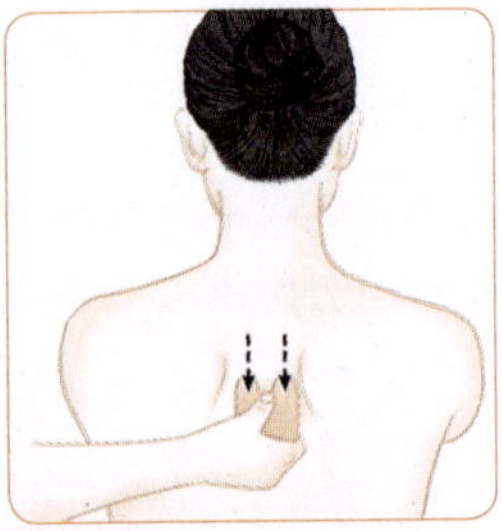

角刮法

使用刮板的角部在穴位处自上而下进行刮拭，刮板面与皮肤呈45°方向，适用于肩部、胸部等部位或穴位的刮痧。刮拭时要注意不宜过于生硬，因为角刮法比较便于用力，所以要避免用力过猛而伤害皮肤。

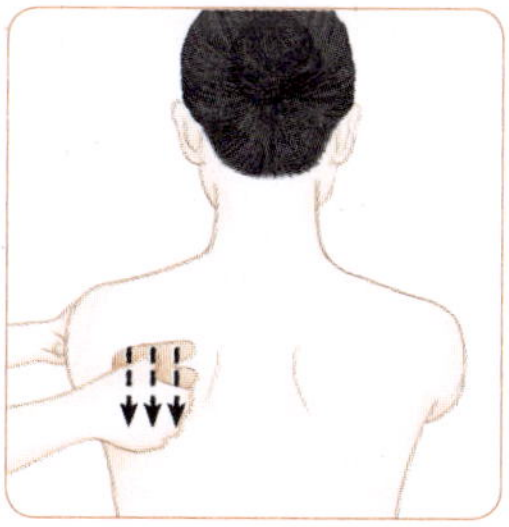

推刮法

推刮法的操作手法与面刮法大致相似，刮痧板向刮拭的方向倾斜的角度小于45°，压力大于平刮法，速度也比平刮法慢一点。

厉刮法

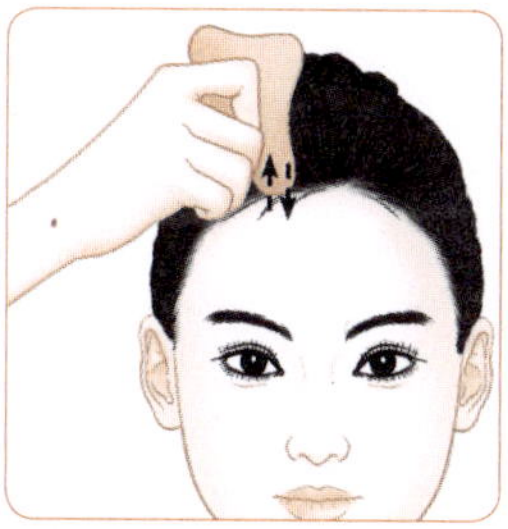

刮痧板角部与刮拭部位呈90°垂直，刮痧板始终不离皮肤，并施以必定的压力，在约1寸的长皮肤上做短间隔前后或左右的摩擦刮拭。这种刮拭方式主要用于头部穴位的刮拭。

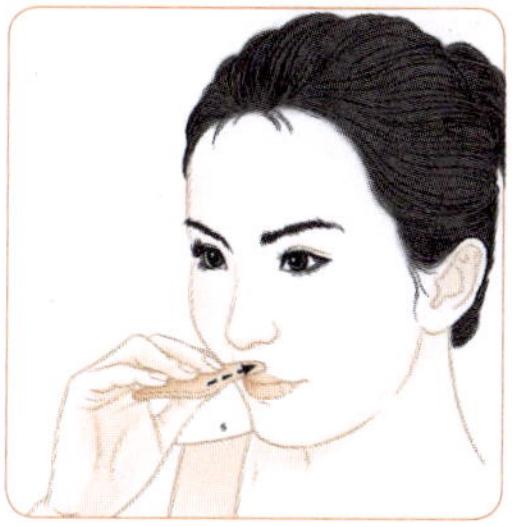

点按法

将刮痧板角部与要刮拭部位呈90°垂直，向下按压，由轻到重，逐渐加力，片刻后快速抬起，使肌肉复原，多次反复。这种方法适用于无骨骼的软组织处和骨骼缝隙、凹陷部位。要求手法连贯自如，这种手法刺激性较强，具有镇痛止痛、解除痉挛的作用，多用于实证的治疗。

垂直按揉

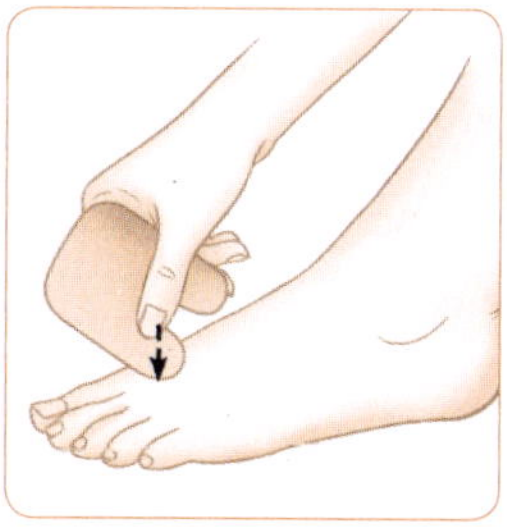

垂直按揉法将刮痧板的边沿以90°按压在穴区上，刮痧板与所接触的皮肤始终不分开，做柔和的慢速按揉。垂直按揉法适用于骨缝部穴位以及第二掌骨桡侧的刮拭。

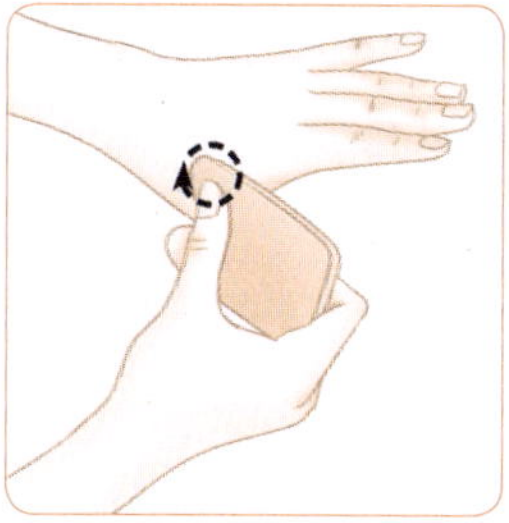

平面按揉

用刮痧板角部的平面以小于20°方向按压在穴位上，做柔和迟缓的旋转，刮痧板角部平面与所接触的皮肤始终不分开，按揉压力应当渗透到皮下组织或肌肉。这种刮法常用于手足全息穴区、后颈、背腰部全息穴区中疼痛敏感点的刮拭。

不同部位刮痧方向

人体各部位的刮拭方向和顺序

本节名词 ❶囟会穴 ❷诸阳之会 ❸肩髃穴

整体刮拭的顺序是自上向下，先头部、背、腰部或胸、腹部，后四肢。背、腰部及胸、腹部可根据病情决定刮拭的先后顺序。基本上按照头颈部→脊柱→胸部→腹部→四肢和关节的顺序来进行刮拭。每个部位一般先刮阳经，再刮阴经，先刮拭身体左侧，再刮拭身体右侧。

头部

头部有头发覆盖，所以刮拭时不用涂刮痧润滑剂。可使用刮痧板薄面边缘或刮痧板角部刮拭来增强刮拭效果，每个部位刮30次左右即可，刮至头皮有发热感为宜。

1.刮拭头部两侧：从头部两侧太阳穴开始至风池穴，经过穴位为头维穴、颔厌穴、悬颅穴、悬厘穴、率谷穴、天冲穴、浮白穴、脑空穴等。

2.刮拭前头部：从百会穴至前发际。经过穴位为前顶穴、通天穴、囟会穴❶、上星穴、神庭等。

3.刮拭后头部：从百会穴至后发际。经过穴位为后顶穴、脑户穴、风府穴、哑门穴等。

4.刮拭全头部：以百会穴为中心，呈放射状向全头发际处刮拭。经过全头穴位和运动区、语言区、感觉区等。

头部刮痧可以改善头部血液循环，疏通全身阳气。能够有效预防和治疗中风及中风后遗症、头痛、脱发、失眠、感冒等病症。

面部

因为面部出痧会影响美观，所以进行面部刮痧时，手法一定要轻柔，以不出痧为度，最好使用性质柔和、渗透性能好的面部刮痧油。刮拭时通常用补法，忌用重力进行大面积刮拭。方向应该是由内向外按肌肉走向刮拭。

1.刮拭前额部：以前额正中线为基准分开，向两侧分别由内向外刮拭。经过的穴位包括鱼腰穴、丝竹空穴等。

2.刮拭两颧部：由内向外刮拭。经过的穴位包括承泣穴、四白

Words terms

名词解释

❶ 囟会穴

中医穴位之一，隶属督脉。在头部，当前发际正中直上2寸（百会前3寸）。

❷ 诸阳之会

指头部。人体十二经脉中，手三阳的经脉是从手走向头部，足三阳的经脉是从头走向足部，所以说头为“诸阳之会”。

❸ 肩髃穴

肩峰端下缘，当肩峰与肱骨大结节之间，三角肌上部中央。臂外展或平举时，肩部出现两个凹陷，当肩峰前下方凹陷处。

穴、下关穴、听宫穴、耳门穴等。

3.刮拭下颌部：以承浆穴为中心，经过的穴位包括地仓穴、大迎穴、颊车穴等。

刮拭面部有养颜祛斑美容的功效。对眼病、鼻病、耳病、面瘫、雀斑、痤疮等颜面五官的病症有很好的疗效。

颈部

颈后高骨是大椎穴，为“诸阳之会[2]”，刮拭时，用力要轻柔，应用泻法，不可用力过重，可以用刮板棱角刮拭，以出痧为度。肩部肌肉丰富，用力可以重些，从风池穴到肩穴，一次刮拭，中间不要停顿，一般用平补平泻手法。

1.刮拭颈部正中线：从哑门穴到大椎穴。

2.刮拭颈部两侧到肩部：从风池穴经肩井穴、巨骨穴至肩髃穴[3]。

刮拭颈部，具有育阴潜阳、补益正气、防止风邪侵入人体的作用。

背部

刮拭背部时要按照由上向下的方向，一般先刮后背正中线的督脉，然后再刮两侧的夹脊穴和膀胱经脉。应用轻柔的补法刮拭背部正中线，千万不可用力过大，以免伤及脊椎，最好用刮板棱角点按棘突之间，刮拭背部两侧时，要采用补法或平补平泻法，而且用力还要均匀，刮拭时最好一气呵成，中间不要停顿。

1.刮拭背部正中线：从大椎穴至长强穴。

2.刮拭背部两侧：背部足太阳膀胱经循行路线，也就是脊背旁开1.5 寸以及3 寸的位置。

刮拭背部主治心、肺等疾病。对预防和治疗黄疸、胆囊炎、胆道蛔虫、急慢性肝炎、肠鸣、泄泻、便秘、脱肛、痢疾、肠痈等疾病有很好的疗效。

胸部

胸部的刮拭方向有两种，正中线是从上向下，胸部两侧的刮拭是从内往外。对胸部正中线进行刮拭时，用力要轻柔，宜用平补平泻法，乳头处禁刮。

1.刮拭胸部正中线：用刮板角部自上而下刮拭，从天突穴经膻中穴向下刮至鸠尾穴。

2.刮拭胸部两侧：从正中线由内向外刮，用刮板整个边缘由内向外沿肋骨走向刮拭，先刮左侧再刮右侧。刮拭中府穴时宜用刮板角部从上向下刮拭。

胸部主要有心肺二脏。因此刮拭胸部可防治冠心病、慢性支气管炎、支气管哮喘、肺气肿等心、肺疾病，另外还可预防和治疗妇女乳腺炎、乳腺癌等。

腹部

腹部的刮拭方向大致是从上往下的。但是有内脏下垂的患者在刮拭时应从下往上，以免加重病情。空腹或饱餐后禁刮，急腹症忌刮，神阙穴禁刮。

1.刮拭腹部正中线：从鸠尾穴经中脘穴、关元穴刮至曲骨穴。

2.刮拭腹部两侧：从幽门穴至日月穴。

腹部有肝胆、脾胃、膀胱、肾、大肠、小肠等脏腑。因此刮拭腹部可治疗胆囊炎、慢性肝炎、胃及十二指肠溃疡、呕吐、胃痛、慢性肾炎、前列腺炎、便秘、泄泻、月经不调、不孕等脏腑病变。

四肢

刮拭四肢时，遇关节部位不可强力重刮。对下肢静脉曲张、水肿应从下向上刮拭。皮肤如有感染、破溃、痣瘤等，刮拭时应避开。如急性骨关节创伤、挫伤之处不宜刮痧，但在康复阶段做保健刮痧可提前康复。

1.刮拭上肢内侧部：方向是由上向下，尺泽穴可重刮。

2.刮拭上肢外侧部：方向是由上向下，在肘关节处可作停顿，或分段刮至外关穴。

3.刮拭下肢内侧：方向是从上向下，委中穴可重刮。

4.刮拭下肢外侧部：方向是从上向下，从环跳穴到膝阳关穴，由阳陵泉穴到悬钟穴。

四肢刮痧可主治全身病症。如手少阴心经主治心脏疾病，足阳明胃经主治消化系统疾病。

膝关节

膝关节刮痧时宜用刮板棱角刮拭，刮拭关节时动作应轻柔。

1.刮拭膝眼：刮拭前可用刮板的棱角点按膝眼。

2.刮拭膝关节前部：膝关节以上的刮拭，从伏兔穴至梁丘穴，膝关节以下的刮拭，从犊鼻穴至足三里穴。

3.刮拭膝关节内侧部：从血海穴刮至阴陵泉穴。

4.刮拭膝关节外侧部：从膝阳关穴刮至阳陵泉穴。

5.刮拭膝关节后部：从上往下刮拭，委中穴可重刮。

刮拭膝关节主治风湿性关节炎，膝关节韧带损伤、肌腱劳损等膝关节的病变，另外对腰背部疾病、胃肠疾病的治疗也有很好的疗效。

人体各部位的刮拭方向和顺序表

顺序	人体	刮拭部位	方法	功效	防治	注意事项
1	头部	头部两侧 前头部 后头部 全头部	用刮板薄面边缘或刮板角部刮拭	改善头部血液循环，疏通全身阳气	中风、头痛、脱发、失眠、感冒等	每个部位刮30次左右即可
2	面部	前额部 两颧部 下颌部	补法，刮拭方向为由内向外	养颜祛斑美容	眼病、鼻病、耳病、面瘫、雀斑、痤疮等	手法轻柔，以不出痧为度
3	颈部	颈部后面正中线	泻法	育阴潜阳、补益正气	颈椎病、肩周炎	用力轻柔
		颈部两侧到肩部	平补平泻			一气呵成，中间不停顿
4	背部	背部正中线	补法	预防脏腑疾病	黄疸、胆囊炎、肝炎、肠鸣、泄泻、便秘、脱肛、痢疾、肠痈	用力轻柔
		背部两侧	补法或平补平泻法			一气呵成，中间不停顿
5	胸部	胸部正中线 胸部两侧	从上向下，平补平泻，从内向外，平补平泻	预防脏腑疾病	冠心病、慢性支气管炎、支气管哮喘、乳腺炎、乳腺癌	用力要轻柔，乳头处禁刮
6	腹部	腹部正中线 腹部两侧	从上往下	预防脏腑疾病	胆囊炎、慢性肝炎、胃及十二指肠溃疡、呕吐、胃痛、慢性肾炎、前列腺炎、便秘、泄泻、月经不调、不孕	空腹或饱餐后禁刮，急腹症忌刮，神阙穴禁刮，有内脏下垂的患者在刮拭时应从下往上
7	四肢	上肢内侧 上肢外侧 下肢内侧 下肢外侧	从上往下	通经活络	全身疾病	关节部位不可重刮，感染、破溃、痣瘤等处刮拭时应避开
8	膝关节	膝眼 膝关节前部 膝关节内侧 膝关节外侧 膝关节后部	用刮板棱角刮拭	舒筋理气	膝关节的病变、腰背部疾病、胃肠疾病	刮拭关节时动作应轻柔

刮痧最常用的体位

刮痧体位就是刮痧时，接受刮痧的患者所采用的体位姿势。常见的刮痧体位有卧位、坐位、立位三种。

在进行刮痧治疗的时候，不仅要掌握一定的方法，体位也是一项重要的因素。刮拭患者不同的部位时也要采取不同的体位姿势，如坐位、卧位、俯位、仰位、侧位、屈曲位等，正确的姿势不仅能使患者在接受刮痧时比较舒适，而且还能增进刮痧的功效。

刮痧常用体位表

类别	体位	具体姿势	动作要领	适用范围	原则
卧位	仰卧位	面部朝上平卧，暴露腹部及上肢内侧部	全身放松，双目微闭，呼吸均匀	刮拭头部、胸部、腹部和上肢内侧及前侧、下肢前侧及外侧等部位或穴位	医者可以正确取穴，施术方便，患者感到舒适自然，并能耐久配合
	俯卧位	面部朝下平卧	两前臂持平，胸腹部放松贴床面	刮拭背部、腰骶部和下肢后面以及足底部等部位或穴位	
	侧卧位	患者面部朝向一侧，两膝微微屈曲，身体侧卧	两前臂置于胸前，两腿重叠微屈膝	刮拭一侧的面部、肩胛部、四肢外侧等部位或穴位	
坐位	正坐位	坐于凳子上，上身端正，肩膀自然放平	呼吸放均匀，保持放松	刮拭胸部、肋间前面、腹部外侧等部位或穴位	
	仰靠坐位	仰靠在椅子上，暴露下颌缘以下喉骨	头向后倾，拱腰收腹	刮拭头面部、颈前等部位或穴位	
	俯伏坐位	伏坐于凳上，暴露后背及项部	低头挺胸，腹部放松	刮拭脊柱两侧、头颈后面、肩胛部、背部、腰骶部以及臀部等部位或穴位	
立位	站立位	自然站立，扶住椅背，露出背部	拱腰，臀部向后，两腿用力，脚前部蹬地	刮拭背部、后腰部等部位或穴位	

补泻原则，刮痧的行为规范

对不同体质与不同病症的患者要采取不同的刮拭手法，中医治疗的基本法则之一就是“虚者补之，实者泻之”。刮痧也要遵循这项法则，具体分为补法、泻法和平补平泻法三种治疗手法。在刮痧治疗中，首先要根据“扶正祛邪”或“祛邪存正”的原则，恰当地使用“补法”或“泻法”，才能充分发挥刮痧的治疗作用，收到事半功倍的疗效。

补法

补法是指能够鼓舞人体的正气、使人体功能恢复旺盛的方法。实行补法时要顺着人体经络的走向进行刮拭。补法在临床上主要应用于年老体弱、久病或形体消瘦的虚证患者。

泻法

临床上对疏泄病邪、使亢进的机能恢复正常的刮痧手法，称为泻法。主要应用于新病、急病或身体结实强壮的实证患者。

平补平泻法

平补平泻法介于补法和泻法之间，常用于正常人保健或虚实兼见证的治疗。一般分为三种，压力大而速度慢、压力小而速度快、压力中等速度适中。

补法和泻法快速区别法

	补　法	泻　法
力度	轻	重
速度	慢	快
作用	兴奋	抑制
时间	长	短
适应病症	久病、重病、虚证	新病、急病、实证
操作方向	顺经脉运行	逆经脉运行
辅助疗法	刮痧后加温灸	刮痧后加拔罐

第4章

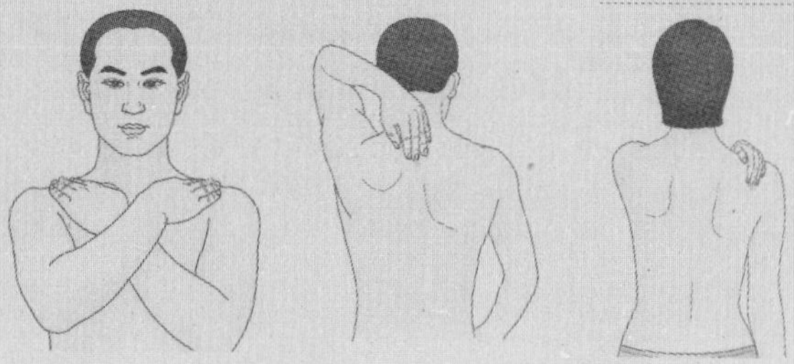

刮痧的自诊、调补法，让您对自己的身体了如指掌

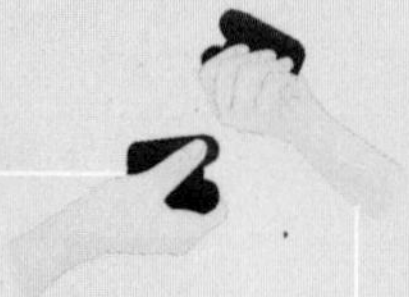

“上医治未病”，要治疗“未病”就要先发现“未病”，本章首先告诉大家如何在10分钟内发现疾病的蛛丝马迹，通过刮痧后留下来的痧象以及自身身体的反应，来判断自身身体健康还是亚健康。其次详细介绍了体质类型的判断和分类，并分别介绍了气虚、阳虚、阴虚、血虚、气郁、血淤、痰湿7种体质的辨别和刮痧养生法。内容包括该体质人群的形体特征、性格特征、症状表现、易患疾病、养生要点、刮痧取穴、刮痧方法及食疗保健等。

本章看点

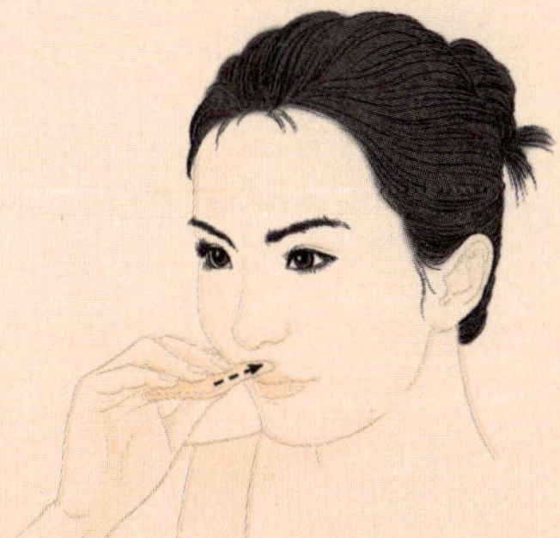

面部刮痧测健康

本节名词
❶亚健康 ❷痤疮

面部的皮肤、血脉、肌肉、筋骨都分别受五脏的支配。面部形态、皮肤的变化与内脏有着密切的关联，无论哪个脏腑气血失调都会在面部留下痕迹。所以，刮拭面部检查经脉穴位及全息穴区的阳性反应，可以帮助我们了解全身健康状况，发现亚健康[1]的部位。而且，刮拭面部不仅可以预测身体的健康状况，还可以美容和间接保健全身。

面部经络全息分布

大脑与咽喉： 反射区在额头部位。

下肢： 反射区在口唇两侧。

上肢： 反射区在两颧上方。

心脏区： 反射区在两眼角之间的鼻梁处。

头面区： 反射区在额头正中点。

肺区： 反射区在两眉端连线的中点。

胸乳区： 反射区在眼内眦梢上方。

肝区： 反射区在外耳道与鼻中线交叉处。

胆区： 反射区在肝区的外侧。

肾区： 反射区在颊部，鼻翼水平线与太阳穴的垂直线交叉处。

膀胱区： 反射区在鼻下人中处的鼻下缘部位。

脾区： 反射区在鼻头。

胃区： 反射区在鼻翼。

小肠区： 反射区在颧骨内侧，肝胆区的水平线上。

大肠区： 反射区在颧骨下方偏外侧部位。

生殖系统区： 反射区在人中及嘴唇四周部位。

刮拭要点

①先在面部均匀涂敷刮痧乳。

②刮拭时角度小于15°，用推刮法，从面部中间慢慢向外刮拭。

③刮拭速度要缓慢，力度要柔和，避免出痧。

⑤刮拭时要避开痤疮[2]的部位。

Words & terms

名词解释

❶ **亚健康**

世界卫生组织将机体无器质性病变，但有一些功能发生改变的状态称为“第三状态”，我国称为“亚健康状态”。

❷ **痤疮**

英文为pimple，是美容皮肤科最常见的病种之一，在生活中被叫做：青春痘、面皰或粉刺、毛囊炎。

刮痧测健康

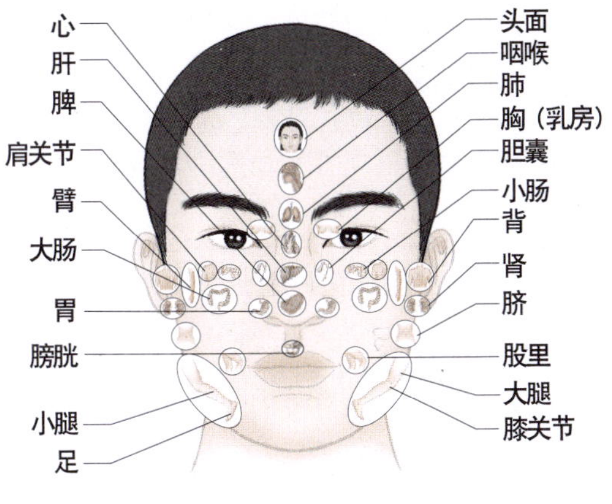

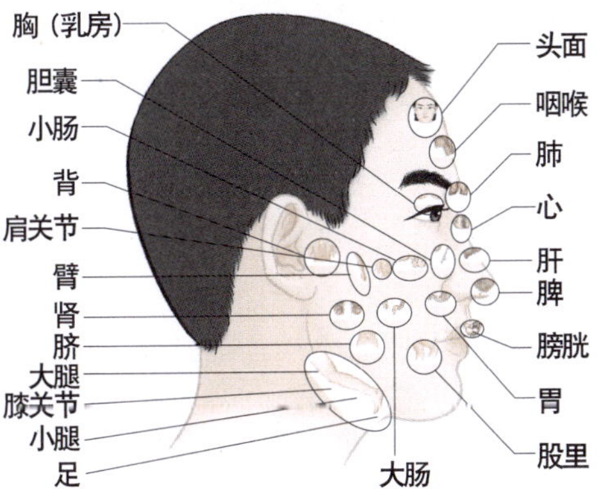

刮拭顺序： 由内向外按肌肉走向刮拭。

刺激程度： 轻度（以不出痧为度）。

次数： 每天一次。

健康

刮拭反应：

- 无不适感觉
- 肌肉弹性好
- 刮拭顺畅

亚健康

刮拭反应（→ 亚健康程度）：

- 有结节、无疼痛 → 以前病变留下的痕迹
- 有结节、疼痛 → 气血淤滞时间较长
- 肌肉松弛、痿软 → 脏腑器官气血不足，功能减弱
- 肌肉紧张、僵硬 → 血脉淤滞严重，有功能障碍
- 气泡 → 气血失调，多为慢性炎症
- 皮肤有涩感和细小砂砾 → 气血淤滞时间较短

健康分析报告

健康： 刮拭顺畅、肌肉弹性好，无不适感觉。

亚健康： 皮肤有涩感、疼痛、结节、砂砾，或者出现肌肉紧张僵硬或松弛等反应，都是气血运行失调的征兆。

手掌刮痧测健康

本节名词
❶劳宫穴 ❷大鱼际 ❸胰腺区

手与人体内脏、经络和神经都有着密切联系，而各种疾病或多或少跟内脏器官也有联系。所以，如果体内潜在有病理变化时，不论是早期的、发展中的、还是晚期的，都会或隐或现地在手上反映出来，留下不同的印记，从而给我们提供诊断依据。

Words terms
名词解释

❶ **劳宫穴**

在手掌心，当第2、3掌骨之间偏于第3掌骨，握拳屈指时中指尖处。

❷ **大鱼际**

人的手掌正面拇指根部，下至掌跟，伸开手掌时明显突起的部位，医学上称其为大鱼际。

❸ **胰腺区**

弯曲拇指，以褶纹内侧端为点，画平行线至生命线。以此交点为中心，画出约为无名指指甲盖大小的面积，就是胰腺区的位置。

手掌经络全息分布

心区：无名指根部、劳宫穴❶所在位置的周围区域、大鱼际❷。

肝区：拇指掌指褶纹内侧端点开始，画一条平行线穿过生命线到达智慧线，在这条线内生命线与智慧线包绕的位置就是肝区。

脾区：无名指感情线下，以感情线为中轴，向下画半圆弧，圆弧内所包围的面积就是脾一区。脾二区位于生命线上，胰腺区❸的下方。

肺区：肺一区位于中指与无名指根部，是中指与无名指掌指褶纹与感情线之间的位置。肺二区位于大鱼际，以拇指掌指褶纹的中点与腕横纹的中点连线，线外侧(鱼际桡侧) 的鱼际部分就是此区。

肾区：肾区位于生命线尾部，以拇指掌指褶纹为中点，延皮纹的分布走向连接到生命线，此部位约有小指指甲盖大小就是肾区所在的位置。

胃区：胃一区位于手虎口部位。胃二区位于中指与食指下的智慧线上，以接触智慧线画一小指指甲盖大小的椭圆形，此椭圆形所包围的面积就是该区。

胆囊区：胆一区位于食指根部，即食指掌指褶纹与智慧线之间的区域。胆二区位于无名指下的智慧线上，以智慧线为中轴，画一无名指指甲盖大小的椭圆形，此椭圆形所包围的面积就是此区。

膀胱区：膀胱一区位于小指根部，小指掌指褶纹与感情线之间。膀胱二区位于生命线尾部，肾区的下面，膀胱区重叠肾区的1/2。

刮拭要点

①手掌皮肤较厚，刮拭时可以不涂刮痧油，但是对皮肤干燥者进行刮痧时，可以涂少量美容刮痧乳。

②慢慢地用刮痧板凹槽刮拭各个手指，从指根部刮到指尖。

③手掌刮痧所采用的手法是压力大、速度慢，刮痧板与皮肤夹角小的推刮法，缓慢刮拭手掌各脏腑器官的全息穴区。

刮痧测健康

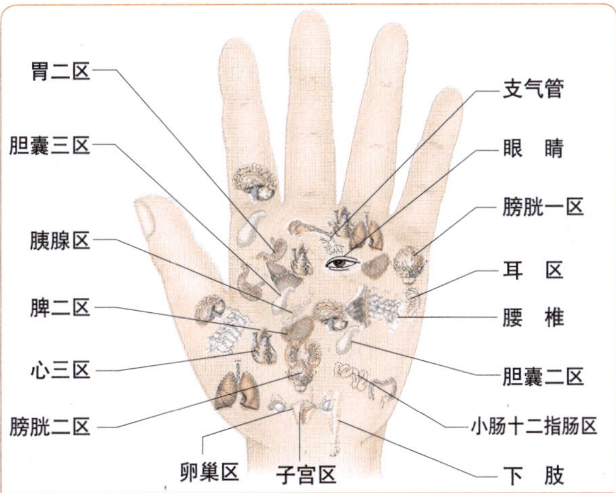

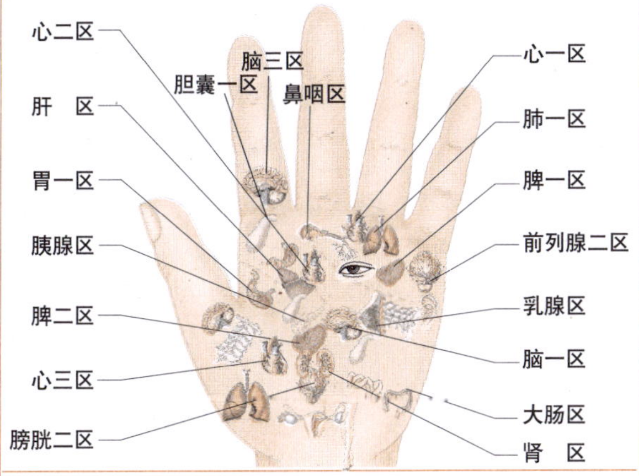

刮拭顺序： 从手腕向指尖刮拭，手背部分刮到关节部位和血管密集清晰部位需减小力度。

刺激程度： 轻度（手背关节部位）或中度（掌心）。

次数： 40次。

健康分析报告

健康： 手指顺且直，活动灵活，掌指肌肉弹性良好，没有青筋，手掌及各手指都没有不适感觉。

亚健康： 砂砾、结节、疼痛等阳性反应均是提示身体亚健康。刮拭拇指可以诊断肺，刮拭食指可以诊断大肠，刮拭中指、小指和大鱼际可以诊断心脏，刮拭中指、无名指根部和肝区可以诊断肝胆，刮拭小指根部和小鱼际可以诊断肾脏，刮拭掌心可以诊断胃。

健康

刮拭反应：
- 手指顺直、灵活
- 手掌手指肌肉弹性良好，没有明显青筋
- 手掌手指皮肤丰润有光泽

亚健康

刮拭反应 → 亚健康程度：
- 小指根部和肾区疼痛或有结节 → 肾气血淤滞、呈现亚健康
- 掌心疼痛或有结节 → 胃气血淤滞、呈现亚健康
- 无名指和肝区疼痛或有结节 → 肝气血淤滞、呈现亚健康
- 食指和大肠区疼痛或有结节 → 大肠气血淤滞、呈现亚健康
- 拇指和肺区疼痛或有结节 → 肺气血淤滞、呈现亚健康
- 心区、中指、小指疼痛或有结节 → 心脏气血淤滞、呈现亚健康

足部刮痧测健康

本节名词
❶大肠反射区
❷舟骨

人体各器官和部位在足部都有着相对应的区域，可以反映相应脏腑器官的生理病理信息，这就是所谓的“足部反射区”。

Words & Terms
名词解释

❶ 大肠反射区

这里的大肠反射区是指横结肠反射区和降结肠反射区。

❷ 舟骨

是腕关节的一块小骨头。舟骨靠近排桡侧，其状如舟，但不规则，背面狭长，粗糙不平，与桡骨形成关节。跌倒受伤时，掌心着地，舟骨首当其冲，受压于桡骨与头状骨之间，形成骨折。由于舟骨所处位置剪力大，血运不良，故难于愈合。

足部经络全息分布

肾区：双足掌中第一跖骨与跖趾关节间所形成“人”字形交叉凹陷处稍微靠后区域。

肺及支气管反射区：双足斜方肌反射区后方，自甲状腺反射区从内侧到外侧肩反射区，成带状区域。

胃反射区：双足掌第一跖趾关节后，第一跖骨体前段约一横指幅度。

脾反射区：左足掌第四、五趾骨之间稍微靠后方，心脏反射区后一横指处区域。

小肠反射区：位于双足掌足弓凹入片区，大肠反射区❶包围的部分。

肝反射区：右足掌第四、五跖骨间肺反射区的后方重叠区域。

胆囊反射区：右足掌第三、四跖骨间肝反射区深部。

膀胱反射区：双足内踝前下方，内侧舟骨❷下方，拇展肌侧旁凸出处。

颈项反射区：双足拇趾趾根的区域，第一、二趾骨节缝绕拇趾根部一圈位。

颈椎反射区：双足拇趾趾根内侧横纹肌尽头处。

三叉神经反射区：双足拇趾趾腹外侧（靠近第二趾一侧）。左、右侧三叉神经反射区分别在右、左足。

刮拭要点

① 足掌皮肤较厚，不用涂刮痧油，足背和足内侧皮肤较薄，可以涂少量美容刮痧乳保护皮肤。

② 用推刮法先依次刮拭足底反射区。

③ 用推刮法和平面按揉法刮拭足侧反射区。

④ 用推刮法对足背部各全息穴区缓慢刮拭，用垂直按揉法刮拭足背骨缝处、足趾部的穴区。

刮痧测健康

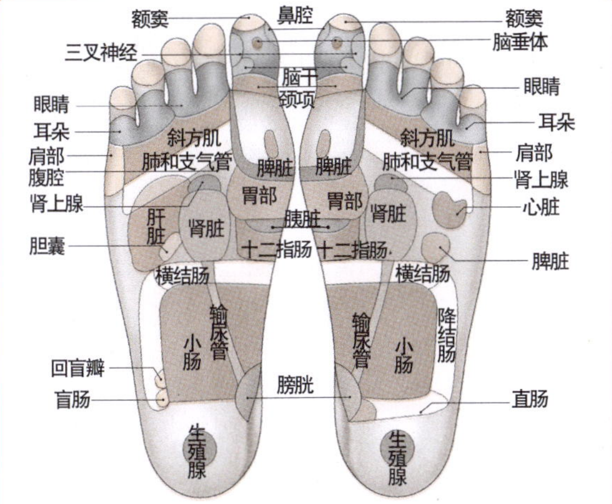

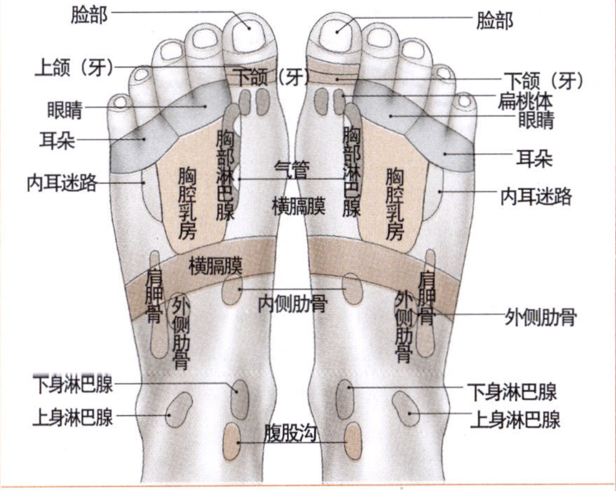

刮拭顺序： 足面从脚踝向脚尖刮拭，足底从脚尖向脚跟刮拭。足面刮到关节部位和血管密集清晰部位需减小力度。

刺激程度： 轻度（足面关节部位）或中度（足底）。

次数： 40次。

健康

刮拭反应

- 没有出现不适感觉
- 无干裂、厚趼
- 足掌皮肤润泽

亚健康

刮拭反应

- 有结节和疼痛 → 病理时间较长
- 刺痛 → 血液淤滞时间较长，症状已较明显
- 有砂砾、结节，没有疼痛 → 陈旧性病变
- 疼痛和砂砾 → 脏腑器官有不适
- 无疼痛，有轻微的砂砾 → 轻微亚健康

亚健康程度

健康分析报告

健康： 足掌皮肤润泽，没有出现干裂、厚趼，刮拭足部各部位没有出现不适感觉，提示健康状况良好。

亚健康： 出现疼痛和砂砾、气泡、结节等阳性反应的脏腑器官为亚健康状态。

背部刮痧测健康

本节名词
❶腧穴 ❷腰骶部 ❸寸

背腧穴是足太阳膀胱经行于背部两侧的腧穴[1]。心肺之气流注于上背部，肝胆、胰腺、脾胃之气流注于中背部，肾、膀胱、大肠、小肠、生殖器官之气流注于腰部、腰骶部[2]。

Words terms
名词解释

❶ 腧穴

也叫“俞穴”或“输穴”。即广泛地指穴的总称，也即穴的别名。

❷ 腰骶部

是从第一腰椎到尾骨以上的区域。平时所说的腰骶部疼痛多指第4、5腰椎和第一骶椎疼痛。腰骶部疼痛多见于腰椎间盘突出症。

❸ 寸

市制长度单位。10寸等于1尺，1寸约合3.33厘米，1米=30寸

背部经络全息分布

心

心腧 → 第5胸椎棘突下，旁开1.5寸
神堂 → 第5胸椎棘突下，旁开3寸

肝

肝腧 → 第9胸椎棘突下，旁开1.5寸
魂门 → 第9胸椎棘突下，旁开3寸

脾

脾腧 → 第11胸椎棘突下，旁开1.5寸
意舍 → 第11胸椎棘突下，旁开3寸

肺

肺腧 → 第3胸椎棘突下，旁开1.5寸
魄户 → 第3胸椎棘突下，旁开3寸

肾

肾腧 → 第2腰椎棘突下，旁开1.5寸
志室 → 第2腰椎棘突下，旁开3寸

胆

胆腧 → 第10胸椎棘突下，旁开1.5寸
阳纲 → 第10胸椎棘突下，旁开3寸

胃

胃腧 → 第12胸椎棘突下，旁开1.5寸
胃仓 → 第12胸椎棘突下，旁开3寸

肠

大肠腧 → 第4腰椎棘突下，旁开1.5寸
小肠腧 → 第1骶椎棘突下，旁开1.5寸

刮拭要点

① 刮痧时，刮拭的范围是以腧穴为中心，上下延长4寸[3]～5寸。
② 背部刮痧可配合拔罐来进行，可以先刮痧，后拔罐（留罐5分钟）。

刮痧测健康

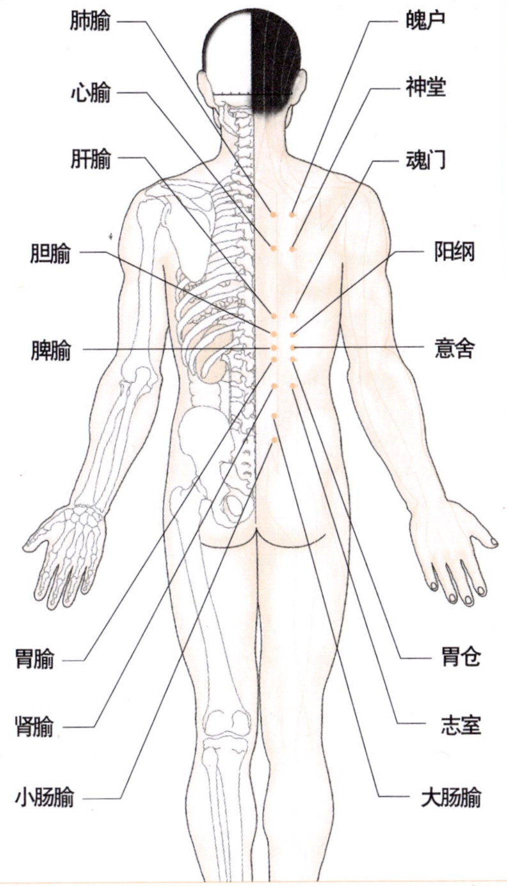

刮拭顺序：由上向下刮拭，用力均匀，中间不要停顿。

刺激程度：轻度或中度（因人而异）。

次数：30～40次。

健康

刮拭反应：

- 无痧斑，或痧斑呈鲜红色且均匀
- 拔罐后罐内无水雾，皮肤呈粉红色
- 没有不适感觉

亚健康

刮拭反应 → 亚健康程度：

- 痧斑为密集的暗红色、紫红色，无疼痛 → 短期的气血淤滞或身体较为疲劳
- 疼痛，但不严重，痧斑没有或轻度 → 轻度气血不足
- 痧象颜色晦暗、多而密集，无光泽 → 肌体正气不足或有陈旧性的疾病
- 腧穴处的痧斑为密集的暗红色、紫红色，有疼痛 → 气血淤滞时间较长
- 痧色深而密集，腧穴有结节，有刺痛 → 气血淤滞时间很长，警惕脏腑病变
- 无痧，腧穴有结节，有刺痛 → 脏腑亚健康或病理改变，应到医院检查

健康分析报告

健康：刮拭背腧穴后，无痧斑，或仅有少量鲜红色、均匀的痧点，没有出现不适感觉，拔罐后罐内无水雾，皮肤为粉红色，为健康状态。

亚健康：刮拭背腧穴后，背部出现密集的暗红色、紫红色痧斑或伴有疼痛的结节，拔罐后罐内有水雾，皮肤出现水疱，均提示该部位的脏腑出现了亚健康状态。

井穴刮痧测健康

本节名词
❶精气 ❷气血

井穴大多分布于手足的末端，由于经脉细小，远离脏腑，对脏腑精气[1]、气血[2]不足反应最为敏感。与五脏六腑相连的十二正经，每条经脉都有一个井穴，合称为“十二井”。

Words terms
名词解释

❶ 精气

即是气，是形成天地万物和人类的精微物质，是最细微的物质存在。

❷ 气血

中医指人体内气和血的统称。中医学认为气与血各有其不同作用而又相互依存来营养脏器组织，维持生命活动。

十二井穴经络全息分布

少商穴：拇指，为手太阴肺经。在拇指桡侧，距指甲角约一分处。

商阳穴：食指，为手阳明大肠经。在食指桡侧，距指甲角旁约一分处。

中冲穴：中指，为手厥阴心包经。在中指指尖正中，指甲前约一分处。

关冲穴：无名指，为手少阳三焦经。在手无名指尺侧(外侧）端，指甲角旁约一分处。

少冲穴：小指内侧，为手少阴心经。在小指桡侧、指甲角旁约一分处。

少泽穴：小指外侧，为手太阳小肠经。在小指尺侧(外侧）距指甲角旁一分处取之。

大敦穴：在足大趾，为足厥阴肝经。在足大趾外侧，趾甲角旁约一分处。

隐白穴：在足大趾，为足太阴脾经。在足大趾内侧端，爪甲角旁约一分处。

厉兑穴：在足二趾，为足阳明胃经。在第二趾外侧，爪甲角旁一分处。

足窍阴穴：在足四趾，为足少阳胆经。在第四脚趾外侧，趾甲角旁约一分处取之。

至阴穴：在足小趾，为足太阳膀胱经。在足小趾端外侧，趾甲角旁约一分处取之。

涌泉穴：在足底，为足少阴肾经。在足心、屈足时呈凹陷处，约足掌前1/3与后2/3 交点处取之。

刮拭要点

① 刮拭手足各井穴时用推刮法。

② 刮拭足底涌泉穴时用单角刮法。

刮痧测健康

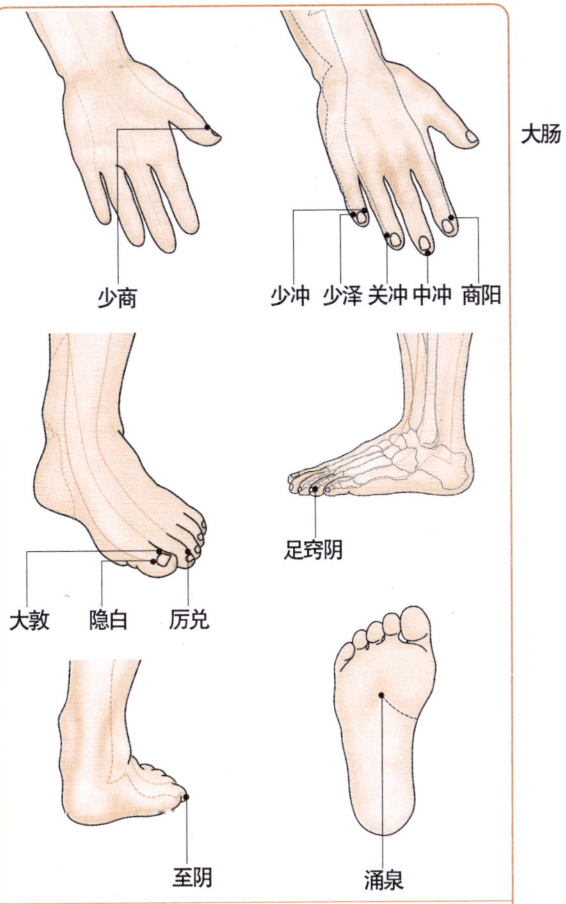

刮拭顺序：根据刮拭要点提示刮拭，也可用平面按揉法。

刺激程度：轻度或中度（因人而异）。

次数：30～40次。

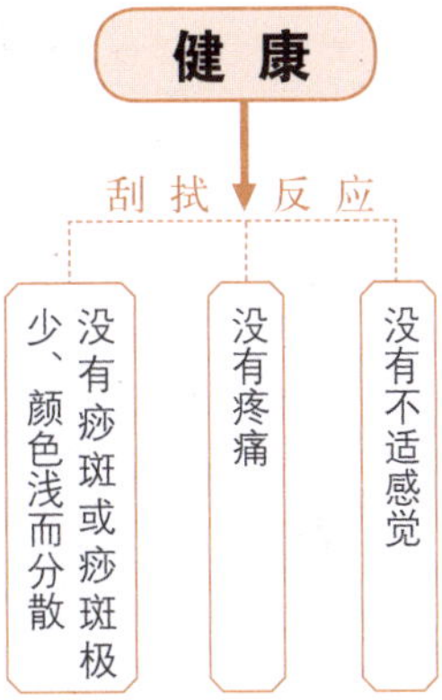

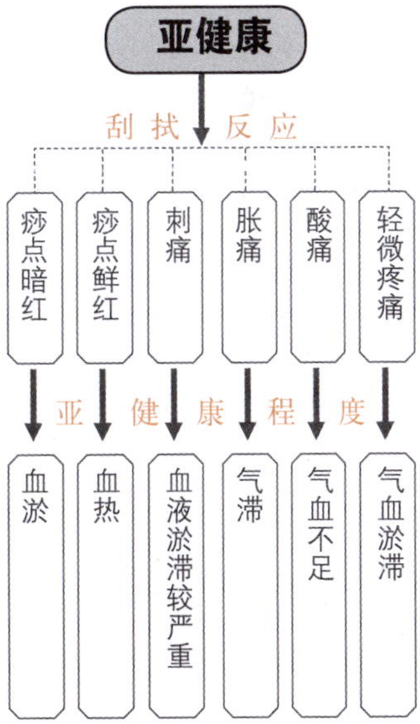

健康分析报告

健康：刮痧后没有痧斑，或痧斑极少而且浅色、分散，没有出现不适感觉，为健康状态。

亚健康：有疼痛感觉，或出现少量痧点，均提示相连经脉气血失调。

体质类型判断法

本节名词

❶正气 ❷有的放矢
❸特禀体质

身体状况与体质有着密切关系。疾病发生与否，主要取决于正气[1]的盛衰，而正气的强弱和个体体质状况密切相关，体质就其生理基础及表现特征和功能活动而言，是正气盛衰及偏颇与否的反映。

Words terms
名词解释

❶ **正气**

同真气。生命机能的总称，但通常与病邪相对来说，指人体的抗病能力。

❷ **有的放矢**

的：箭靶子；矢：箭。放箭要对准靶子。在这里指保健强身要有针对性。

❸ **特禀体质**

又称特禀型生理缺陷、过敏。特：就是特殊禀赋。是指由于遗传因素和先天因素所造成的特殊状态的体质。主要包括过敏体质、遗传病体质、胎传体质等。

体质特点源自先天遗传，但是后天饮食调养、生活环境与社会环境等多种因素都会影响到体质的形成和变化，因为体质是先、后天因素长期共同作用的结果，既是相对稳定的，又是动态可变的，这就使体质的调节成为可能。在生理情况下，针对各种体质及早采取相应措施，纠正或改善某些体质的偏颇，以减少体质对疾病的易感性，可以预防疾病或延缓发病。各种体质的刮痧也是如此，想保持健康，首先要从了解自身体质特点开始，只有明白自己属于哪种体质，保健强身才能有的放矢[2]、事半功倍。

中医一般把人分为9 种体质，即平和体质、气虚体质、阳虚体质、阴虚体质、血虚体质、气郁体质、血淤体质、痰湿体质、特禀体质[3]。需要注意的是，很少有人是单纯属于一种体质，大多是两种或多种体质的混合体。平和体质就是先天禀赋良好，后天调养适当，体态适中，面色红润，精力充沛，身体强健壮实的一种体质状态。本章主要分析的是另外7 种偏颇体质，即气虚体质、阳虚体质、阴虚体质、血虚体质、气郁体质、血淤体质、痰湿体质。

气虚：由于一身之气不足，体质状态以气息低弱、脏腑功能状态低下为主要特征。

阳虚：由于阳气不足，失于温煦，体质状态以形寒肢冷等虚寒现象为主要特征。

阴虚：体内津液精血等阴液亏少，体质状态以干燥少津、阴虚内热等表现为主要特征。

血虚：人体血液不足、营养功能减退的一种体质类型。血虚体质的人体会出现血质浓和血量不足的状态。

气郁：长期情志不畅、气机郁滞，形成性格内向不稳定、敏感多疑的体质形态，多是机体运转不协调的状态。

血淤：体内有血液运行不畅或淤血内阻，体质状态以血淤现象为主要特征。

痰湿：水液内停而痰湿凝聚，体质状态以黏滞重浊为主要特征。

常见体质的诊断与调养表

体质	形体	性格	表现	易患疾病	养生要点
气虚	肌肉松软	内向，胆小，不爱冒险	身体稍胖且浮肿、气短懒言、咳喘无力、心悸怔忡、精神疲惫	溏便、痢疾、尿频、性欲高潮功能障碍、不孕症、阳痿等	注意保暖，不要劳累
阳虚	形体白胖，肌肉松软	沉静内向	耐夏不耐冬；毛发易落，易出汗；畏寒喜暖，手足不温，喜热饮食；精神不振，倦怠无力	水肿、哮喘、心律失常、性功能低下等	注意保暖，多晒太阳，加强锻炼
阴虚	体形瘦长	性情急躁好动，活泼外向	手足心热，平素易口燥咽干，鼻微干，口渴喜冷饮；唇红微干，皮肤偏干，易生皱纹；耐冬不耐夏	三叉神经痛、慢性咽炎、习惯性便秘、肺结核等	夏季注意避暑；宜清淡，远肥腻厚味、燥烈之品；适当节制性生活
血虚	形体瘦弱，肌肉不壮	内向胆小，不善交际	脱发或毛发易断；面色苍白缺乏光泽，唇色、指甲颜色淡白；手足发麻，心悸失眠、心慌心跳；头晕目眩、眼睛干涩；便秘	血小板减少性紫癜、贫血、习惯性便秘、不孕、功能性子宫出血等	常吃菠菜、花生、莲藕、黑木耳、鸡肉、猪肉、羊肉、海参等
气郁	消瘦或偏胖	性格内向不稳定，长期情致不畅，忧郁脆弱，敏感多疑	性情急躁易怒，易于激动，忧郁寡欢，胸闷不舒；嗳气呃逆，或咽间有异物感，痰多；乳房胀痛；睡眠较差；食欲减退；惊悸；健忘；大便干	抑郁症、失眠、乳房胀痛、易患失眠、抑郁症、焦虑症、抑郁性神经症等	多参加娱乐活动，培养乐观开朗的情绪
血淤	瘦人居多	性格内郁、易烦、急躁、健忘	皮肤偏暗或色素沉着，容易出现淤斑；发易脱落，肌肤干；在头、胸、胁、小腹或四肢等处有刺痛感	冠心病、中风、脑血管疾病、血管神经性头痛、下肢静脉曲张、黄褐斑、闭经等	培养积极乐观的情绪；常吃桃仁、油菜、蘑菇、黑大豆、花生粥等
痰湿	形态肥胖和腹部肥满松软	性格温和，稳重谦逊，和蔼，善于忍耐	面部皮肤油脂较多，多汗且黏；胸闷；痰多；面色淡黄而暗，眼胞微浮，容易困倦；便正常或不实，大小便不多或微混	高血压、糖尿病、肥胖症、高血脂症，痛风、冠心病、代谢综合征、脑血管疾病等	不宜长久居住在潮湿的环境里；应长期坚持散步、慢跑、球类、游泳、武术等活动锻炼

气虚体质刮痧法

本节名词
❶津液 ❷心悸怔忡 ❸溏泄

“气”、“血”、“津液[1]”支撑健康，而其中起主导作用的是“气”。气虚的症状便是“气”不足。常会感到疲劳、倦怠、发冷等，造成免疫力低下，易患感冒且长时间不愈。

Words terms
名词解释

❶ 津液

是机体一切正常水液的总称，包括各脏腑的内在液体及其正常的分泌物，如胃液、肠液、唾液、关节液等，习惯上也包括代谢产物中的尿、汗、泪等。

❷ 心悸怔忡

以心跳剧烈，不能自安，而又持续不断为主要表现的心悸。这种心悸以阵发性，或持续发作为特点，病人自觉心中剧烈跳动，甚至不能自主的一种急性病症。

❸ 溏泄

泛指水泻或大便溏稀。

成因

先天不足，后天失养。如孕妇体弱或早产都可能导致出生后的婴儿形成气虚体质，还有人工喂养不当，或者偏食、厌食，或者病后气亏、年老气弱等都会造成气虚体质。

形体特征

肌肉松软。

性格特征

内向，情绪不稳定，胆小不爱冒险。

常见表现

1.无力声细、气喘、多汗、易疲劳、脸色青白、怕冷。

2.身体稍胖且浮肿、气短懒言、咳喘无力、心悸怔忡[2]、精神疲惫。

3.食少腹胀、大便溏泄[3]；或脱肛、子宫脱垂。

4.腰膝酸软、小便频多，男子滑精早泄、女子白带清稀。

易患疾病

溏便、痢疾、尿频、性欲高潮功能障碍、不孕症、阳痿。

养生要点

1.注意保暖，不要劳累。

2.脾、胃、肺、肾皆当温补。

3.可常食粳米、糯米、小米、黄米、大麦、山药、籼米、莜麦、马铃薯、大枣、胡萝卜、香菇、豆腐、鸡肉、鹅肉、兔肉、鹌鹑、牛肉、狗肉、青鱼、鲢鱼。

刮拭要点

背部：肺腧、脾腧、胃腧、肾腧、志室

胸腹部：膻中、中庭

上肢部：列缺、太渊、内关

刮痧治疗

刮痧取穴

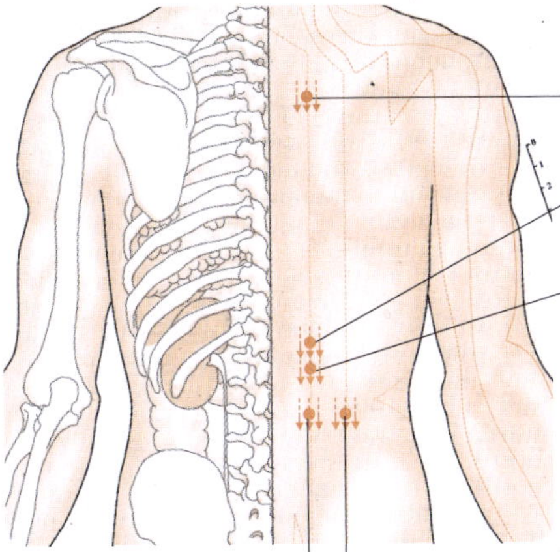

肺腧
背部，第3胸椎棘突下，旁开1寸。

脾腧
当第11胸椎棘突下，旁开1.5寸。

胃腧
第12胸椎棘突下，旁开1.5寸。

肾腧
当第2腰椎棘突下，旁开1.5寸。

志室
当第2腰椎棘突下，旁开3寸。

刮法	刺激程度	次数
面刮、平面按揉	轻度	30

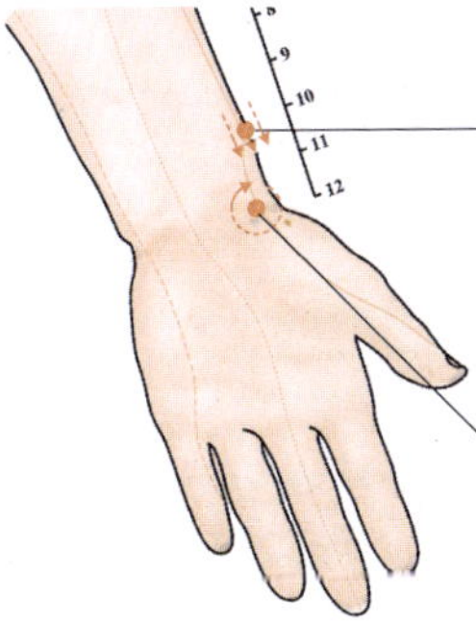

列缺
桡骨茎突上方，腕横纹上1.5寸，当肱桡肌与拇长展肌腱之间。

太渊
仰掌、腕横纹之桡侧凹陷处。

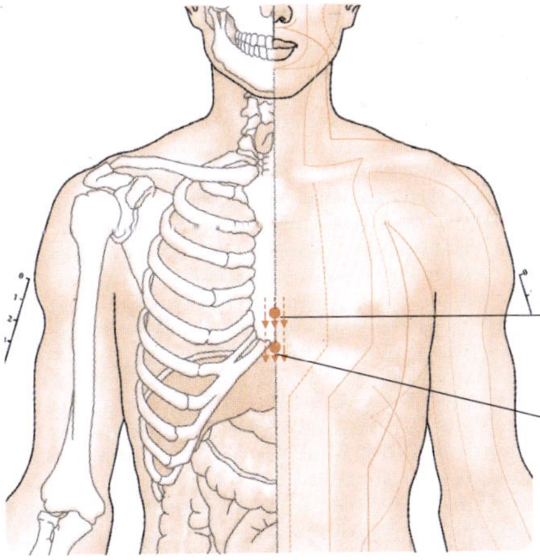

膻中
在体前正中线，两乳头连线之中点。

中庭
在体前正中线上，平第5肋间，即胸剑结合部。

辅助食疗

金沙玉米粥

玉米粒80克，糯米40克(玉米粒和糯米各用清水浸泡2小时)，红糖40克。锅中加水适量，放入糯米、玉米粒，用大火煮沸后，再用小火煮至软熟，加入红糖再煮5分钟即可。

茯苓粥

粳米100克，茯苓末30克，将两种材料熬煮成粥，即可食用。

阳虚体质刮痧法

本节名词
❶温煦 ❷窦性心律

阳虚体质是阳气不足，不能温煦[1]人体，以肢体寒冷等虚寒现象为特征的体质形态。阳虚体质的人多脏腑机能活动低下，新陈代谢缓慢。

Words terms
名词解释

❶ 温煦
在这里指温暖、和煦身体。

❷ 窦性心律
人体右心房上有一个特殊的小结节，由特殊的细胞构成，叫做窦房结。它可以自动地、有节律地产生电流，电流按传导组织的顺序传送到心脏的各个部位，从而引起心肌细胞的收缩和舒张。所以，窦性心律就是心脏正常的跳动。

成因

先天不足，后天失养。体弱的孕妇所生产的胎儿长大后如果没有调养好，也容易形成阳虚体质，或者年长受孕、早产，另外，年老也容易阳气衰竭而成阳虚体质。

形体特征

形体白胖，肌肉松软。

性格特征

沉静内向。

常见表现

1.畏寒喜暖，手足不温，喜热饮食，精神不振，倦怠无力。

2.面色发白，目光黯淡，嘴唇颜色发淡，睡眠偏多，舌淡胖，舌边有齿痕。

3.毛发易落，易出汗。

4.大便溏薄，小便清长，耐夏不耐冬。

易患疾病

感冒、慢性胃肠道疾病、水肿、哮喘、心律失常、甲状腺功能减退、性功能低下、窦性心律[2]过缓、风湿性关节炎。

养生要点

1.注意保暖，多晒太阳。

2.年老及体弱之人，夏季不要在外露宿，不要让电扇直吹，亦不要在树荫下停留过久。

3.多食有壮阳作用的食品，如羊肉、狗肉、鹿肉、鸡肉等。

刮拭要点

背部：大椎、至阳、心腧、肾腧、命门
胸部：膻中
下肢：大钟、公孙、太白

刮痧治疗

刮痧取穴

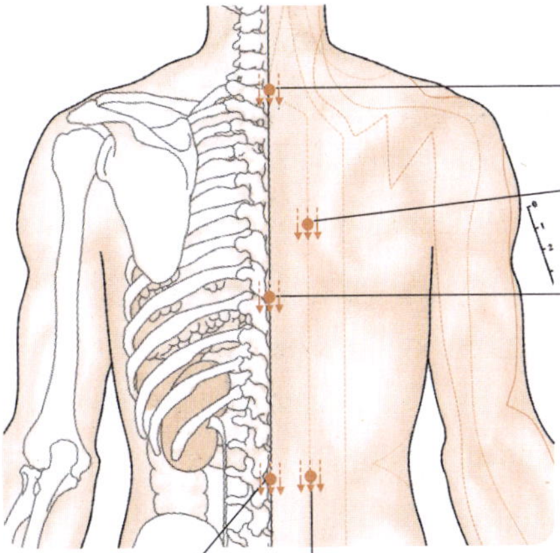

大椎
第 7 颈椎棘突下凹陷中。

心腧
背部，当第 6 胸椎棘突下，旁开 1.5 寸。

至阳
背部，当后正中线上，第 8 胸椎棘突下凹陷中。

刮法	刺激程度	次数
面刮、按揉	轻度	50

命门
在第 2 腰椎棘突下，肚脐正后方处。

肾腧
腰部，当第 2 腰椎棘突下，旁开 1.5 寸。

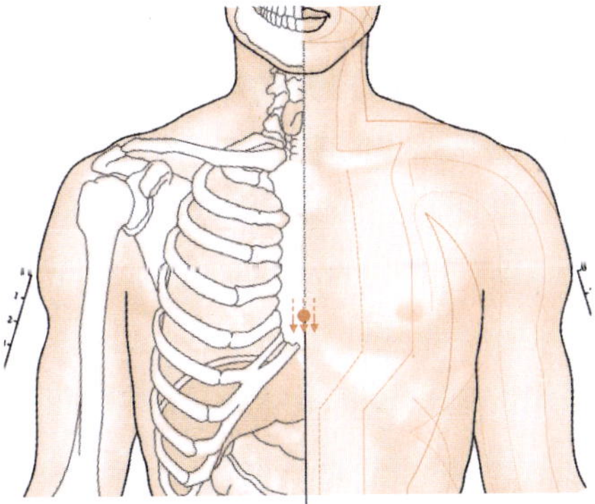

膻中
在体前正中线，两乳头连线之中点。

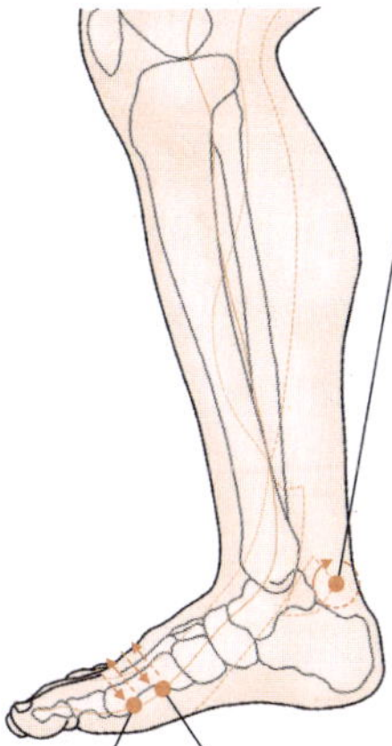

大钟
足内侧，内踝下方，当跟腱附着部的内侧前方凹陷处。

太白
足内侧缘，当足大趾本节第 1 跖趾关节后下方，赤白肉际凹陷处。

公孙
足内侧第 1 跖骨基底部前下缘，第 1 趾关节后 1 寸处。

辅助食疗

杏仁当归炖猪肺

杏仁 15 克，当归 15 克，猪肺 250 克。将猪肺洗净切片，在沸水中汆后捞起，与杏仁、当归同放入砂锅内，加清水适量煮汤，煮熟后调味即可。每日 1 次，吃猪肺饮汤。可连续食用数日。

阴虚体质刮痧法

本节名词
❶系统性红斑狼疮

由于体内津液精血等阴液亏少，以干燥少津、阴虚内热为主要特征的体质状态。表现为机体水液不足，机体降温功能不足。

Words & terms
名词解释

❶ **系统性红斑狼疮**

侵犯皮肤和多种脏器的一种全身性自身免疫病。某些不明病因诱导机体产生多种自身抗体（如抗核抗体等），导致。1、自身抗体与相应自身抗原结合为循环免疫复合物，通过III型超敏反应而损伤自身组织和器官。2、抗血细胞自身抗体与血细胞表面抗原结合，通过II型超敏反应而损伤血细胞。

成因

先天不足，如孕育时父母体弱，或年长受孕、早产等原因，此外还有纵欲过度、积劳阴亏、后天失养等原因。

形体特征

体形瘦长。

性格特征

性情急躁好动，活泼外向。

常见表现

1.手足心热，平素易口燥咽干，鼻微干，口渴喜冷饮。
2.大便干燥，面色潮红，有烘热感，小便短涩。
3.睡眠差，目干涩，视物花，眩晕耳鸣。
4.唇红微干，皮肤偏干，易生皱纹。
5.耐冬不耐夏。

易患疾病

复发性口疮、三叉神经痛、慢性咽炎、习惯性便秘、肺结核、干燥综合征、支气管扩张、甲状腺功能亢进、系统性红斑狼疮❶。

养生要点

1.在炎热的夏季应注意避暑。
2.应保阴潜阳，宜清淡，远肥腻厚味、燥烈之品。
3.应适当节制性生活。

刮拭要点

背部：厥阴腧、心腧、肾腧
上肢部：列缺、太渊、内关
下肢部：三阴交

刮痧治疗

刮痧取穴

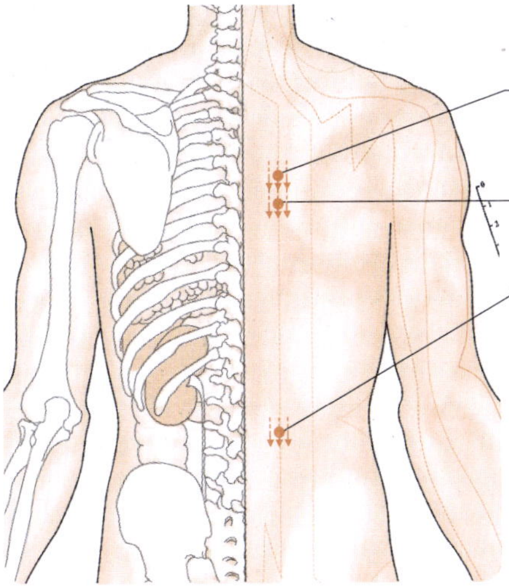

厥阴俞
背部，第 4 胸椎棘突上方，旁开 1.5 寸。

心俞
背部，当第 5 胸椎棘突下，旁开 1.5 寸。

肾俞
腰部，当第 2 腰椎棘突下，旁开 1.5 寸。

刮法	刺激程度	次数
平刮、平面按揉	中度	30

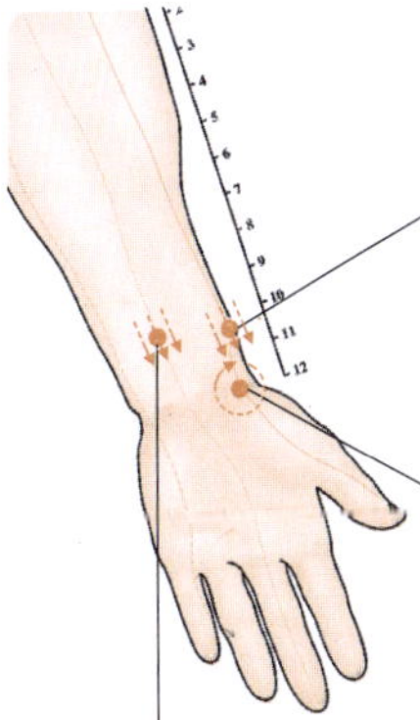

列缺
桡骨茎突上方，腕横纹上 1.5 寸，当肱桡肌与拇长展肌腱之间。

太渊
在腕掌侧横纹桡侧，桡动脉搏动处。

内关
前臂正中，腕横纹上 2 寸，在桡侧屈腕肌腱同掌长肌腱之间。

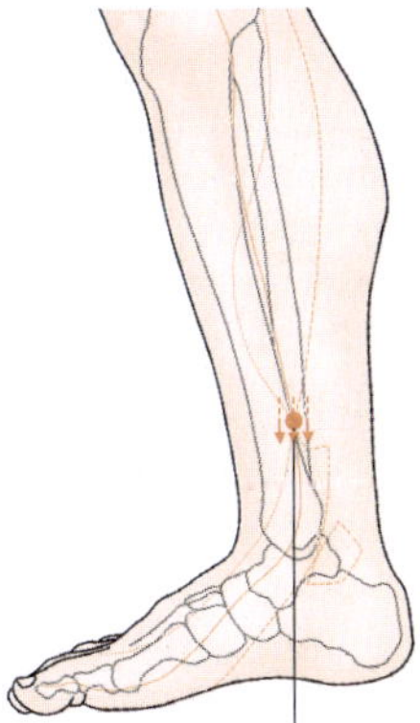

三阴交
小腿内侧，足内踝尖上 3 寸，胫骨内侧缘后方。

辅助食疗

山药炖兔肉

新鲜山药 150 克，兔肉 120 克，葱、姜各 10 克，五香粉、味精、精盐各 3 克，料酒 15 克，花生油 40 克。将山药去皮、洗净、切小块，姜切片，葱切段，兔肉切小块。油烧至六成热时放入兔肉块，用武火烧至兔肉变色。再放山药块、姜、葱同炒，加入清汤、五香粉、料酒，用文火烧煮，肉熟山药变软后，加入精盐、味精调味。

血虚体质刮痧法

本节名词
❶紫癜

血虚体质是指人体血液不足、营养功能减退的一种体质类型。血虚体质的人体会出现血质浓和量不足状态。

Words terms
名词解释

❶ 紫癜

皮肤和黏膜出血后颜色改变的总称。临床表现为不高出皮面的出血点、淤斑，仅于过敏性紫癜时可稍隆起，开始为紫红色，压不退色。

成因

先天不足或后天失养，比如不当减肥、不吃早餐、熬夜等不规律生活都容易导致血虚体质。

形体特征

形体瘦弱，肌肉不壮。

性格特征

内向胆小，不善交际。

常见表现

1. 手足发麻，心悸失眠、心慌心跳、眼睛干涩、便秘。
2. 面色苍白缺乏光泽，唇色、指甲颜色淡白。
3. 头晕目眩、脱发或毛发易断，失眠、健忘、注意力不集中。
4. 女性月经颜色淡且量少。
5. 不耐冬也不耐夏。

易患疾病

血小板减少性紫癜[1]、贫血、习惯性便秘、不孕、功能性子宫出血。

养生要点

1. 适合血虚体质人的运动有太极拳、保健气功等。
2. 常吃菠菜、花生、莲藕、黑木耳、鸡肉、猪肉、羊肉、海参等补血养血的食物；水果可选用桑葚、葡萄、红枣、桂圆等。
3. 久视伤血，所以学生、计算机一族和电视一族要注意眼睛的休息和保养，防止因为过度用眼而耗伤身体的气血。

刮拭要点

背部：大椎、命门、志室

胸腹部：膻中

下肢部：大钟、公孙

刮痧治疗

刮痧取穴

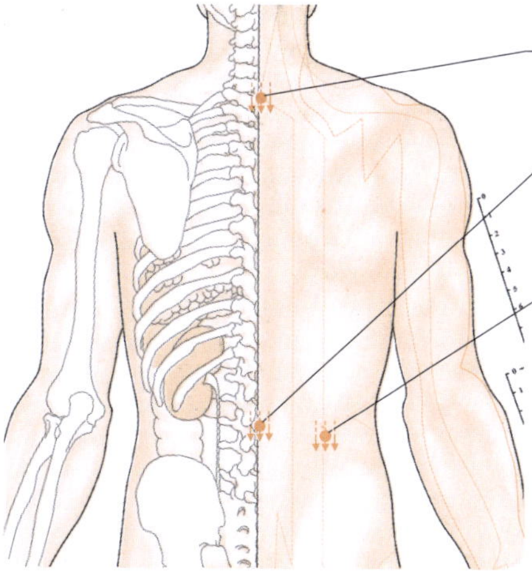

大椎
第 7 颈椎棘突下凹陷中。

命门
在第 2 腰椎棘突下，肚脐正后方处。

志室
第 2 腰椎棘突下旁开 3 寸。

刮法	刺激程度	次数
角刮、按揉	轻度	60

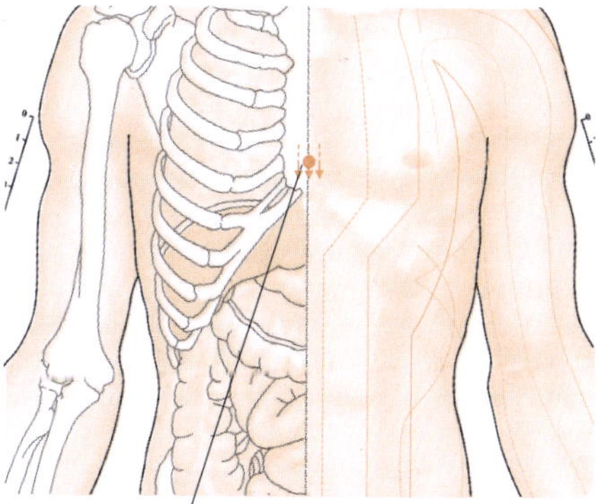

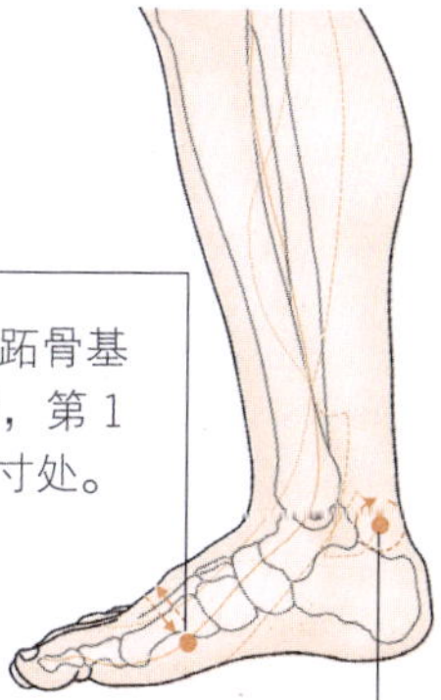

公孙
足内侧第 1 跖骨基底部前下缘，第 1 趾关节后 1 寸处。

膻中
在体前正中线，两乳头连线之中点。

大钟
足内侧，内踝下方，当跟腱附着部的内侧前方凹陷处。

辅助食疗

炒墨鱼食疗保健

鲜墨鱼 250 克，将墨鱼去骨洗净切片，先把生姜丝略炒一下，放入墨鱼片同炒，加适量食盐调味即可食用。

熟地补血汤

熟地黄 15 克，当归 12 克，白芍药 10 克，鸡血藤 15 克。将药材洗净，放入清水，浸渍 2 小时，煎煮 40 分钟后，取汁温服。往药渣内继续加清水，煎煮 30 分钟后，再取汁服用。每日 1 剂，早晚各服 1 次。

气郁体质刮痧法

本节名词
❶情志不畅 ❷脉弦

由于长期情志不畅[1]、气机郁滞而形成的以性格内向不稳定、敏感多疑为主要表现的体质形态，多是机体运转不协调的状态。

Words terms
名词解释

❶ 情志不畅

情志就是情绪、心情。不畅则是不能随意或尽情发泄。情志不畅在中医里多指情绪很差，又很压抑不能尽情发泄，最后造成了肝气郁结之症。

❷ 脉弦

是指脉按之有如琴弦，两端直长的脉为弦。表示痛症、肝病、疟疾等。

成因

先天遗传，或受后天的精神刺激，情志不畅，长期忧虑郁闷所致。

形体特征

消瘦或偏胖。

性格特征

性格内向不稳定，长期情志不畅，忧郁脆弱，敏感多疑。

常见表现

1.面色苍暗或萎黄，舌淡红，苔白，脉弦[2]。

2.性情急躁易怒，易激动，忧郁寡欢，胸闷不舒。

3.胸肋胀满，或走窜疼痛，嗳气呃逆，或咽间有异物感。

4.乳房胀痛，睡眠较差，食欲减退，惊悸，健忘，痰多，大便干。

易患疾病

抑郁症、失眠、乳房胀痛、焦虑症、抑郁性神经症、胃肠神经官能症、癔症、精神分裂症等病的倾向。

养生要点

1.应主动寻求快乐，培养开朗、豁达的性格，多看喜剧、滑稽剧、听相声以及富有鼓励、激励意义的电影、电视剧，少看悲剧、苦剧。多听轻快、开朗、刺激的音乐。

2.为活动血脉可少量饮酒，多食一些佛手、橙子、柑皮、荞麦、韭菜、茴香菜、大蒜、火腿、高粱皮、刀豆、枸橼等能行气的食物。

刮拭要点

背部：肝腧、胆腧

胸腹部：膻中、期门、章门

下肢部：阳陵泉、外丘

刮痧治疗

刮痧取穴

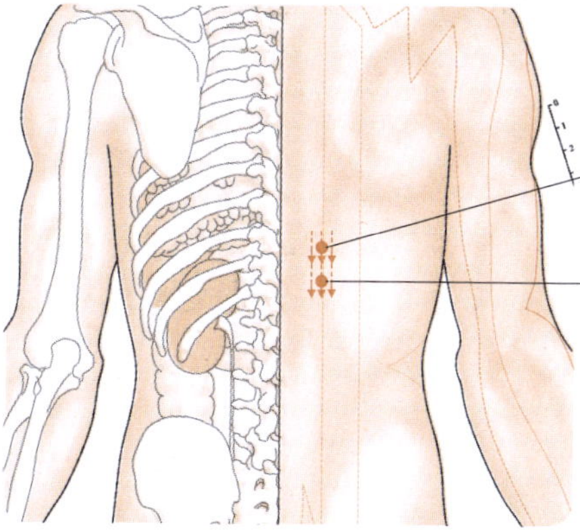

肝俞
背部，第 9 胸椎棘突下，旁开 1.5 寸。

胆俞
背部，第 10 胸椎棘突下，旁开 1.5 寸。

刮法	刺激程度	次数
面刮、平面按揉	中度	40

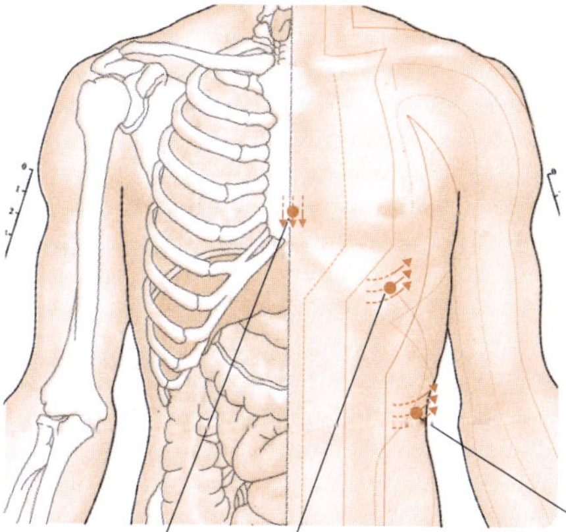

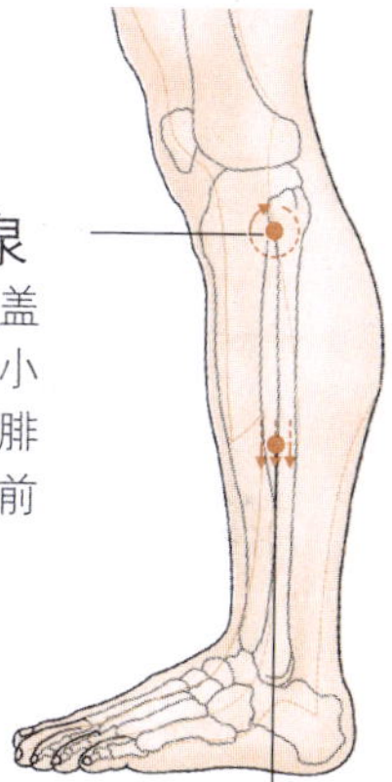

阳陵泉
人体的膝盖斜下方，小腿外侧之腓骨小头稍前凹陷中。

膻中
胸部，当前正中线上，平第 4 肋间，两乳头连线的中点。

期门
胸部，当乳头直下，第 6 肋间隙，前正中线旁开 4 寸。

章门
侧腹部，当第 11 肋游离端的下方。

外丘
小腿外侧，当外踝尖上 7 寸。

辅助食疗

菊花鸡肝汤

银耳 15 克，清水浸泡后撕成小片；菊花 10 克，茉莉花 24 朵，均洗净；鸡肝 100 克洗净切薄片；水烧沸后，先放料酒、姜汁、食盐，随即放入银耳及鸡肝，再烧沸，去掉浮沫，等鸡肝熟后，调味。最后放入菊花、茉莉花，稍沸即可食用。

山药冬瓜汤

山药 50 克，冬瓜 150 克。放入锅中用慢火煲 30 分钟，调味后即可食用。

血淤体质刮痧法

本节名词
❶崩漏 ❷八段锦

体内血液运行不畅或淤血内阻，并表现出一系列血流不畅的外在症象的体质状态。

Words & Terms
名词解释

❶ 崩漏

以妇女不在行经期间，阴道突然大量下血，或淋漓下血不断为主要表现的月经病。

❷ 八段锦

中国古代流传下来的一种气功动功功法。八段锦由八节组成，体势动作古朴高雅，故名。八段锦形成于12世纪，后在历代流传中形成许多练法和风格各具特色的流派。

成因

先天禀赋或后天损伤所致，长期忧郁气滞也容易形成该体质。

形体特征

瘦人居多。

性格特征

性格内郁、易烦、急躁、健忘。

常见表现

1.皮肤偏暗或色素沉着，容易出现淤斑。

2.易患疼痛，发易脱落，肌肤干。

3.口唇暗淡或紫，眼眶暗黑，鼻部暗滞。

4.女性多见痛经、闭经，或经血中多凝血块，或经色紫黑有块，崩漏❶。

5.头、胸、肋、小腹或四肢等处有刺痛感。

6.不耐受风邪、寒邪。

易患疾病

冠心病、中风、脑血管疾病、血管神经性头痛、下肢静脉曲张、黄褐斑、闭经。

养生要点

1.可多做舞蹈、太极拳、八段锦❷、保健按摩等有益于心脏血脉的活动。

2.常吃有活血祛淤作用的食物，如核桃仁、油菜、慈姑、黑大豆等，酒可少量常饮，醋可多吃，适合喝山楂粥、花生粥等。

3.培养积极乐观的情绪。

刮拭要点

背部：天宗、心腧、膈腧、肝腧、胆腧

胸腹部：中庭

下肢部：血海

刮痧治疗

刮痧取穴

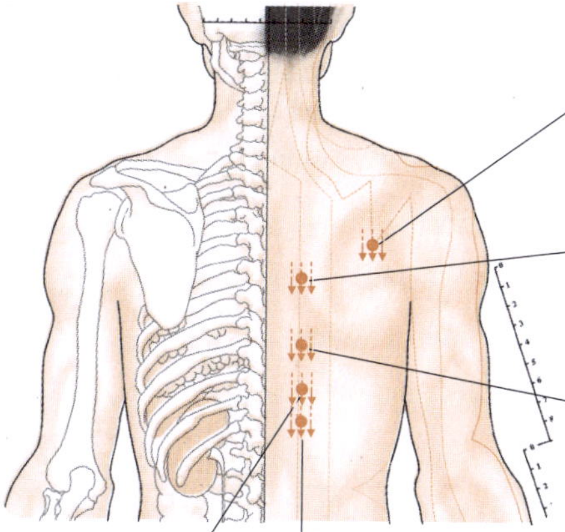

天宗
肩胛部，当冈下窝中央凹陷处，与第4胸椎相平。

心腧
背部，当第5胸椎棘突下，旁开1.5寸。

膈腧
背部，当第7胸椎棘突下，旁开1.5寸。

肝腧
背部，第9胸椎棘突下，旁开1.5寸。

胆腧
背部，第10胸椎棘突下，旁开1.5寸。

刮法	刺激程度	次数
平刮、平面按揉	轻度	30

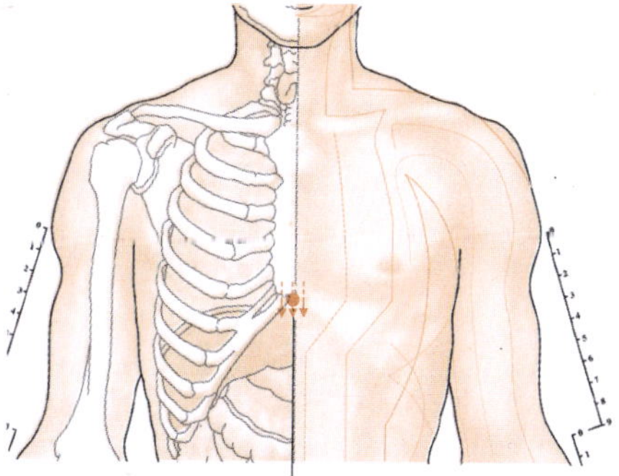

中庭
胸部，当前正中线上，平第5肋间，即胸剑结合部。

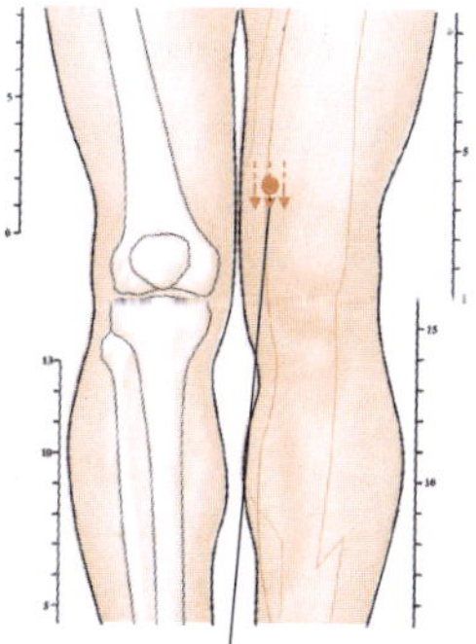

血海
大腿内侧，髌底内侧端上2寸，股四头肌内侧头的隆起处。

辅助食疗

山楂红糖汤

山楂10枚，先把山楂冲洗干净后去核打碎，放入锅中，用清水煮大概20分钟，用红糖调味食用。

黑豆川芎粥

川芎10克，黑豆25克，粳米50克。把川芎用纱布包裹，和黑豆、粳米一起水煎煮熟，加适量红糖调味即可食用。

痰湿体质刮痧法

本节名词

❶湿症

由于水液内停致使痰湿凝聚而出现的以黏滞重浊为主要特征的体质状态。表现为体内代谢废物堆积，不能及时排出体外。

Words & terms

名词解释

❶ **湿症**

一种常见的过敏性炎症性皮肤病。以皮疹多样性，对称分布、剧烈瘙痒、反复发作、易演变为慢性。可发生于任何年龄，任何部位，任何季节，但常在冬季复发或加剧。

成因

先天遗传，或后天过食肥甘油腻。

形体特征

形态肥胖，腹部肥满松软。

性格特征

性格温和，稳重谦逊，和蔼，善于忍耐。

常见表现

1.面部皮肤油脂较多，多汗且黏，胸闷，痰多。

2.舌体胖大，舌苔白腻或甜。

3.面色淡黄而暗，眼胞微浮，容易困倦。

4.身重不爽，喜食肥甘甜黏。

5.大便正常或不实，小便不多或微混。

6.对梅雨季节及潮湿环境适应能力差，易患湿症❶。

易患疾病

高血压病、糖尿病、肥胖症、高脂血症、痛风、冠心病、代谢综合征、脑血管疾病。

养生要点

1.不宜长久居住在潮湿的环境里。

2.少食肥甘厚味，酒类也不宜多饮，吃饭勿过饱。

3.应长期坚持散步、慢跑、球类、游泳、武术等活动锻炼。

刮拭要点

背部：肺腧、脾腧、三焦腧

胸腹部：中府、上脘、石门、关元

下肢部：公孙

刮痧治疗

刮痧取穴

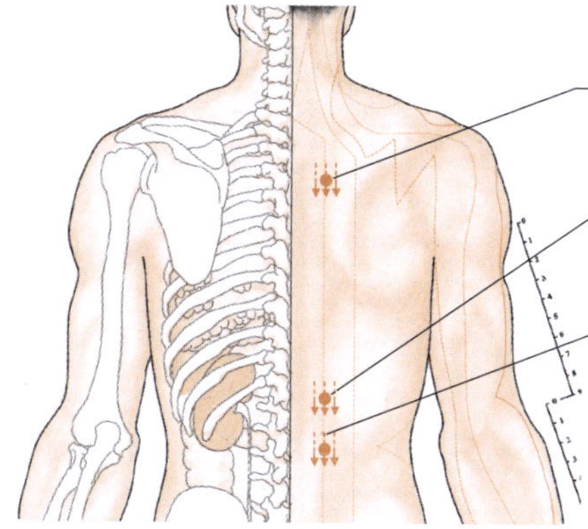

肺腧
背部，第 3 胸椎棘突下旁开 1.5 寸。

脾腧
背部，当第 11 胸椎棘突下，旁开 1.5 寸。

三焦腧
背部，第 1 腰椎棘突下，旁开 1.5 寸。

刮法	刺激程度	次数
面刮、垂直按揉	中度	60

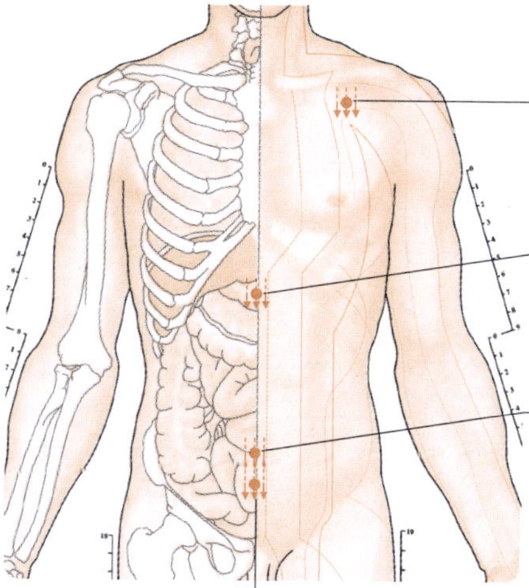

中府
胸前壁的外上方，云门穴下 1 寸，前正中线旁开 6 寸，平第 1 肋间隙处。

上脘
上腹部，前正中线上，当脐中上 5 寸。

石门
下腹部，前正中线上，当脐中下 2 寸。

关元
脐下 3 寸，前正中线上。

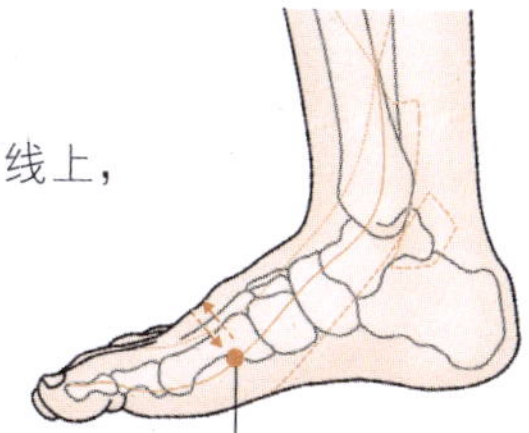

公孙
足内侧第 1 跖骨基底部前下缘，第 1 趾关节后 1 寸处。

辅助食疗

荷叶橘皮饮

鲜荷叶 20 克，橘皮 15 克，蒲黄粉 10 克。将所有材料洗净后同入砂锅，加适量水，大火煮沸后用小火煮 15 分钟，调入蒲黄粉拌均匀，然后小火煮至沸即可食用。上下午分服。

陈皮茯苓粉

陈皮 300 克，茯苓 450 克，薏苡仁 300 克，共研磨成细粉。用温开水送服，每日 2 次，每次 15 克。

第5章

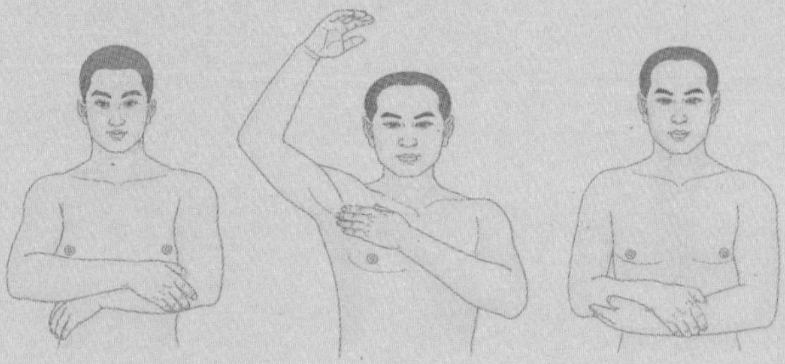

拔罐健体法，活力四射更年轻

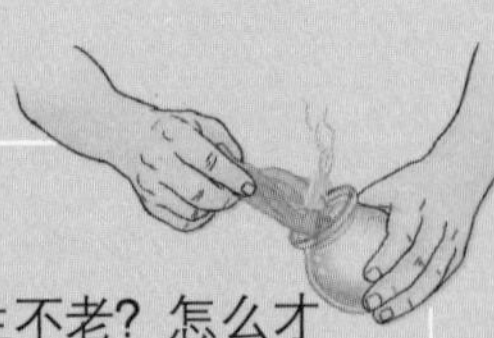

养生保健一直是个长盛不衰的话题，那么怎么才能长生不老？怎么才能青春永葆？怎么才能健康快乐呢？本章就如何用拔罐疗法强身健体进行全面系统的介绍，其中共包含10种方法：增加活力、祛除邪气、疏通经络、培补元气、调补精血、健脾开胃、滋肝明目、养心安神、强筋壮骨、润肤泽容。不管你是上班族、退休族，还是上学族，总有一种或几种拔罐法适合你。

本章看点

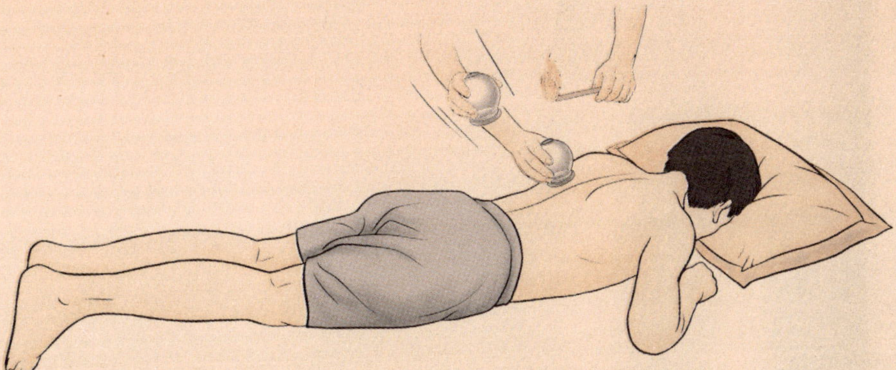

增加活力拔罐法

本节名词
❶犊鼻穴 ❷胫骨

活力指旺盛的生命力。包括个体感到拥有的体力、情绪能量和认知灵活性三方面内容。用拔罐疗法拔相应穴位能使人身体健康强壮，精力充沛，饮食、睡眠良好等。同时还能稳定情绪，进而在工作中提高效率。

拔罐操作方法

方 法	取 穴	操作方法
火罐法	关元、大椎、足三里	每日睡前在各穴位上留罐 10 分钟～ 15 分钟

精确取穴

关元
在人体的下腹部，前正中线上，从肚脐往下 3 / 5 处

大椎
在人体颈部后正中线上，第 7 颈椎棘突下凹陷中

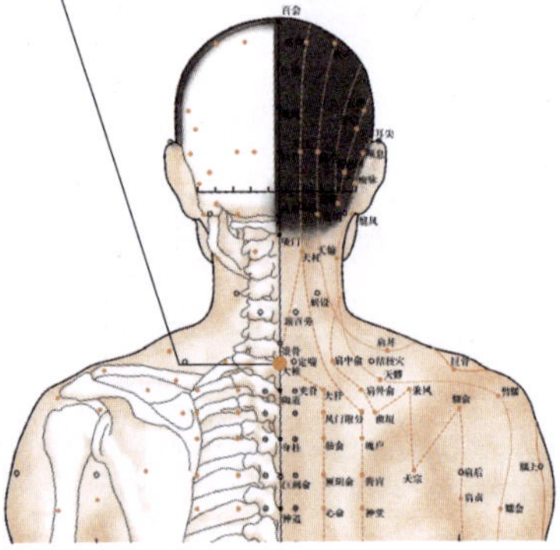

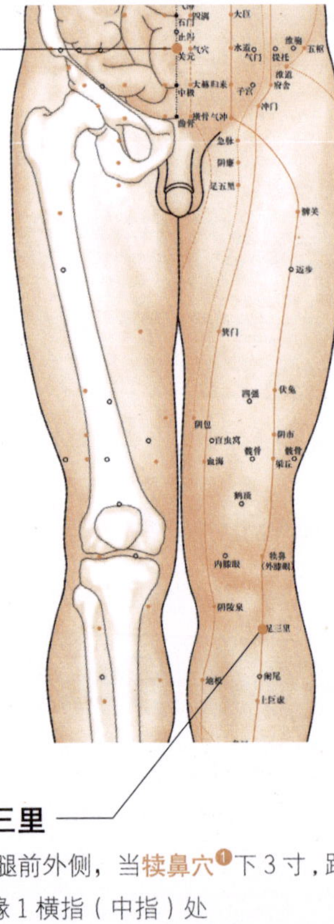

足三里
位于小腿前外侧，当犊鼻穴[1]下 3 寸，距胫骨[2]前缘 1 横指（中指）处

Words & terms
名词解释

❶ 犊鼻穴

属足阳明胃经穴位，出自《灵枢·本输》："刺犊碧者，屈不能伸。"又名外膝眼穴。该穴具有通经活络，疏风散寒，理气消肿止痛的作用。取穴方法：屈膝，在膝部，髌骨与髌韧带外侧凹陷中。

❷ 胫骨

小腿双骨之一，位于小腿的内侧，对支持体重起重要作用。可分为一体和两端。胫骨上端膨大，形成内侧髁和外侧髁，与股骨下端的内、外侧髁以及髌骨共同构成膝关节。

祛除邪气拔罐法

本节名词
❶耳廓

祛邪就是祛除体内的邪气，从而达到邪去正复的目的。疾病的发生与发展是正气与邪气斗争的过程。正气充沛，则人体有抗病能力，疾病就会减少或不发生；若正气不足，疾病就会发生和发展。使用拔罐疗法拔相应穴位可以达到扶正祛邪的作用。

Words & terms
名词解释

❶ **耳廓**
位于头部两侧，前凹后凸，利于收集声波。耳廓的上方大部分以弹性软骨为支架，皮下组织少，富含血管和神经，感觉敏锐；下方的小部分富含结缔组织和脂肪，柔软而无软骨，称为耳垂。

拔罐操作方法

方 法	取 穴	操作方法
刺络拔罐	太阳、曲池、委中	用三棱针点刺各穴，然后将罐吸拔在点刺后的穴位上，留罐 5 分钟～ 10 分钟

精确取穴

太阳
在耳廓[1]前面，前额两侧，外眼角延长线的上方。

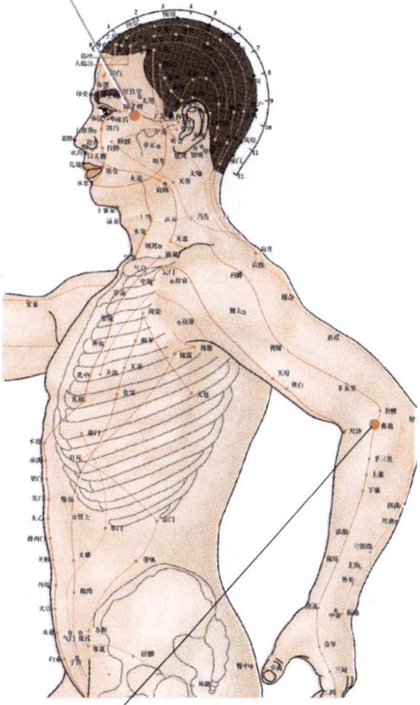

委中
在膝后区，腘横纹中点。

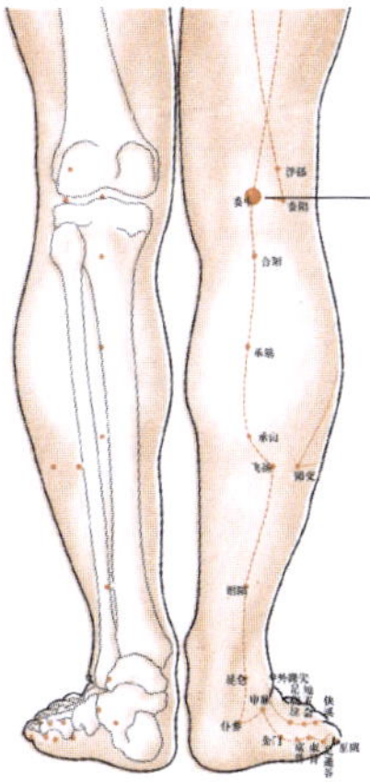

曲池
屈肘成直角，在肘弯横纹尽头筋骨间凹陷处。

疏通经络拔罐法

本节名词
❶梅花针

经络是运行气血、联系脏腑和体表及全身各部的通道，是人体功能的调控系统。

经络气血阻滞不通，就会造成有关部位的疼痛和肿胀，气血郁积化热，则会出现红、肿、热、痛的症状。通过拔罐可以疏通经络，消除身体的不适。

Words and terms
名词解释

❶ 梅花针

集针五枚，形如梅花的皮肤针。梅花针是祖国医学遗产的一部分，对于很多疾病具有独特的疗效。梅花针为丛针浅刺法，是集合多支短针浅刺人体一定部位和穴位的一种针刺方法，是我国古代“半刺”“浮刺”“毛刺”等针法的发展，临床应用极为广泛。

拔罐操作方法

方 法	取 穴	操作方法
刺络拔罐	疼痛局部、曲池、足三里	疼痛局部梅花针[1]轻轻叩刺出血后拔罐，使出血少许，再在曲池、足三里处留罐 5 分钟～ 10 分钟

精确取穴

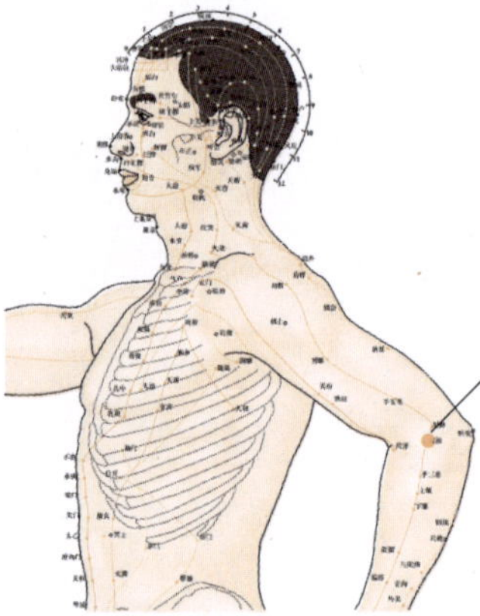

曲池
屈肘成直角，在肘弯横纹尽头筋骨间凹陷处。

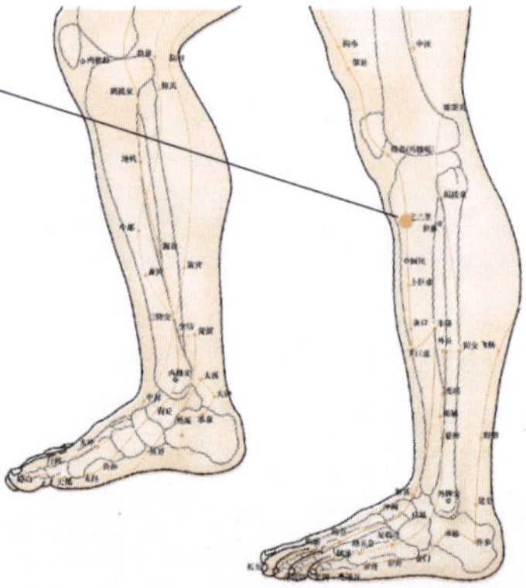

足三里
位于小腿前外侧，当犊鼻穴下 3 寸，距胫骨前缘一横指（中指）处。

培补元气拔罐法

本节名词

❶元气

元气[1]亦称“原气”，指人体组织、器官生理功能的基本物质与活动能力。

元气为人体健康的先天之本，是生命的原动力，元气充裕则身体健康，元气不足或受损则会生病，元气耗尽则生命终结。通过拔罐疗法可以培补元气，增强身体免疫力，加强防病抗病的能力。

Words & terms

名词解释

❶ **元气**

禀于先天，藏于肾中，又赖后天精气以充养，维持人体生命活动的基本物质与原动力，主要功能是推动人体的生长和发育，温煦和激发脏腑、经络等组织、器官的生理功能。

拔罐操作方法

方法	取穴	操作方法
刺络拔罐	关元、肾俞	每日睡前各穴留罐 5 分钟～ 10 分钟

精确取穴

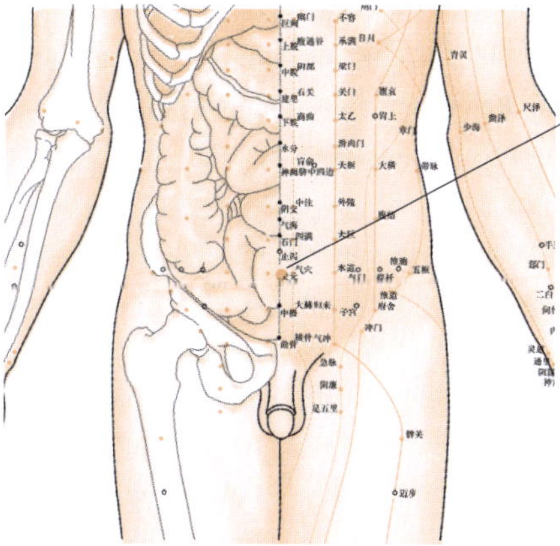

关元

在人体的下腹部，前正中线上，脐中下 3 寸处。

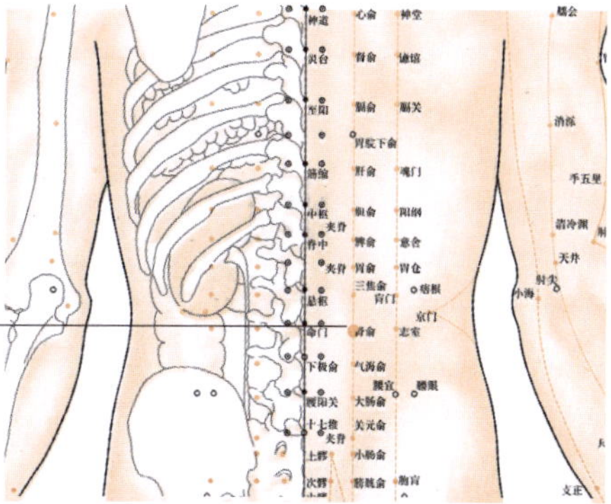

肾俞

在第 2 腰椎棘突下，命门旁开 1.5 寸处。

调补精血拔罐法

本节名词
❶精血同源

精血系精与血的统称，是维持人体生命活动的基本物质。

血本源于先天之精，而生成于后天饮食水谷；精的形成，亦靠后天饮食所化生。故有“精血同源[1]”之说，精血的盈亏决定人体的健康与否。

Words & terms
名词解释

❶ **精血同源**

中医认为肾藏精，精能化气，气为血之母，气能生血、行血、摄血，血的化生有赖于肾中精气的气化，精能生血，血能化精，精血相互滋生，相互转化，称为“精血同源”。

拔罐操作方法

方 法	取 穴	操作方法
火罐法	肝腧、肾腧、足三里、血海、三阴交	每日择 1 ～ 2 穴留罐 5 分钟～ 10 分钟

精确取穴

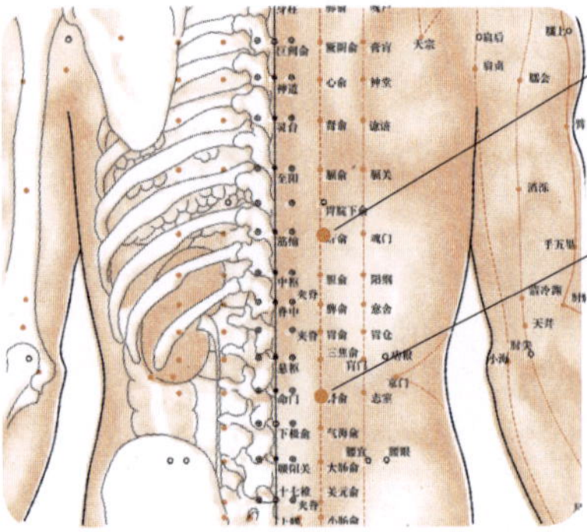

肝腧
在背部，当第 9 胸椎棘突下，旁开 1.5 寸处。

肾腧
在第 2 腰椎棘突下，命门旁开 1.5 寸处。

足三里
位于小腿前外侧，当犊鼻穴下 3 寸，距胫骨前缘一横指（中指）处。

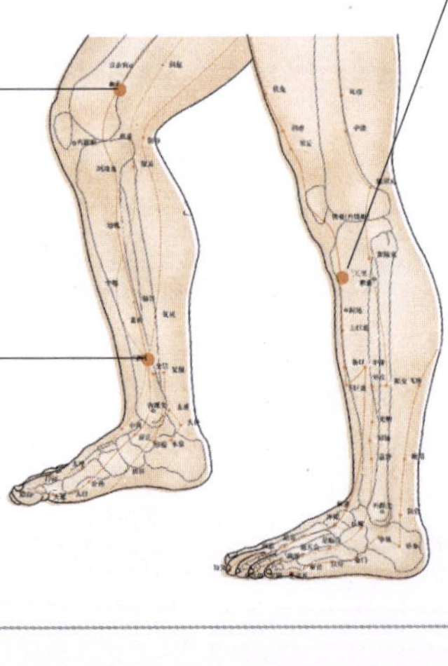

血海
在大腿内侧，髌底内侧端上 2 寸处。

三阴交
在人体小腿内侧，足内踝上缘 3 指宽，踝尖正上方胫骨边缘凹陷中。

健脾开胃拔罐法

本节名词
❶统摄

脾胃虚弱是饮食不节、情志不畅、劳逸失调等原因引起脾的功能虚衰、不足的病症。

使用拔罐疗法，可以增强脾运化食物、输布津液、统摄[1]血液的作用，同时还能加强肠胃的消化吸收能力。

Words & terms 名词解释

❶ **统摄**
统领；总辖。

拔罐操作方法

方 法	取 穴	操作方法
火罐法	中脘、气海 、脾腧、胃腧、足三里	每日各穴留罐 5 分钟～ 10 分钟

精确取穴

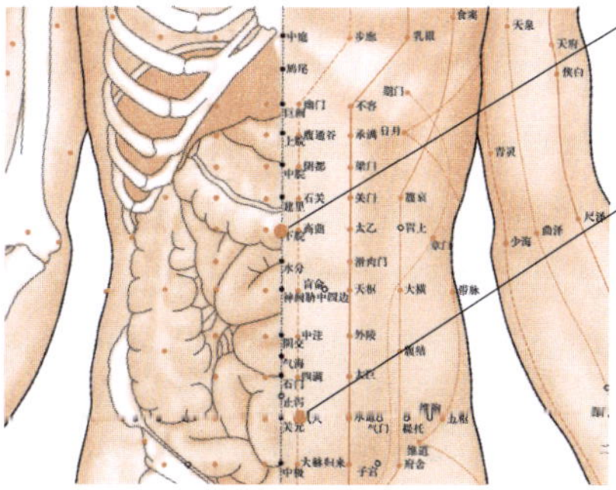

中脘
在上腹部，前正中线，距脐中上 4 寸处。

气海
在第 2 腰椎棘突下，命门旁开 1.5 寸处。

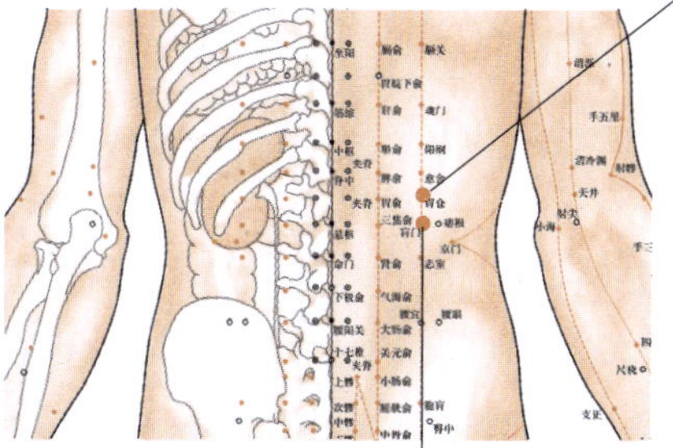

脾腧
在第 11 胸椎棘突下，脊中旁开 1.5 寸处。

胃腧
在背部，第 12 胸椎棘突下，旁开 1.5 寸。

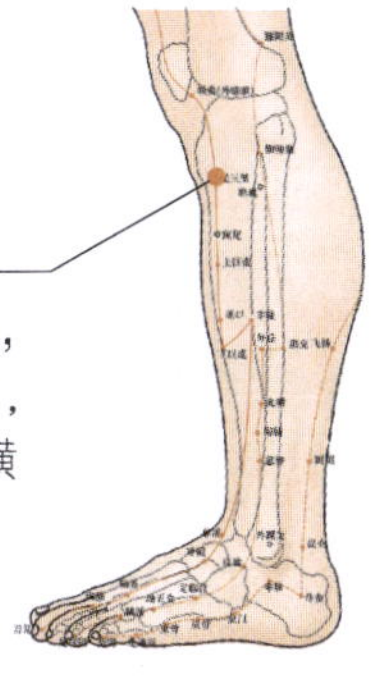

足三里
位于小腿前外侧，当犊鼻穴下 3 寸，距胫骨前缘一横指（中指）处。

滋肝明目拔罐法

本节名词

❶肝阳

肝与目通过经脉而互相联系，眼得肝血的滋养，才能维持正常的视力。

肝血不足时，可出现两眼干涩、视力模糊；肝火上犯时可见眼红肿疼痛；肝阳❶上亢时可见头昏眼花等病状。通过拔罐可以疏通肝与眼连接的经脉，达到滋肝明目的效果。

拔罐操作方法

方 法	取 穴	操作方法
火罐法	风池、肝腧、胆腧、肾腧、足三里、血海、太阳、	每次选 2 ～ 3 穴留罐 5 分钟～ 10 分钟

精确取穴

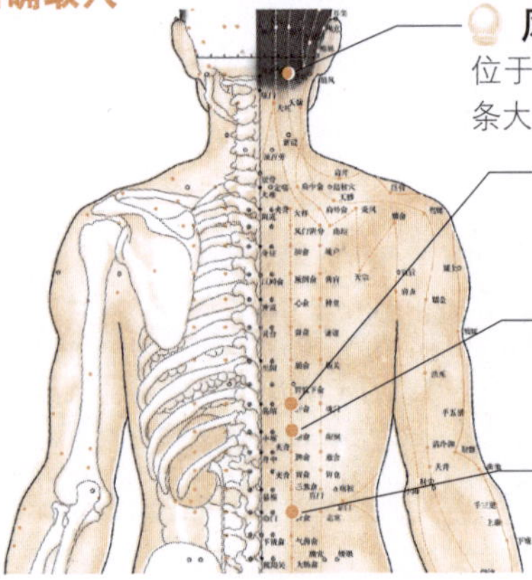

风池
位于人体的后颈部，后头骨下，两条大筋外缘陷窝中。

肝腧
在背部，当第 9 胸椎棘突下，旁开 1.5 寸。

胆腧
在背部，当第 10 胸椎棘突下，旁开 1.5 寸。

肾腧
在第二腰椎棘突下，命门旁开 1.5 寸处。

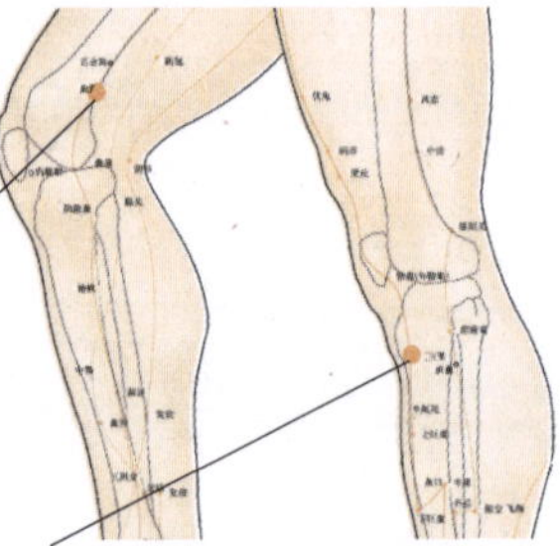

血海
在大腿内侧，髌底内侧端上 2 寸处。

足三里
位于小腿前外侧，当犊鼻穴下 3 寸，距胫骨前缘一横指（中指）处。

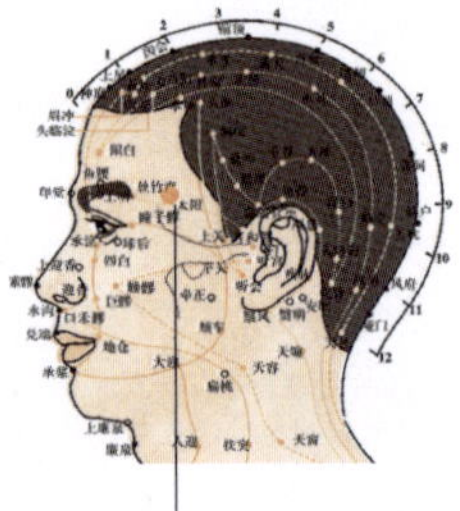

太阳
在耳廓前面，前额两侧，外眼角延长线的上方。

名词解释

❶ 肝阳

肝的某些功能活动方面的变化情况。在正常情况下，肝阳和肝阴保持相对平衡；如果阴不制阳，就会肝阳上亢，产生头痛、眩晕、易怒、耳鸣、失眠等症状。

养心安神拔罐法

本节名词
❶阴虚

养心安神是指一种安神法。用于治疗阴虚[1]而造成的心神不安。

心神不安的症状有心悸易惊，健忘失眠，精神恍惚，多梦遗精，口舌生疮，大便燥结。使用养心安神拔罐法可以治疗心神不安，消除以上一系列症状。

Words & terms
名词解释

❶ 阴虚

同阳虚相对。指精血或津液亏损的病理现象。因精血和津液都属阴，故称阴虚，多见于劳损久病或热病之后而致阴液内耗的患者。

拔罐操作方法

方 法	取 穴	操作方法
火罐法	厥阴腧、心腧、肝腧、肾腧、三阴交	每次择 2 ～ 3 穴留罐 5 分钟～ 10 分钟

精确取穴

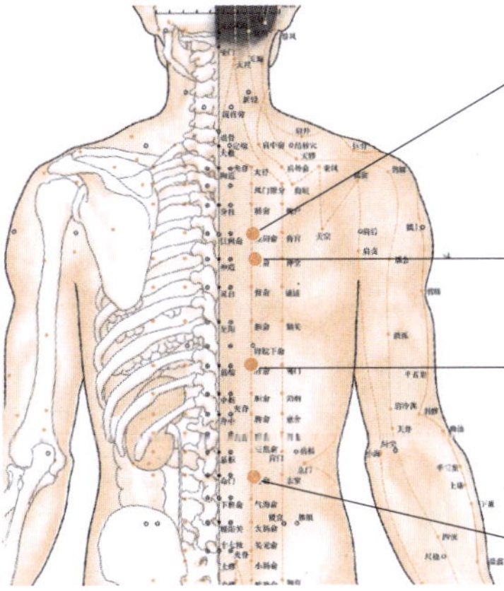

厥阴腧
背部，第 5 胸椎棘突上方，左右 2 指宽处。

心腧
第 5 胸椎棘突下，旁开 1.5 寸处。

肝腧
在背部，当第 9 胸椎棘突下，旁开 1.5 寸处。

肾腧
在第 2 腰椎棘突下，命门旁开 1.5 寸处。

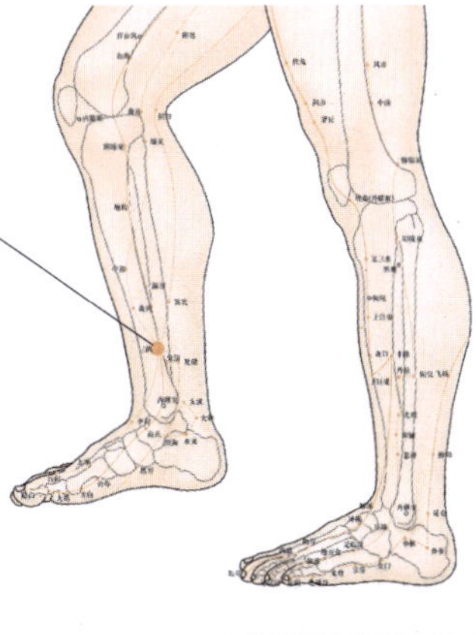

三阴交
在人体小腿内侧，足内踝上缘 3 指宽，踝尖正上方胫骨边缘凹陷中。

强筋壮骨拔罐法

本节名词
❶拘挛

筋骨诸病为风寒湿邪或肝肾不足所致的筋骨疼痛、腰膝软弱无力以及手足拘挛❶等疾患的总称。

使用拔罐法拔相关穴位，可以起到疏风散寒除湿，舒筋通络，滋补肝肾等功能。

Words & Terms
名词解释

❶ 拘挛

指筋骨拘急挛缩，肢节屈伸不利。参"拘挛"。《灵枢·邪客》："邪气恶血，固不得住留，住留则伤筋络骨节机关，不得屈伸，故拘挛也。"

拔罐操作方法

方 法	取 穴	操作方法
火罐法	肝腧、脾腧、肾腧、关元、腰腧、足三里	每次取 2～3 穴，留罐 5 分钟～ 10 分钟

精确取穴

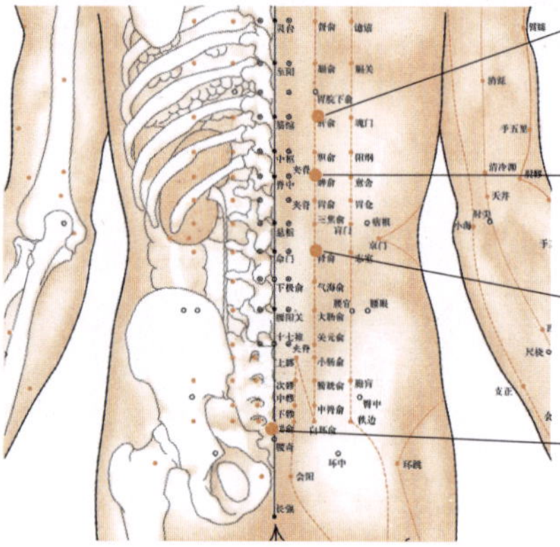

肝腧
在背部，当第 9 胸椎棘突下，旁开 1.5 寸处。

脾腧
在第 11 胸椎棘突下，脊中旁开 1.5 寸处。

肾腧
在第 2 腰椎棘突下，命门旁开 1.5 寸处。

腰腧
在骶部，当后正中线上，适对骶管裂孔。

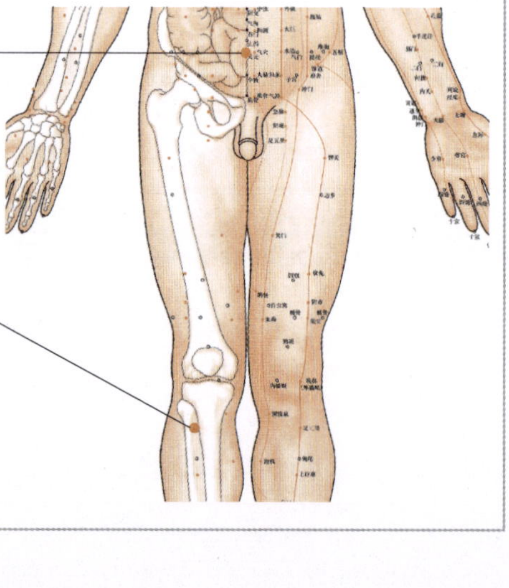

关元
在人体的下腹部，前正中线上，从肚脐往下 3 / 5 处。

足三里
位于小腿前外侧，当犊鼻穴下 3 寸，距胫骨前缘一横指（中指）处。

润肤泽容拔罐法

本节名词
❶颧髎

润肤泽容拔罐法是用火罐法拔颧髎[1]、风池、大椎、血海、阴陵泉、三阴交达到润肤泽容效果的一种方法。

长期使用润肤泽容拔罐法可以使面色红润，减少皱纹，防治皮肤干燥，缺乏弹性，使面部皮肤光洁柔嫩，富有弹性。

Words & terms
名词解释

❶ 颧髎

经穴名。出自《针灸甲乙经》和《千金要方》，内作权髎。别名兑骨。属手太阳小肠经，手少阳、太阳之会。

拔罐操作方法

方 法	取 穴	操作方法
火罐法	风池、大椎、肝腧、脾腧、肾腧、血海、阴陵泉、三阴交	颧髎宜轻拔，微显潮红即可，其他穴位每次取 2 ～ 3 穴，留罐 5 ～ 10 分钟

精确取穴

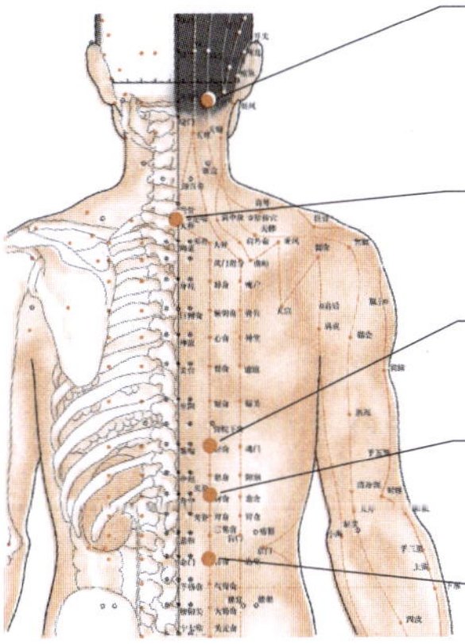

风池
位于人体的后颈部，后头骨下，两条大筋外缘陷窝中。

大椎
人体颈部后正中线上，第 7 颈椎棘突下凹陷中。

肝腧
在背部，当第 9 胸椎棘突下，旁开 1.5 寸处。

脾腧
在第 11 胸椎棘突下，脊中旁开 1.5 寸处。

肾腧
在第 2 腰椎棘突下，命门旁开 1.5 寸处。

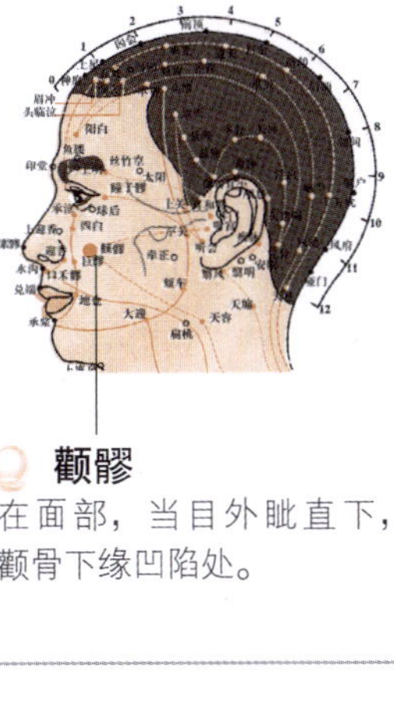

颧髎
在面部，当目外眦直下，颧骨下缘凹陷处。

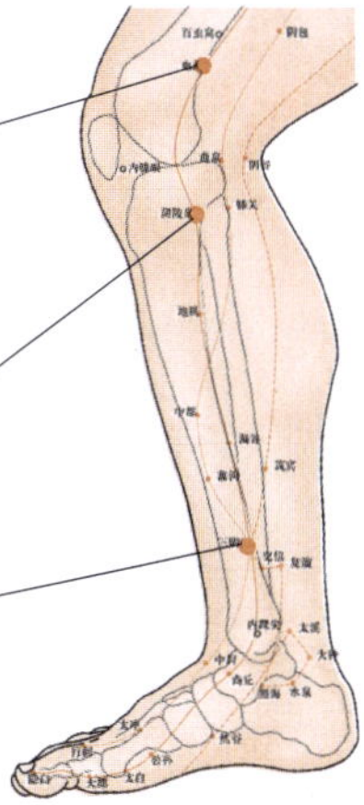

血海
在大腿内侧，髌底内侧端上 2 寸处。

阴陵泉
在人体的小腿内侧，膝下胫骨内侧凹陷处。

三阴交
在人体小腿内侧，足内踝上缘 3 指宽，踝尖正上方胫骨边缘凹陷中。

第6章

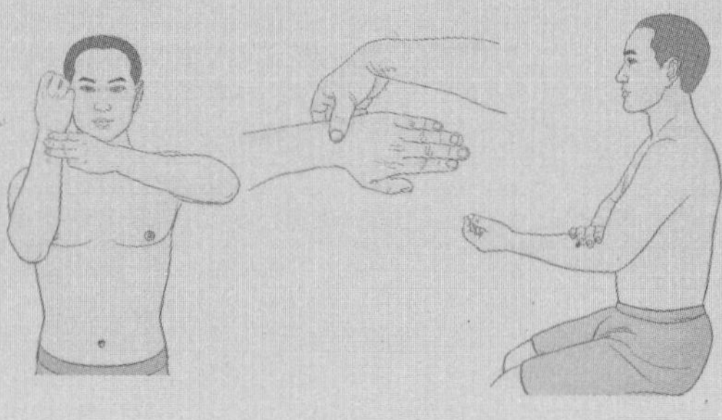

拔罐——病痛的克星

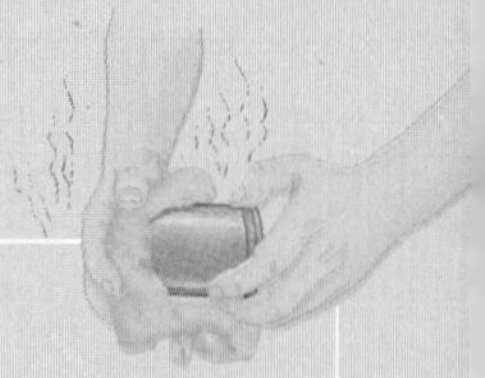

这一章向大家介绍拔罐治疗几种病症的方法。但在拔罐前后还有几个事项需要我们注意：1.拔罐时要保持空气清新、温度适中。夏季应避免风扇、空调直吹，冬季要做好室内保暖，患者所在位置避开风口，以免受凉感冒。2.要注意清洁消毒。施术者双手、患者拔罐部位都应该清洁干净，罐具必须常规消毒。3.罐具必须边缘光滑，无破损。4.拔罐后，3小时之内不能洗澡。

本章看点

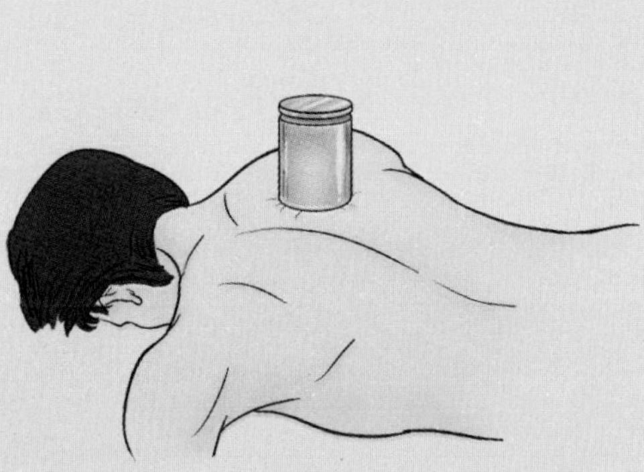

慢性肾炎——温水罐法扫除炎症不疼痛

本节名词 ❶闪火法 ❷投火法

慢性肾炎，全称为慢性肾小球肾炎，指由各种不同病因所引起的原发于肾小球的一种免疫性炎症性疾病。此病一般可分为下列几种类型：隐匿型、肾病型、高血压型和混合型。

诊断

1.病史：可能有急性肾炎病史。

2.浮肿：面部和下肢常有缓起的水肿出现。

3.面色苍白或萎黄，胃口不开、恶心、常感吃力、腰酸痛，一般无发热。

选穴及治疗方法

单纯火罐法

所选穴位：志室、胃仓、京门、大横。

治疗方法：让患者取一定适当体位，用闪火法[1]将火罐吸拔在穴位上，留罐10分钟。每日1次。

温水罐法

所选穴位：天枢、气海、腰阳关、足三里、三阴交及第11～12胸椎棘突间、第1～2腰椎棘突间、第17椎下。

治疗方法：让患者取侧卧位，先将玻璃火罐中倒入三分之一的温水，然后用投火法[2]将玻璃罐吸拔在穴位上并留罐10分钟～15分钟。每日1次，两日1次也可以。

注意事项

本病患者要限制饮水，多食含盐量低的食品，最好是优质蛋白食品。除此之外，患者还要注意休息，加强身体锻炼以提高免疫力。

Words & Terms

名词解释

❶ 闪火法

用镊子夹住易燃物，点燃后在火罐内壁中段绕1～2圈，或短暂停留后，迅速退出并及时将罐扣在需拔罐治疗的部位上，即可吸住。

❷ 投火法

将易燃物或纸折成宽筒条状，点燃后，投入罐内，然后迅速将罐扣在施术部位。需注意将纸投入罐内时，未燃的一端应向下。若燃后罐内剩余纸筒条的长度大于罐口直径稍多时，此法即便是用于仰卧位拔罐，也不致灼伤皮肤。

拔罐选穴位置

精确取穴

胃仓
位于人体背部，当第 12 胸椎棘突下，旁开 3 寸处即是。

京门
位于人体侧腰部，章门后 1.8 寸处，当第 12 肋骨游离端的下方。

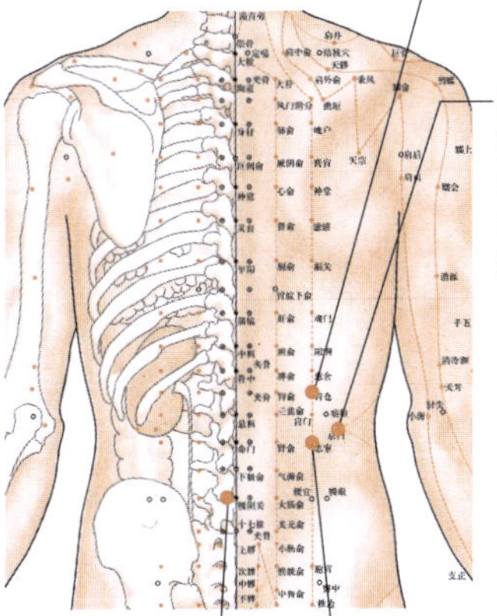

腰阳关
位于腰部，当后正中线上，第 4 腰椎棘突下凹陷中。

志室
位于腰部，当第 2 腰椎棘突下，旁开 3 寸处。

大横
位于腹中部，距脐中 4 寸处。

天枢
位于腹中部，距脐中旁开 2 寸处即是。

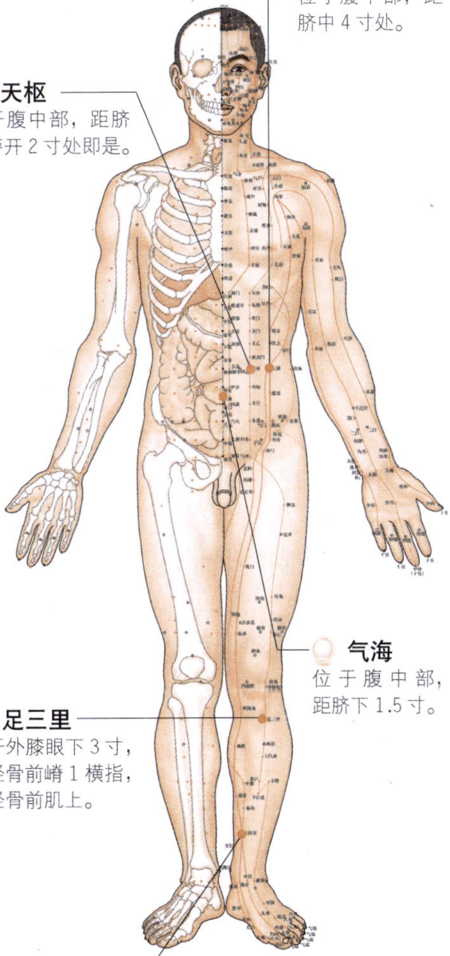

气海
位于腹中部，距脐下 1.5 寸。

足三里
位于外膝眼下 3 寸，距胫骨前嵴 1 横指，当胫骨前肌上。

三阴交
位于小腿内侧，足内踝尖上 3 寸，胫骨内侧缘后方。

取穴技巧速查索引

天枢（见第 254 页）	大横（见第 251 页）	气海（见第 255 页）	足三里（见第 263 页）
三阴交（见第 263 页）	胃仓（见第 271 页）	志室（见第 271 页）	京门（见第 255 页）
腰阳关（见第 269 页）			

感冒——刺络罐法赶走感冒一身轻

本节名词 ❶叩刺

感冒是由病毒引起的上呼吸道感染。症状以鼻塞、喷嚏、流涕、咳嗽、咽痛、头痛、全身酸痛、乏力、怕冷等为主。四季均可发病，但以冬、春季节为多见。本病易在气候骤变时发生，如感受寒冷、淋雨等均可诱发。

Words terms 名词解释

❶ 叩刺

是用特制的浅刺针具叩击皮肤，以疏通经络、调节脏腑的虚实，从而达到治疗疾病的一种方法。叩刺法又称为梅花针疗法、七星针疗法、皮肤针疗法等。

诊断

1.感冒是由呼吸道病毒引起的，其中以冠状病毒和鼻病毒为主要致病病毒。

2.病毒从呼吸道分泌物中排出并传播，当机体抵抗力下降，如受凉、营养不良、过度疲劳、烟酒过度、全身性疾病及鼻部本身的慢性疾病影响呼吸道畅通等，都容易诱发感染，感冒发作后继发细菌感染。

3.感冒起病时鼻内有干燥感及痒感、打喷嚏、全身不适或有低烧，以后渐有鼻塞、嗅觉减退、流大量清水鼻涕、鼻黏膜充血、水肿、有大量清水样或脓性分泌物等。若无并发症，病程约为7~10天。

4.感冒可能会引发细菌感染，但是千万不可随便使用药物治疗。在人体免疫系统杀死病毒后，绝大部分感染会自动痊愈。

选穴及治疗方法

闪罐法或单纯火罐法

所选穴位：大椎、风门、肺腧、曲池、印堂、太阳、合谷。

治疗方法：患者取俯卧位，暴露背部。采取闪火法将火罐吸拔在穴位上，然后取下，对穴位施连续闪罐，以皮肤潮红为度。每日1次。或施以单纯火罐，留罐10分钟~15分钟，每日1次；也可与贮水罐、药罐配合使用，留罐15分钟~20分钟，每日1次。

刺络罐法

所选穴位：大椎。

治疗方法：患者取坐式俯伏位，消毒穴位皮肤后，用七星梅花针，中强刺激手法，叩刺[1]大椎穴为中心的穴区8~10次，然后取中号玻璃罐，用闪火法将罐吸拔在穴位上，留罐10分钟左右，出血1毫升~2毫升即可起罐。每日1次，一般1次即愈。

拔罐选穴位置

精确取穴

印堂
位于面额部，在两眉头连线的中点。

太阳
位于在耳廓前面，前额两侧，外眼角延长线的上方。

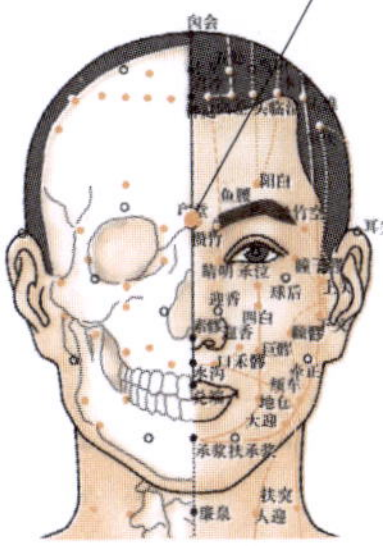

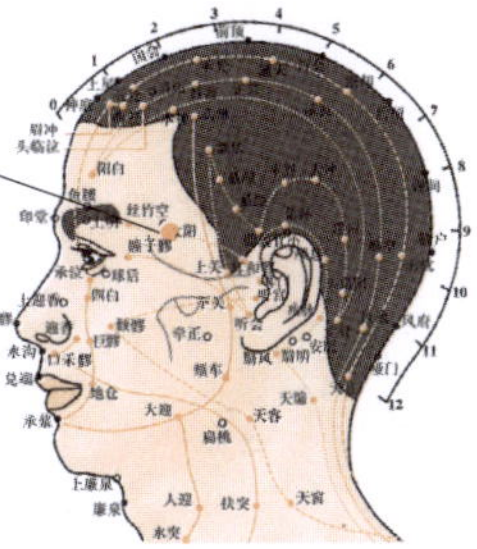

大椎
位于人体颈部的下端，第 7 颈椎棘突下凹陷中。

风门
位于第 2 胸椎棘突下，旁开 1.5 寸处。

肺腧
位于第 3 胸椎棘突下旁开 1.5 寸。

曲池
位于屈肘成直角，在肘弯横纹尽头筋骨间凹陷处。

合谷
当拇指和食指伸张时，在第一，二掌骨的中点，稍微偏向食指处。

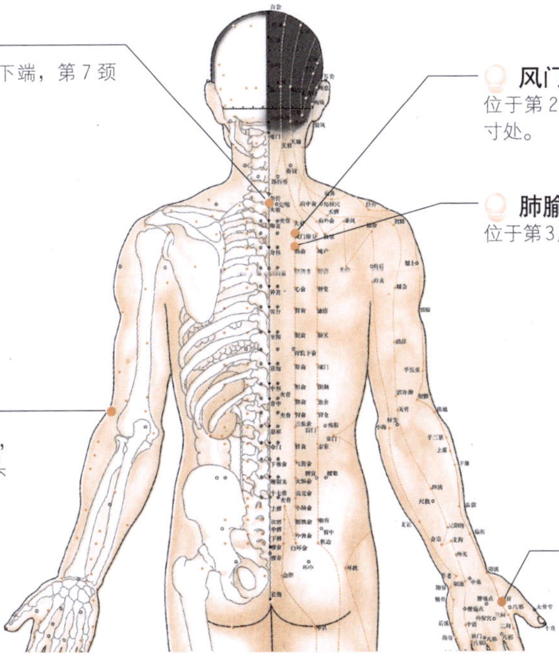

取穴技巧速查索引

大椎（见第 250 页）	风门（见第 256 页）	肺腧（见第 270 页）	曲池（见第 260 页）
印堂（见第 251 页）	太阳（见第 250 页）	合谷（见第 260 页）	

便秘——留针罐法排泄无阻碍，顺畅百分百

本节名词 ❶肛周疾病 ❷毫针

便秘是指大便次数减少和粪便干燥难解。一般两天以上无排便，可视为存在便秘。但健康人的排便习惯明显不同，必须根据本人平时排便习惯和排便是否困难，才能对有无便秘作出判断。精神因素、饮食规律改变、滥用强泻药等，均可导致便秘。

诊断

1.急性便秘由肠梗阻、肠麻痹、急性腹膜炎、脑血管意外等急性疾病引起。

2.慢性便秘病因较复杂，一般可无明显症状。按发病部位分类，可分为两种：①结肠性便秘。由于结肠内、外的机械性梗阻引起的便秘称为机械性便秘。由于结肠蠕动功能减弱或丧失引起的便秘称为无力性便秘。由于肠平滑肌痉挛引起的便秘称为痉挛性便秘。②直肠性便秘。由于直肠黏膜感受器敏感性减弱导致粪块在直肠堆积。见于直肠癌、肛周疾病❶等。习惯性便秘多见于中老年和经产妇女。

选穴及操作步骤

留针罐法

所选穴位：天枢、大横、大肠腧、足三里、神阙、气海。

治疗方法：患者取仰卧位，宽衣露肤。常规消毒穴位皮肤后，先用毫针❷刺各穴，待得气后留针，用闪火法将罐吸拔在针刺部位，留针罐10分钟～15分钟，每日1次。若属热秘加拔曲池穴、丰隆穴；若为冷秘、虚秘加关元穴。

单纯火罐法

所选穴位：天枢、大肠腧、脾腧。

治疗方法：患者取适宜体位，用闪火法将罐吸拔在各穴，留罐10分钟～15分钟。每日1次。

注意事项

上述各法对便秘有明显的效果，治疗期间不可滥用泻药。应多食蔬菜、水果，养成排便定时的习惯。

Words & Terms 名词解释

❶ **肛周疾病**

包括以下几种：肛周脓肿、肛门湿疹、肛乳头瘤、肛乳头肥大、肛门瘙痒、肛门疣病、肛门潮湿、肛瘘、肛裂等。

❷ **毫针**

九针之一，针尖锋利针身较细。是用金属制作而成的，常以不锈钢为制针材料。

拔罐选穴位置

精确取穴

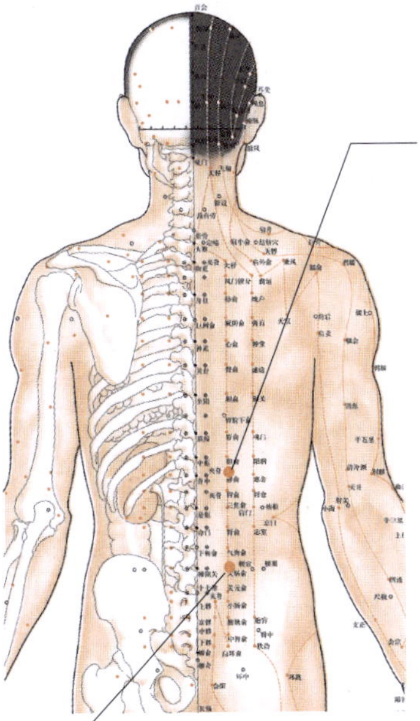

脾俞
位于第 11 胸椎棘突下，脊中旁开 1.5 寸处。

神阙
位于人体的腹中部，肚脐中央。

天枢
位于中腹部，肚脐左右两侧 3 指宽处。

大肠俞
位于腰部，第 4 腰椎棘突下，旁开 1.5 寸处。

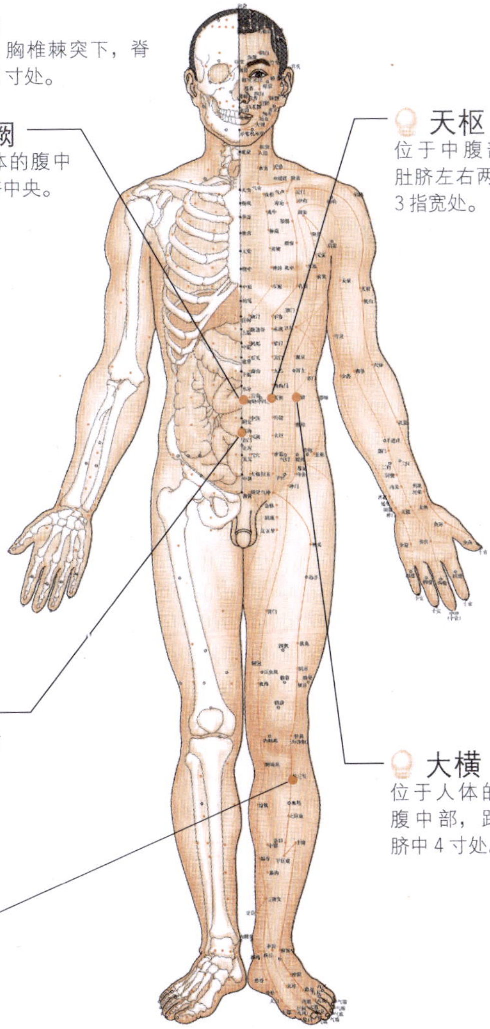

气海
位于下腹部，脐中下 1.5 寸，前正中线上。

大横
位于人体的腹中部，距脐中 4 寸处。

足三里
位于小腿前外侧，当犊鼻穴下 3 寸，距胫骨前缘一横指（中指）处。

取穴技巧速查索引

天枢（见第 254 页）	神阙（见第 254 页）	大肠俞（见第 270 页）	气海（见第 255 页）
大横（见第 251 页）	足三里（见第 263 页）	脾俞（见第 270 页）	

偏头痛——出针罐法跟头痛说拜拜

本节名词 ❶钝痛

偏头痛是反复发作的一种搏动性头痛。发作前常有闪光、视物模糊、肢体麻木等先兆，同时可伴有神经、精神功能障碍。它是一种可逐步恶化的疾病，发病频率通常越来越高。本病与颅脑血管收缩功能失调有关，常因体内的一些生化因素和激素变化而引起发作。

Words terms
名词解释

❶ 钝痛

是指一种性质与刺痛、刀割样痛相反，而呈不太尖锐的疼痛，钝痛也常见于内脏炎症或癌性疼痛等，但程度较隐痛剧烈，如脑瘤、脑炎引起的头痛多为较强烈的钝痛，肝癌时，由于包膜过度伸张，可引起持续性钝痛。

诊断

1.普遍型偏头痛：发作性中度到重度搏动性头痛，伴恶心、呕吐或畏光。体力活动使头痛加剧。发作开始时仅为轻度到中度的钝痛[1]或不适感，几分钟到几小时后达到严重的搏动性痛或跳痛。

2.典型偏头痛：可分为先兆期和头痛期。

①先兆期：视觉症状最常见，如畏光，眼前闪光、火花，或复杂视幻觉，继而出现视野缺损、暗点、偏盲或短暂失明。少数病人可出现偏身麻木、轻度偏瘫或言语障碍。先兆大多持续5分钟～20分钟。

②头痛期：疼痛多始于一侧眶上、眶后部或额颞区，逐渐加重而扩展至半侧头部，甚至整个头部及颈部。头痛为搏动性，呈跳痛或钻凿样，程度逐渐加重发展成持续性剧痛。常伴恶心、呕吐、畏光、畏声。

选穴及治疗方法

出针罐法

所选穴位：大椎、风门、肝腧、肺腧。

治疗方法：患者取俯伏位，常规消毒穴位皮肤后，用毫针行针刺各穴，得气后留针15分钟，起针后用闪火法将罐吸拔在穴位上，留罐10分钟～15分钟，隔日1次。若头痛顽固者，宜采用挑针罐法吸拔穴位，留罐10分钟～15分钟，每次取2～3穴。

刺络罐法

所选穴位：风池、肝腧、太阳。

治疗方法：患者取俯伏位，常规消毒穴位皮肤后，以三棱针点刺穴位至微出血，然后用闪火法将罐吸拔在穴位上，留罐5分钟～10分钟。每日1次。

拔罐选穴位置

精确取穴

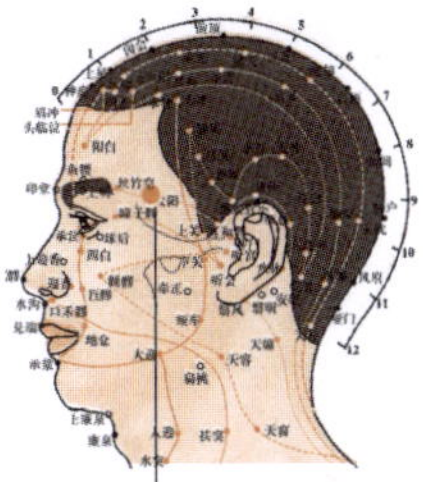

太阳 位于耳廓前面，前额两侧，外眼角延长线的上方。

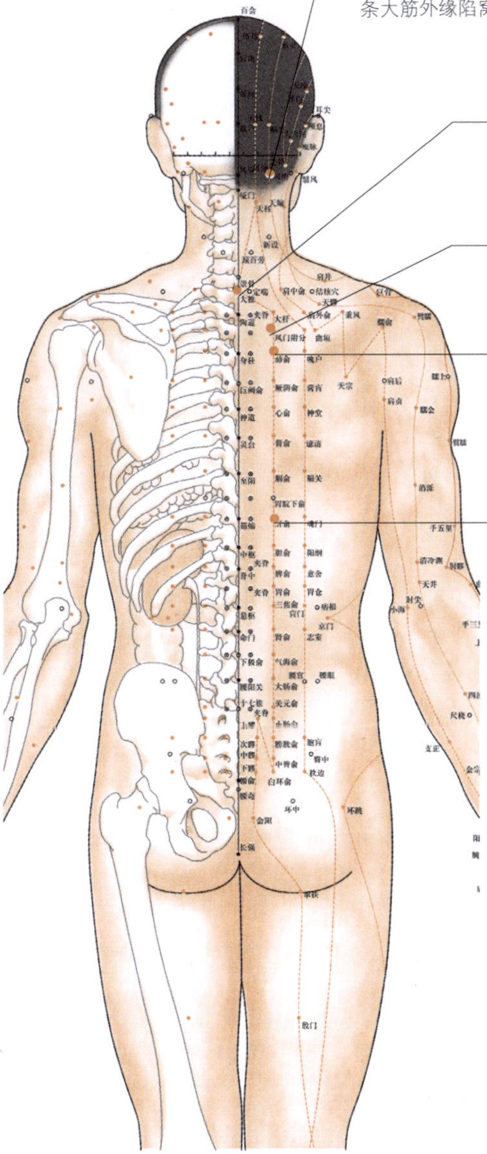

风池 位于人体的后颈部，后头骨下，两条大筋外缘陷窝中。

大椎 位于人体颈部后正中线上，第 7 颈椎棘突下凹陷中。

风门 位于第 2 胸椎棘突下，旁开 1.5 寸处。

肺腧 位于第 3 胸椎棘突下旁开 1.5 寸。

肝腧 位于背部，当第 9 胸椎棘突下，旁开 1.5 寸。

取穴技巧速查索引

太阳（见第 250 页）	膈腧（见第 270 页）	大椎（见第 250 页）	风池（见第 248 页）
肝腧（见第 270 页）	肺腧（见第 270 页）		

疖病——刺络罐法让疖消失无踪

本节名词 ❶毒血症 ❷海绵窦

疖病是一种急性化脓性毛囊及毛囊周围组织的炎症，是由于金黄色葡萄球菌自毛囊或汗腺侵入所引起的单个毛囊及其所属皮脂腺的急性化脓性感染。单个者称为疖，反复多发者称做疖病。本病多见于炎热季节，往往以头、面、颈、腋下及臀部等常受摩擦的部位为多见，常见于营养不良的小儿或糖尿病患者。

诊断

1.局部红、肿、热、痛的小结，呈圆锥形。

2.炎症继续发展，结节增大，疼痛加剧。

3.数日后结节中央组织坏死，溶解形成脓肿，硬结变软，疼痛减轻，中央脓头大多自行破溃，排出脓液，炎症消退痊愈。

4.疖一般无明显全身症状，但若发生于血流丰富的部位，全身抵抗力减弱时，可引起不适、畏寒、发热、头痛和厌食等毒血症[1]症状。

5.面部疖肿如合并颅内感染时，面部肿胀严重，可伴寒战、高热、头痛等海绵窦[2]感染性栓塞。

选穴及治疗方法

刺络罐法1

所选穴位：大椎、灵台、膈腧。

治疗方法：让患者取坐位并暴露背部，在对所选穴位皮肤进行常规消毒后，用三棱针挑刺之，并使其出少量血，最后再用闪火法将罐吸拔在挑刺的穴位上，留罐10分钟～15分钟。每日1次。

刺络罐法2

所选穴位：委中。

治疗方法：让患者取俯卧位，在对穴位皮肤进行消毒后，用三棱针快速点刺穴位，使之出少量血，然后用闪火法将火罐吸拔在穴位上，留罐5分钟～10分钟（达到出血量为10毫升左右），起罐后用干棉球将血迹擦拭干净以免感染。每日1次，一般治疗2～3次即可痊愈。

Words terms

名词解释

❶ 毒血症

是指细菌毒素从局部感染病灶进入血液循环，产生全身性持续高热，伴有大量出汗，脉搏细弱或休克。又称“多发脓肿”，过去有人称作“脓毒败血症”，属于病情较重的全身性化脓性感染之一。

❷ 海绵窦

位于蝶鞍两侧硬脑膜的内侧脑膜与外侧骨内膜层间不规则的腔隙，左右各一。由于海绵窦内有许多包有内皮的纤维小梁，将其腔隙分隔成许多相互交通的小腔，使之状如海绵而得名。

拔罐选穴位置

精确取穴

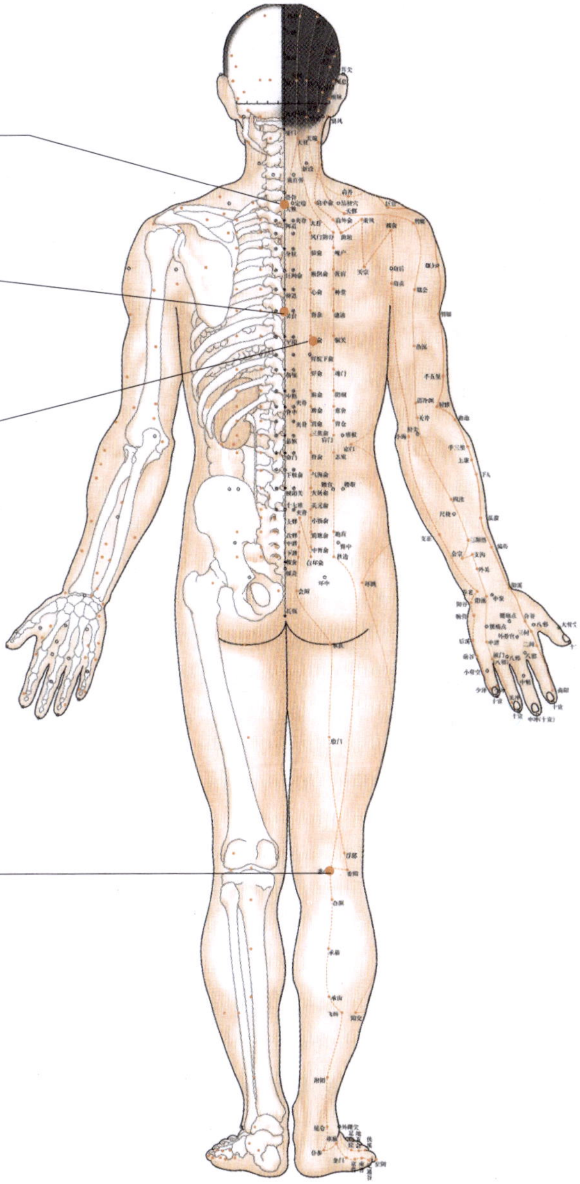

大椎
位于人体背部，第 7 颈椎与第 1 胸椎棘突之间即是。

灵台
位于人体背部，当后正中线上，第 6 胸椎棘突下凹陷中。

膈腧
位于人体背部，当第 7 胸椎棘突下，旁开 1.5 寸处。

委中
位于人体腿部，横纹中点，当股二头肌腱与半腱肌肌腱的中间。

取穴技巧速查索引

大椎（见第 250 页）	膈腧（见第 270 页）	灵台（见第 269 页）	委中（见第 264 页）

男性性功能障碍——出针罐法恢复自信的妙招

本节名词 ❶阳病 ❷鸡精症

男性性功能障碍是指男性在性欲、阴茎勃起、性交、性高潮、射精性活动的五个阶段中，其中某个阶段或几个阶段、整个阶段发生异常而影响性活动的正常进行。最多见的男性性功能障碍是阴茎勃起和射精异常。男性性功能是一个复杂的生理过程，涉及各方面，诸如神经、精神因素、内分泌功能、性器官等，其中大脑皮质的性条件反射起着尤为重要的主导作用。

Words & terms

名词解释

❶ 阳病

指三阳经的病。

❷ 鸡精症

原指在性交时男性阴茎龟头一触女性阴道，阴茎就出现奇痒而不能进行性活动，但平时不性交时不痒。同时伴有头昏、腰膝酸软、畏寒肢冷、性交时心烦急躁、四肢骚动等，可见苔薄、舌质淡、脉细弱。

诊断

1.性欲障碍：包括性冷淡、性厌恶、性欲亢进等。

2.阴茎勃起障碍：包括阳病[1]、阴茎勃起不坚、阴茎异常勃起等。

3.性交障碍：包括性交昏厥、性交失语、性交癔病、性交猝死、性交恐惧症、鸡精症[2]等。

4.射精障碍：包括早泄、遗精、不射精、逆行射精、射精疼痛、血精等。

5.上述四个方面可以单独出现，也可多个同时出现，称为混合性性功能障碍。

选穴及治疗方法

单纯火罐法

所选穴位：气海、关元、中极。

治疗方法：患者取仰卧位，暴露腹部，采用闪火法将火罐吸拔在穴位上，留罐15分钟～20分钟。每日1次，10次为1个疗程。

出针罐法

所选穴位：心腧、肾腧、关元、三阴交。

治疗方法：患者先取俯卧位，常规消毒背部穴位皮肤后，用毫针行针刺穴中，得气后留针15分钟，起针后用闪火法将罐吸拔在针刺的穴位上，留罐15分钟。然后患者改为仰卧位，消毒穴位皮肤后，用毫针行针刺各穴，得气后留针15分钟。起针后拔罐，留罐15分钟。每日或隔日1次，10次为1个疗程。

拔罐选穴位置

精确取穴

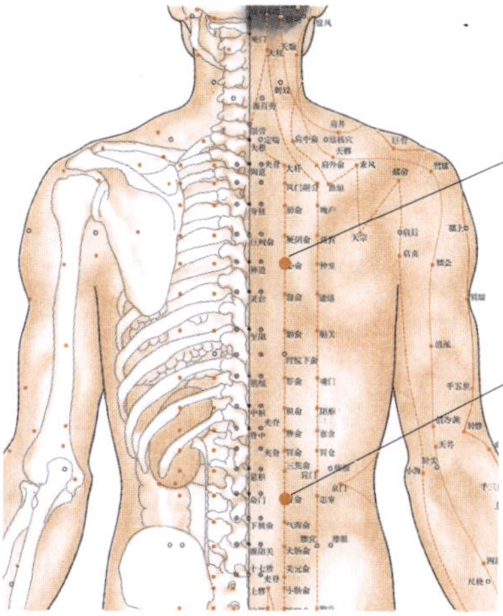

心腧
位于第 5 胸椎棘突下，旁开 1.5 寸处。

肾腧
位于第 2 腰椎棘突下，命门旁开 1.5 寸处。

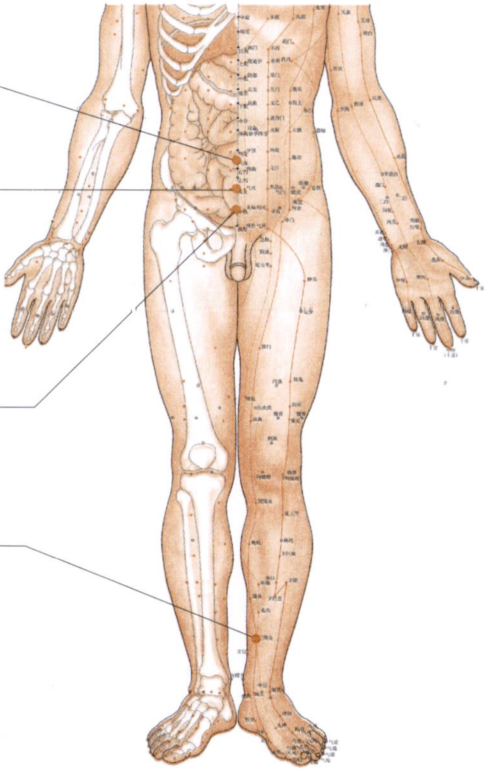

气海
位于下腹部，脐中下 1.5 寸，前正中线上。

关元
位于人体的下腹部，前正中线上，从肚脐往下 3 / 5 处。

中极
位于下腹部，前正中线上，当脐中下 4 寸处。

三阴交
位于人体小腿内侧，足内踝上缘 3 指宽，踝尖正上方胫骨边缘凹陷中。

取穴技巧速查索引

气海（见第 255 页）	关元（见第 253 页）	中极（见第 254 页）	心腧（见第 270 页）
肾腧（见第 270 页）	三阴交（见第 263 页）		

妊娠呕吐——刺络罐法让准妈妈更轻松

本节名词　❶三棱针

Words & terms
名词解释

❶ 三棱针

针身呈三棱形，尖端三面有利刃的针具。是用于点刺放血的，用它刺破患者身体上的一定穴位或浅表血络，放出少量血液，以治疗疾病的方法称刺络法。亦称为"刺血络"。

妊娠呕吐，即恶阻，是指受孕后2～3个月之间，反复出现的以恶心、呕吐、厌食或食入即吐为主要症状的孕期病症。古人因其恶心而阻碍饮食，所以称之为"恶阻"，如《胎产心法》所说："恶阻者，谓有胎气，恶心阻其饮食也。"

诊断

孕妇在怀孕期间反复出现恶心、呕吐、厌食等症状。尤其是神经质女性和外向型女性，这种反应尤其激烈。

选穴及治疗方法

· 单纯火罐法

所选穴位：中脘。

治疗方法：让患者取仰卧位，在进食前用罐吸拔于中脘穴，注意此时的吸力不宜过强，然后就可以吃饭了。吃过饭后20分钟起罐。

· 刺络罐法

所选穴位：大椎、肝腧、脾腧、身柱、胃腧。

治疗方法：让患者取俯卧位，并对穴位皮肤进行常规消毒后，用三棱针❶轻轻点刺穴位，然后再以闪火法将罐具吸拔在点刺的穴位上，留罐10分钟。每日1次。

辅助食疗

乌梅肉、生姜各10克，红糖适量。

做法：将乌梅肉、生姜、红糖加水200克煎汤。每次服100克，每日2次　。

注意事项

本病患者在治疗期间，应保证充足的睡眠和休息，饮食要清淡并少食多餐。在吸拔穴位时，吸力不要太强，起罐时用力尽量轻柔。

拔罐选穴位置

精确取穴

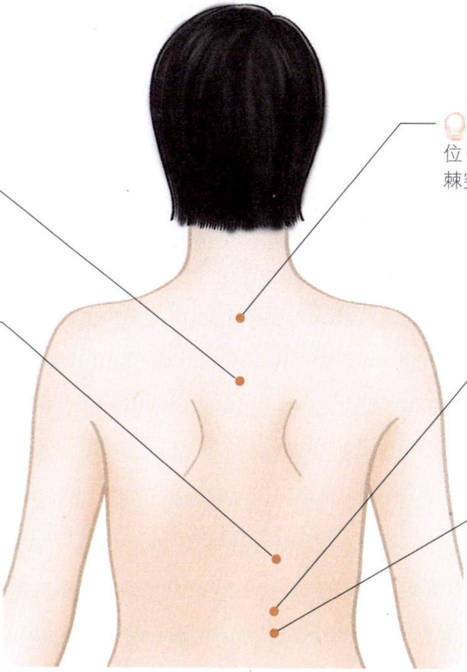

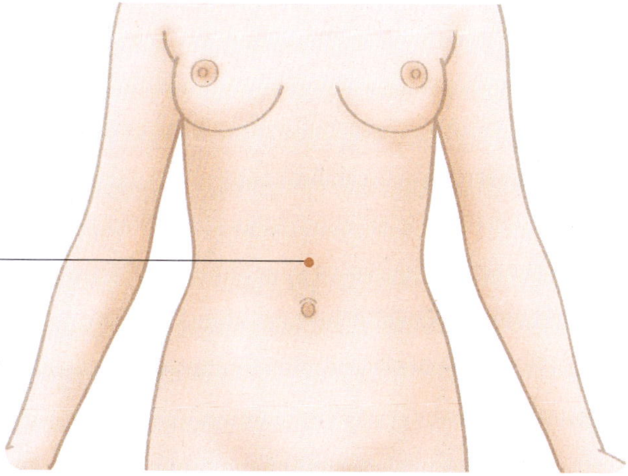

取穴技巧速查索引

中脘（见第 256 页）	脾俞（见第 270 页）	胃俞（见第 270 页）	大椎（见第 250 页）
身柱（见第 257 页）	肝俞（见第 270 页）		

小儿肺炎——刺络罐法给宝宝的肺多一点呵护

本节名词 ❶腺病毒 ❷弛张热

支气管肺炎大多是由于感染肺炎杆菌、肺炎双球菌、流感杆菌、葡萄球菌、链球菌等，也有少数是感染病毒所致。近年来发现不少由腺病毒[1]引起的肺炎，这种肺炎病历时比较长，而且比较顽固，用各种抗生素均无效。支气管肺炎为婴幼儿时期的主要常见病之一，一年四季均可发生，以冬春两季或气候骤变时为主，严重影响婴幼儿的健康，甚至危及生命。它还可以继发于麻疹、百日咳等传染病。

诊断

1.症状：患者身体发热（体温一般在38℃～40℃，弛张热[2]或不规则发热），但新生儿与极度虚弱的小儿患肺炎时，也有不发热现象，甚至会出现体温低于正常现象。通常症状为咳嗽、气急、鼻翼扇动、精神烦躁不安，严重时可见紫绀。同时胃口不好，或伴有呕吐、腹泻。

2.X光透视：X光透视时可见肺纹理增多，有小斑状或小片状阴影。

3.肺部体征：多数病人患病初期只听到少许散在的干湿音，大多出现于左右两侧、后背下方近脊柱处，以后湿音逐渐增多，变成密集而细小的湿音与捻发音。病情好转后，细湿音逐渐变松变粗。

选穴及治疗方法

· 单纯火罐法

所选穴位：大椎、风门、肺腧。

治疗方法：让患儿取俯卧位，在穴位皮肤周围涂上些许油膏后，用闪火法将罐扣在穴位上，并留罐10分钟左右。每日或者两日1次，10次为1个疗程。

· 刺络罐法

所选穴位：大椎、风门、肺腧、曲池、尺泽。

治疗方法：让患儿取俯卧位，在对穴位皮肤进行常规消毒后，先用三棱针点刺穴位，然后以闪火法将罐吸拔在所选的穴位上，留罐3分钟～5分钟。每日1次，10次为1个疗程。

Words & terms

名词解释

❶ 腺病毒

一种具双链DNA的动物病毒。基因组大小约为36kb，常用于研究DNA复制、转录和作为基因工程载体。

❷ 弛张热

又称败血症热型。是指体温常在39度以上，波动幅度大，24小时内波动幅度达2℃以上，最低体温仍超过正常水平。常见于败血症，风湿热，重症肺结核及化脓性炎症等。

拔罐选穴位置

精确取穴

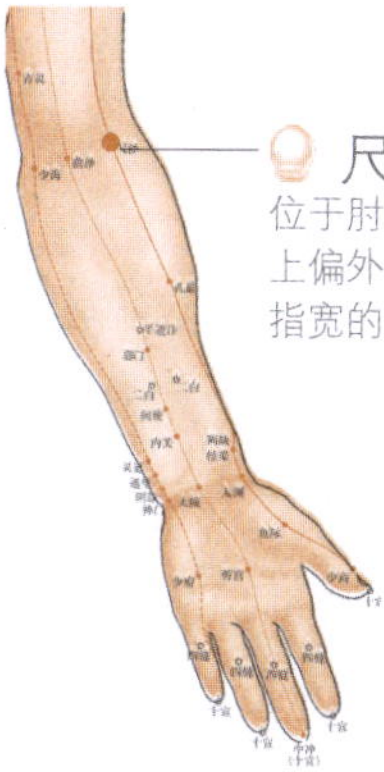

尺泽
位于肘内侧横纹上偏外侧一个拇指宽的凹陷处。

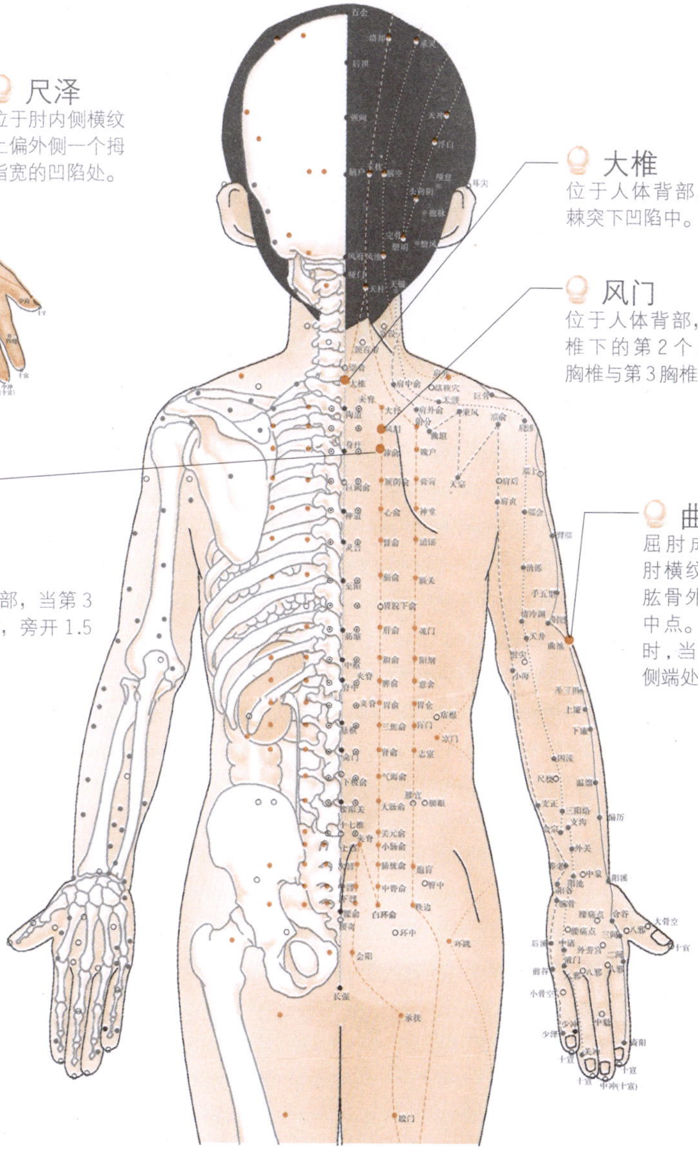

大椎
位于人体背部，第7颈椎棘突下凹陷中。

风门
位于人体背部，从朝向大椎下的第2个凹洼（第2胸椎与第3胸椎间）的中心。

曲池
屈肘成直角，在肘横纹外侧端与肱骨外上髁连线中点。完全屈肘时，当肘横纹外侧端处。

肺俞
位于人体背部，当第3胸椎棘突下，旁开1.5寸处。

取穴技巧速查索引

大椎（见第250页）	风门（见第256页）	肺俞（见第270页）	曲池（见第260页）
尺泽（见第258页）			

皮肤瘙痒症——出针罐法让皮肤远离瘙痒

本节名词 ❶继发损害 ❷漆疮

皮肤瘙痒症，是一种自觉瘙痒而无原发损害的皮肤病。由于不断搔抓，常有抓痕、血痂、色素沉着及苔藓样变等继发损害[1]。本病临床上有泛发性和局限性两种。现代医学对本病的病因还不完全明确，多认为与某些内科疾病有关，如糖尿病、肝病、肾病等，同时还与一些外界因素刺激有关，如寒冷、温热、化纤织物等。

Words & Terms

名词解释

❶ 继发损害

与原发损害相对而言。在原发性损害基础上或因其他原因而引起的与原发性损害症状相类似的损害称为继发损害。

❷ 漆疮

因接触漆树、漆液、漆器，或仅嗅及漆气而引起的常见皮肤病。多发生在头面、手臂等暴露部位，皮肤肿胀明显，潮红瘙痒，刺痛，或有水疱、糜烂，有自愈倾向。严重者，伴有怕冷，发热，头痛等全身症状。

诊断

根据病史、病情等进行诊断思考，如：皮肤瘙痒为突出表现，全身无明显不适者，多为皮肤科疾病。因食物、药物、虫毒或其他物质过敏、侵袭或中毒所致出疹，如漆疮[2]、药毒、粉花疮、食鱼蟹中毒、野屎风、水毒、沙虱病、恶虫叮咬等，一般可通过病史询问而明确诊断，且多伴有瘙痒、风团、水肿等症。年老体弱、气血亏虚者，其皮肤瘙痒，多为血虚风燥。由情绪波动而引发皮肤瘙痒，多为肝郁血虚。

选穴及治疗方法

· 出针罐法

所选穴位：大椎、肺腧、心腧、肝腧、膈腧、脾腧。

治疗方法：患者俯卧位，消毒穴位皮肤后，用2寸毫针先针刺大椎穴，针尖向上斜刺0.5寸～1寸，其余穴位针尖向脊柱斜刺1寸～1.5寸，以有酸、麻、胀、沉针感为宜，留针20分钟。起针后不按针孔，然后在上述穴位用闪火法将火罐吸拔在穴位上，留罐10分钟～15分钟，以针孔处拔出血液或组织液为宜。每日1次，亦可隔日1次，10次为1个疗程。

· 刺络罐法

所选穴位：大椎、肺腧、脾腧、胃腧。

治疗方法：患者俯卧位，消毒背部皮肤，医者用梅花针自颈部以中度刺激叩刺至骶部，再重点叩刺大椎、肺腧、脾腧、胃腧穴部位，使其局部微出血，然后选用大小适度的火罐，在脊柱两侧出血部位，用闪火法吸拔火罐，留罐10分钟～15分钟。隔日1次，连续3次为1个疗程。

拔罐选穴位置

精确取穴

大椎
位于人体颈部后正中线上，第 7 颈椎棘突下凹陷中。

肺腧
位于第 3 胸椎棘突下旁开 1.5 寸处。

心腧
位于第 5 胸椎棘突下，旁开 1.5 寸处。

膈腧
位于在背部，当第 7 胸椎棘突下，旁开 1.5 寸处。

肝腧
位于在背部，当第 9 胸椎棘突下，旁开 1.5 寸处。

脾腧
位于第 1 1 胸椎棘突下，脊中旁开 1.5 寸处。

胃腧
位于背部，第 12 胸椎棘突下，旁开 1.5 寸处。

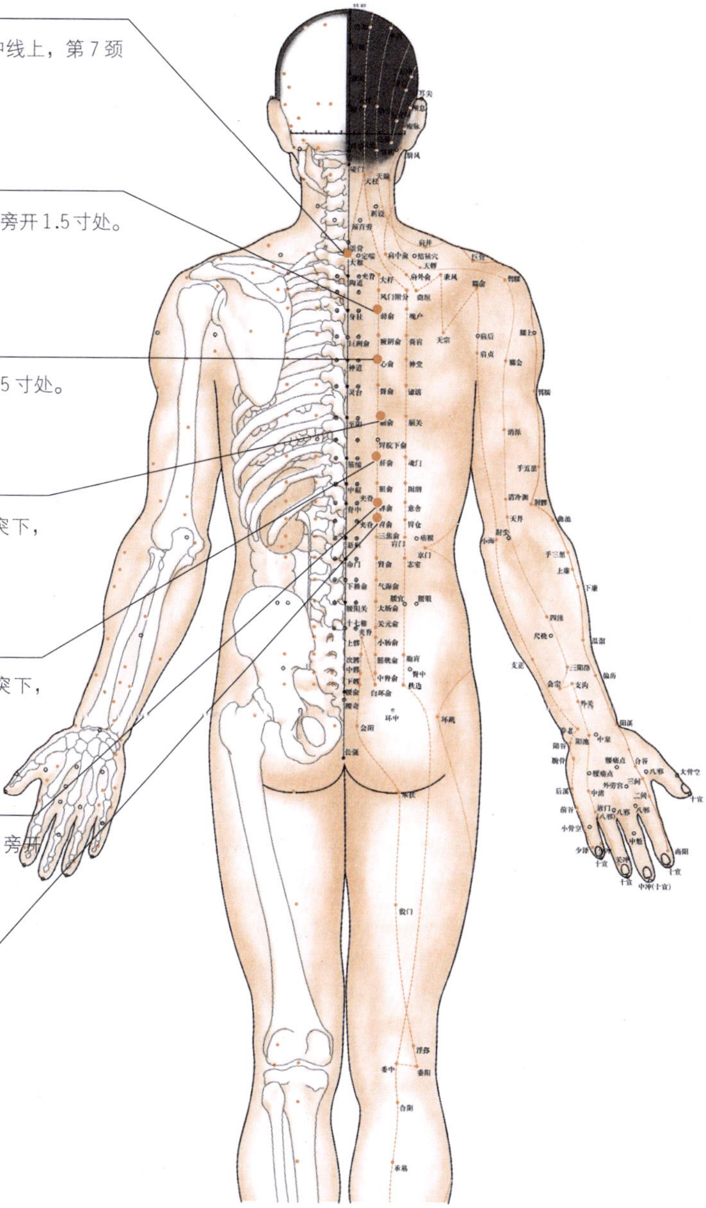

取穴技巧速查索引

肺腧（见第 270 页）	大椎（见第 250 页）	心腧（见第 270 页）	肝腧（见第 270 页）
膈腧（见第 270 页）	脾腧（见第 270 页）	胃腧（见第 270 页）	

玫瑰糠疹——刺络罐法留下玫瑰赶走疹子

本节名词 ❶鳞屑 ❷自限性

玫瑰糠疹是一种圆形或椭圆形的玫瑰色斑疹，其表面附有糠状鳞屑[1]，病因不明，发病可能与病毒感染有关。有一定的季节性，多在春、秋季节发病。

诊断

初起的损害是在躯干或四肢某处出现直径1cm～3cm大小的玫瑰色淡红斑，有细薄的鳞屑，被称为前驱斑，数目为1～3个。约1～2周以后，躯干与四肢出现大小不等的红色斑片，常对称分布。开始于躯干，以后逐渐发展至四肢。斑片大小不一，直径一般为0.2cm～1cm大小，常呈椭圆形，斑片中间有细碎的鳞屑，而四周圈状边缘上有一层游离缘向内的薄弱鳞屑，斑片的长轴与肋骨或皮纹平行。可伴有不同程度的瘙痒。少数病人的皮损仅限于头颈部或四肢部位发生。本病有自限性[2]，病程一般为4周～8周，但也有数月，甚至7～8个月不愈者，自愈或痊愈后一般不复发。

选穴及治疗方法

- **刺络罐法①**

所选穴位：大椎、身柱、肩髃、曲池。

治疗方法：患者取坐位或俯卧位，暴露穴区，皮肤常规消毒后，用三棱针快速点刺穴位，然后用闪火法将罐吸拔在穴位上，留罐15分钟～20分钟，以局部红紫并出血1毫升为度。每日1次，10次为1个疗程。

- **刺络罐法②**

所选穴位：大椎、风门、肝腧、身柱、肺腧、脾腧。

治疗方法：患者取俯伏位，常规消毒穴位皮肤后，用三棱针点刺穴位出血，然后用闪火法将火罐吸拔在点刺的穴位上，留罐15分钟左右。每日或隔日1次，两组穴交替使用，一般3～5次皮疹可消退。

注意事项

发病和治疗期间，少去公共场所，忌食辛辣腥膻等刺激性食物。

Words & terms

名词解释

❶ **鳞屑**

是即将脱落或已脱落的表皮角质层薄片。其大小、形态、厚薄、数量、色泽不一，有的干燥，有的油腻；大多是有红斑或丘疹损害的皮肤病的继发损害（如银屑病、脂溢性皮炎、玫瑰糠疹）。

❷ **自限性**

所谓自限性就是通过自己的免疫系统工作，经过一段时间就可以完全清除病毒，恢复机体功能，而且不会造成慢性损伤。

拔罐选穴位置

精确取穴

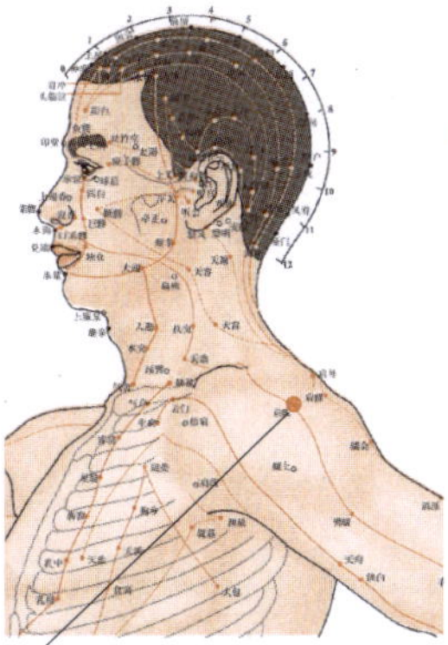

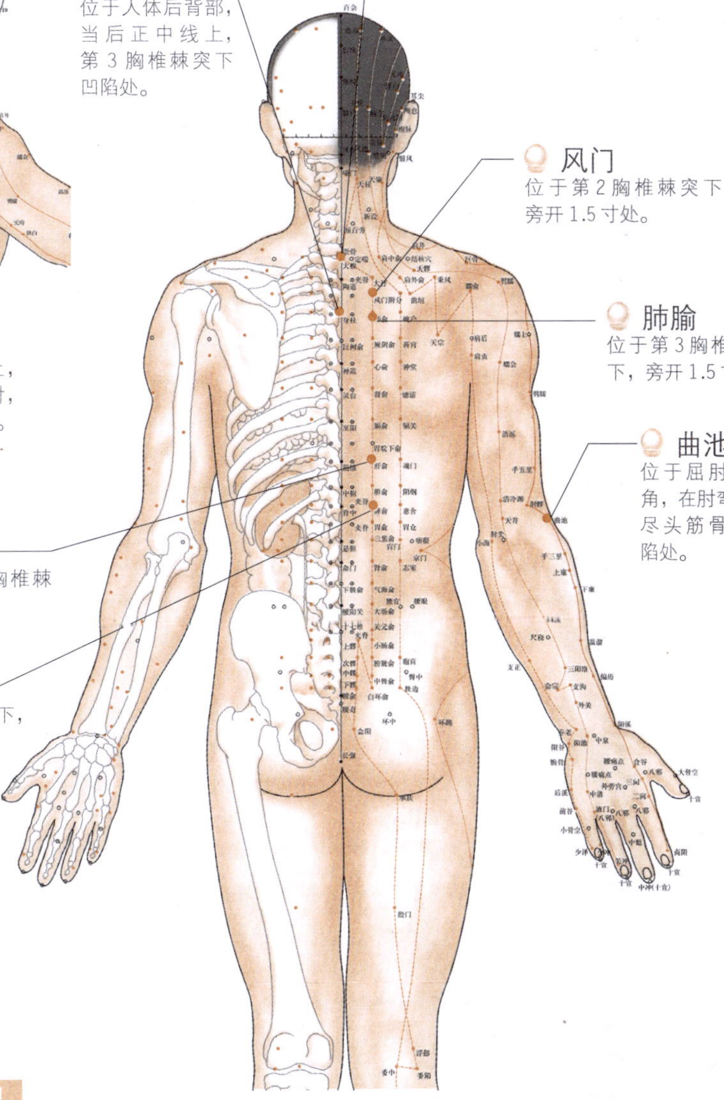

大椎
位于人体颈部后正中线上，第 7 颈椎棘突下凹陷中。

身柱
位于人体后背部，当后正中线上，第 3 胸椎棘突下凹陷处。

风门
位于第 2 胸椎棘突下，旁开 1.5 寸处。

肺俞
位于第 3 胸椎棘突下，旁开 1.5 寸处。

肩髃
位于肩部，三角肌上，臂外展，或向前平伸时，当肩峰前下方凹陷处。

曲池
位于屈肘成直角，在肘弯横纹尽头筋骨间凹陷处。

肝俞
位于背部，当第 9 胸椎棘突下，旁开 1.5 寸。

脾俞
位于第 11 胸椎棘突下，脊中旁开 1.5 寸处。

取穴技巧速查索引

身柱（见第 257 页）	风门（见第 256 页）	肩髃（见第 252 页）	肝俞（见第 270 页）
曲池（见第 260 页）	脾俞（见第 270 页）	大椎（见第 250 页）	肺俞（见第 270 页）

牙痛——涂药罐法给牙齿做个健康SPA

本节名词

❶膏粱厚味 ❷虚火上炎

牙痛是以牙齿及牙龈红肿疼痛为主要表现的口腔疾患，一般是由于口腔不洁或过食膏粱厚味[1]、胃腑积热、胃火上冲，或风火邪毒侵犯、伤及牙齿、或肾阴亏损、虚火上炎[2]、灼烁牙龈等引起的病症。

Words & terms

名词解释

❶ **膏粱厚味**

油腻或味道浓厚的食物。长期多食此类食物，不但损伤脾胃，还易发生痰热和疮疡等病症。

❷ **虚火上炎**

上炎头脸部的火热症状，指由于肾阴亏损，导致肾阳过亢，而虚火上升的病理。主要表面有咽痛、头昏目眩、心烦不眠、舌质嫩红、耳鸣健忘、手足心热，或目赤、口舌生疮等阴虚阳亢症状。

诊断

（一）根尖周炎引发的牙痛诊断

1.痛牙一般由蛀牙、牙折裂引起。

2.自发性持续痛，也可向同侧头颞部放射，能指出病牙部位。

3.牙有伸长感，咀嚼时痛，垂直轻叩患牙有明显疼痛。

4.根尖软组织有压痛，或有瘘管。

5.颌下淋巴结肿、压痛。

6.体温升高。

（二）牙髓炎引起的牙痛

1.一般蛀牙、牙磨损、牙折裂等会引起牙痛。

2.自发性阵痛，并可向同侧头、面部放射，夜间疼痛尤其厉害，在急性期时不能指出病牙部位。

3.冷热刺激会加剧疼痛。

4.轻叩病牙可有疼痛感。

选穴及治疗方法

刺络罐法

所选穴位：大椎、肩井。

治疗方法：让患者取坐位，在对穴位皮肤进行常规消毒后，先用三棱针点刺所选穴位，然后再用闪火法将罐吸拔在穴位上，留罐10分钟~15分钟。每日1次。

涂药罐法

所选穴位：患侧颊车、下关、合谷。

治疗方法：让患者取坐位，先在颊车、下关穴位处涂上风油精，然后再用闪火法将罐吸拔在穴位上。随后再在合谷穴用出针罐法，留罐10分钟~15分钟。每日1次。

拔罐选穴位置

精确取穴

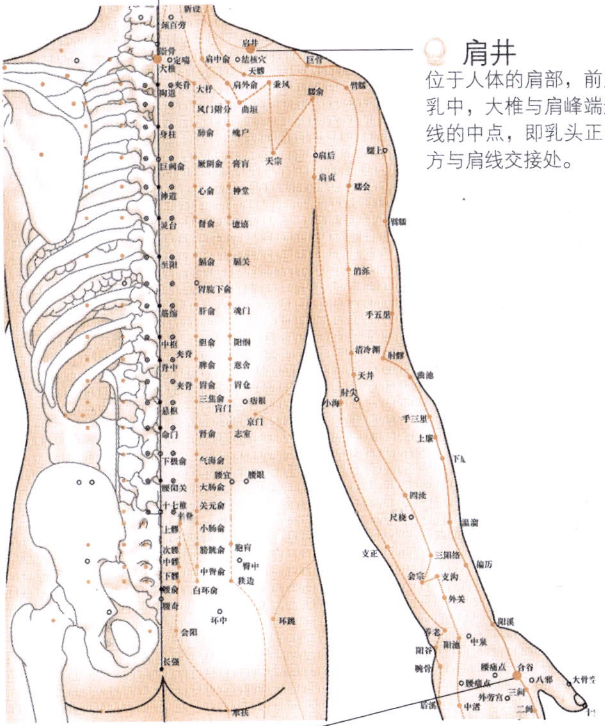

大椎
位于颈部下端，第 7 颈椎棘突下凹陷处。

肩井
位于人体的肩部，前直乳中，大椎与肩峰端连线的中点，即乳头正上方与肩线交接处。

合谷
手背第 1、2 掌骨间，第 2 掌骨桡侧的中点处。

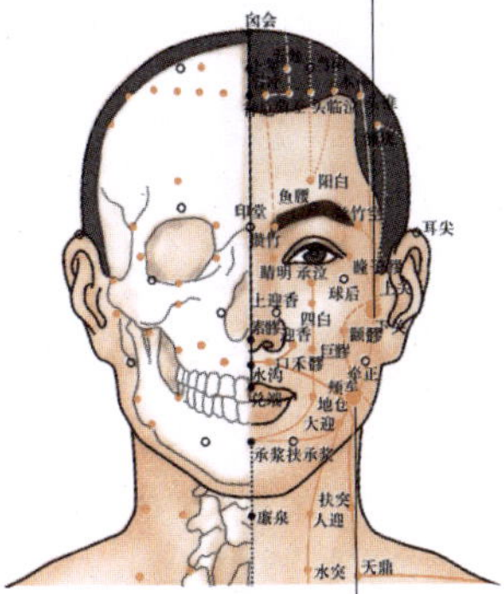

下关
位于面部，耳前方，当颧弓与下颌切迹所形成的凹陷中。

颊车
位于面部，侧面下颌骨边角上，向鼻子斜方向约 1 厘米处的凹陷中。

取穴技巧速查索引

大椎（见第 250 页）	肩井（见第 257 页）	合谷（见第 260 页）	下关（见第 249 页）
颊车（见第 249 页）			

鼻出血——刺络罐法让鼻子更“健壮”

本节名词 ❶鼻衄

鼻出血，又称**鼻衄**[1]，是多种疾病的常见症状。其病因可归纳为局部原因和全身原因。局部原因有：鼻部受到外伤撞击或挖鼻过深、过重；患急性鼻炎、萎缩性鼻炎者易出血；由鼻腔、鼻窦或鼻咽部肿瘤引起出血。全身原因有：动脉压过高；患急性发热性传染病；患白血病、血友病等血液疾患；磷、砷、苯等中毒可破坏造血系统功能而引起出血。

Words terms

名词解释

❶ **鼻衄**

血从清道出于鼻，称为鼻衄。是常见的一种病症。主要由于肺、胃、肝火热偏盛，迫血妄行，以致血溢清道，从鼻孔流出而成鼻衄，亦有少数由肾精亏虚或气虚不摄所致者。鼻衄亦称为衄。鼻衄量多时，又称为鼻洪或鼻大衄。也就是常见的出鼻血。

诊断

1.出血可发生在鼻腔的任何部位，但以鼻中隔前下区最为多见，有时可见喷射性或搏动性小动脉出血。鼻腔后部出血常迅速流入咽部，从口吐出。一般说来，局部疾患引起的鼻出血，多限于一侧鼻腔，而全身疾病引起者，可能是两侧鼻腔内交替或同时出血。

2.通过前鼻镜检查不能发现出血部位，如出血不剧，可行后鼻镜或光导纤维鼻咽镜检查。鼻窦内出血，血液常自鼻道或嗅裂流出。除了寻找出血点外，还需要作必要的全身检查。有时甚至还要与有关科室共同会诊，寻找病因。

选穴及治疗方法

刺络罐法①

所选穴位：大椎、关元。

治疗方法：让患者采取坐位姿势，在对穴位皮肤进行常规消毒后，使用皮肤针对穴位进行重刺以使其出血，然后将罐吸拔在穴位上，留罐10分钟～15分钟。每3天治疗1次。

刺络罐法②

所选穴位：大椎、肺腧、肝腧、委中、涌泉。

治疗方法：让患者取俯卧体位，在对穴位皮肤进行常规消毒后，先用三棱针点刺各穴使之出血数滴，然后再用闪火法将罐吸拔在所选穴位上，留罐10分钟～15分钟，最终吸拔出血量为1毫升～2毫升。每两日治疗1次，10次为1个疗程。

拔罐选穴位置

精确取穴

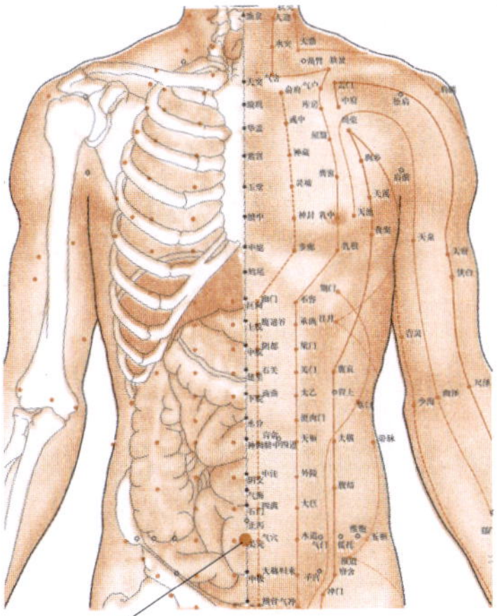

关元
位于人体腹部，当前正中线上，当脐中下3寸处。

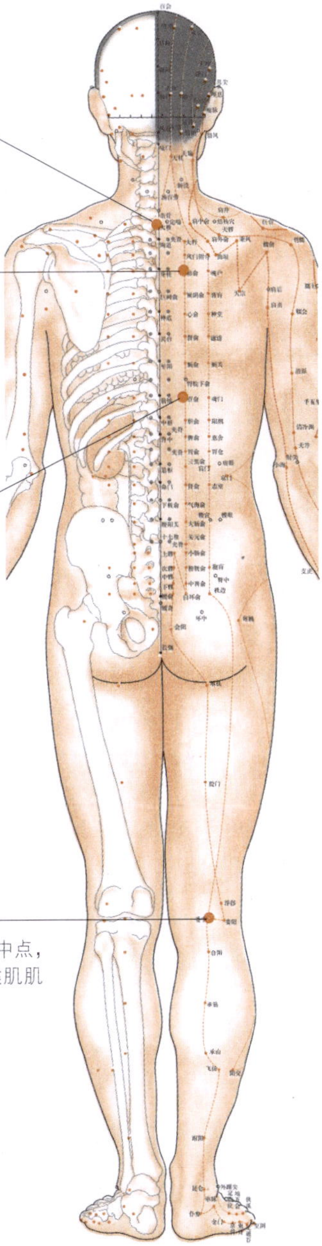

大椎
位于颈部下端，第7颈椎棘突下凹陷处。

肺腧
位于人体背部，当第3胸椎棘突下，左右旁开2指宽处。

肝腧
位于人体背部，当第9胸椎棘突下，旁开1.5寸处。

委中
位于人体膝部，横纹中点，当股二头肌腱与半腱肌肌腱的中间即是。

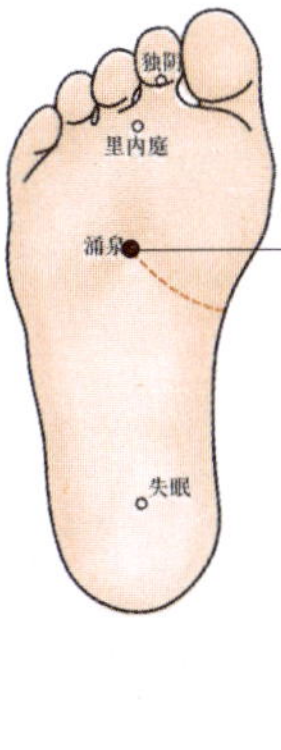

涌泉
位于人体足底部，第2、3趾趾缝纹头端与足跟连线的1/3处。

取穴技巧速查索引

大椎（见第250页）	肺腧（见第270页）	肝腧（见第270页）	涌泉（见第265页）
委中（见第264页）	关元（见第253页）		

内耳眩晕症——刺络罐法使头脑更清明

本节名词

❶变态反应

内耳眩晕病，又称梅尼埃病，是内淋巴积水所致的一种内耳病变。它的临床表现为突然发作的眩晕，眩晕时可感到四周景物或自身在旋转或摇晃。常伴有恶心呕吐、面色苍白、出汗以及耳鸣、听力减退、眼球震颤等。内耳眩晕病的产生，与膜迷路积水膨胀有关，可由变态反应[1]、内分泌紊乱、病毒感染、疲劳、情绪不稳等诱发。

Words & terms

名词解释

❶ 变态反应

也叫超敏反应，是指机体对某些抗原初次应答后，再次接受相同抗原刺激时，发生的一种以机体生理功能紊乱或组织细胞损伤为主的特异性免疫应答。人们日常遇到的皮肤过敏，皮肤搔痒、红肿，就是一种变态反应。

诊断

内耳眩晕症的主要临床表现为突发性眩晕，感觉天旋地转，伴有耳鸣、耳聋、恶心呕吐和眼球震颤等情况发生。

选穴及治疗方法

刺络罐法①

所选穴位：大椎、心腧、肝腧、三阴交。

治疗方法：让患者取俯卧位，在对穴位皮肤进行常规消毒后，先用三棱针点刺穴位，随后再用闪火法将罐吸拔在点刺的穴位上，留罐10分钟～15分钟。每日1次。

刺络罐法②

所选穴位：脾腧、肾腧、足三里、丰隆。

治疗方法：让患者取俯卧位，在对穴位皮肤进行常规消毒后，先用三棱针点刺穴位。然后再以闪火法将火罐吸拔在相应的穴位上，留罐10分钟～15分钟。每日1次。

刺络罐法③

所选穴位：大椎。

治疗方法：让患者取俯卧位，在对穴位皮肤进行常规消毒后，先用细三棱针点刺大椎穴，以刺出血为度，然后再以闪火法将大号的玻璃火罐吸拔在穴位上，留罐10分钟。每3天治疗1次，8次为1个疗程。

注意事项

本病患者在疾病发作时，应卧床休息，加强营养，并尽量吃一些含盐量低的食品。除此以外，病人的生活起居要有规律，避免过度疲劳，不要抽烟喝酒。

拔罐选穴位置

精确取穴

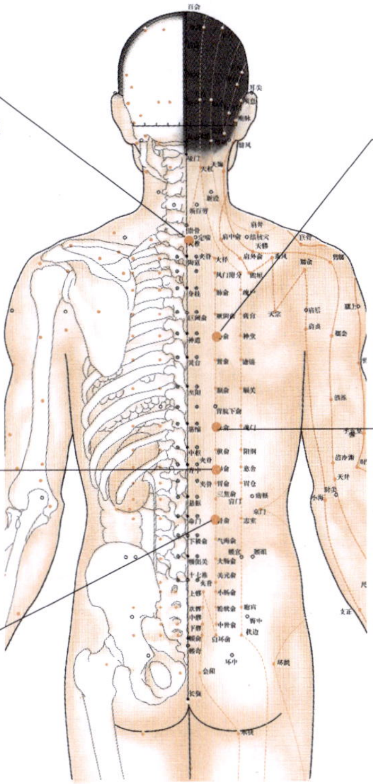

大椎
位于颈部下端，第 7 颈椎棘突下凹陷处。

心腧
位于人体背部，当第 5 胸椎棘突下，旁开 1.5 寸处。

肝腧
位于人体背部，当第 9 胸椎棘突下，旁开 1.5 寸处。

脾腧
位于人体背部，当第 11 胸椎棘突下，旁开 1.5 寸处。

肾腧
位于人体背部，当第 2 胸椎棘突下，旁开 1.5 寸处。

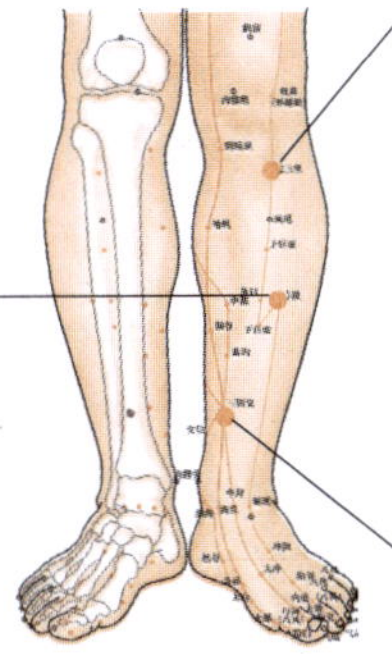

足三里
位于外膝眼下 3 寸，距胫骨前嵴 1 横指，当胫骨前肌上。

丰隆
位于小腿前外侧，外踝尖上 8 寸，即小腿外侧中点处，距胫骨前缘 2 横指。

三阴交
位于小腿内侧，足内踝尖上 3 寸，胫骨内侧缘后方。

取穴技巧速查索引

大椎（见第 250 页）	心腧（见第 270 页）	肝腧（见第 270 页）	脾腧（见第 270 页）
肾腧（见第 270 页）	足三里（见第 263 页）	丰隆（见第 263 页）	三阴交（见第 263 页）

肥胖症——出针罐法轻盈体态不再难

本节名词
❶平补平泄手法
❷常规消毒 ❸泄法

肥胖症，又称肥胖病，是一种社会性慢性疾病。当人体内热量的摄入量高于消耗量，造成体内脂肪堆积过多，导致体重超标、体态臃肿，实际测量体重超过标准体重20%以上，并且脂肪百分比超过30%者称为肥胖。通俗讲肥胖就是体内脂肪堆积过多。当前肥胖已经成为了全世界的公共卫生问题，国际肥胖特别工作组（TOTF）指出，肥胖将成为新世纪威胁人类健康和生活满意度的最大杀手。不能否认的是，肥胖已经成为一种疾病，并且一直严重威胁着我们的健康。

诊断

1.成年人标准体重：（身高cm−100cm）×90%=标准体重（kg）。当体重超过标准体重的10%时，称为超重；超出标准体重的20%时，称为轻度肥胖；超出标准体重的30%时，称为中度肥胖；当超过50%时称为重度肥胖。

2.儿童标准体重：（年龄×2）+8=标准体重（kg）。当体重超过标准体重的10%时，称为超重；超出标准体重的20%时，称为轻度肥胖；超出标准体重的30%时，称为中度肥胖；当超过50%时称为重度肥胖。

选穴及治疗方法

留针罐法

所选穴位：天枢、中脘、神阙、关元、足三里。

治疗方法：让患者取仰卧位，对穴位皮肤进行消毒后，先用毫针点刺穴位，得气后再施以平补平泻手法❶，然后用闪火法将火罐吸拔在留针穴位上，留罐20分钟。每2日治疗1次，10次为1个疗程。

出针罐法

所选穴位：①中脘、天枢、关元、足三里、阴陵泉；②巨阙、大横、气海、丰隆、三阴交。

治疗方法：让患者取仰卧位，在对穴位皮肤进行常规消毒❷后，以毫针点刺各穴，得气后再施以泻法❸，反复大幅度地旋转毫针以产生较强烈的针感，留针30分钟。起针后，除下肢穴位外，腹部穴位均用闪火法将罐吸拔在针刺后的穴位上，留罐15分钟。每日治疗1次，10次为1个疗程。每个疗程之间间隔3日。

Words terms
名词解释

❶ **平补平泄手法**

称为单式手法，得气后均匀地提插、捻转后即可出针。

❷ **常规消毒**

皮肤的常规消毒，即将脱脂棉浸泡入75％的酒精中，每次用医用镊子夹出涂擦在皮肤上。也可以用双氧水或84水消毒，白酒是达不到消毒效果的。

❸ **泄法**

此处的泄法主要是从手法轻重来说的，即重刺激手法。

拔罐选穴位置

精确取穴

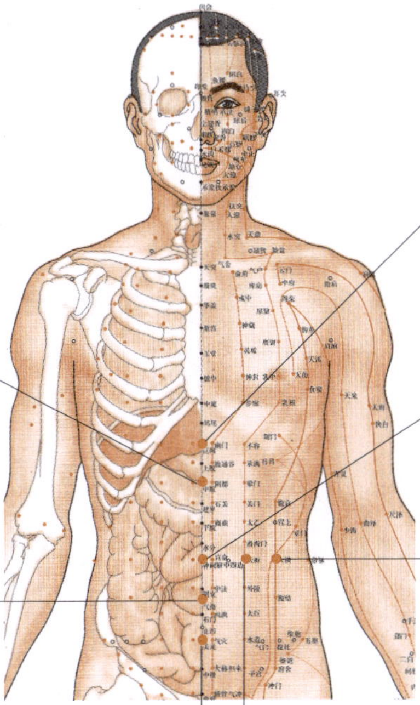

巨阙
该穴位于人体上腹部，前正中线上，当脐中上 6 寸处。

中脘
位于人体上腹部，前正中线上，当脐上 4 寸处。

神阙
该穴位于人体的腹中部，脐中央。

大横
该穴位于人体腹中部，距脐中 4 寸处即是。

气海
该穴位于人体的腹中部，脐中央。

关元
该穴位于人体下腹部，当前正中线上，脐中下 3 寸处。

天枢
该穴位于人体上腹部，脐中旁开 2 寸处。

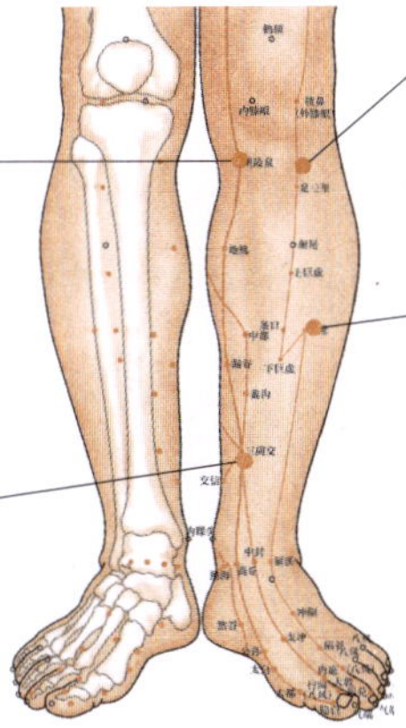

足三里
位于外膝眼下 3 寸，距胫骨前嵴 1 横指，当胫骨前肌上。

阴陵泉
该穴位于小腿内侧，胫骨内侧踝后下方凹陷处。

丰隆
位于小腿前外侧，外踝尖上 8 寸，即小腿外侧中点处，距胫骨前缘 2 横指。

三阴交
位于小腿内侧，足内踝尖上 3 寸，胫骨内侧缘后方。

取穴技巧速查索引

阴陵泉（见第 264 页）	足三里（见第 263 页）	丰隆（见第 263 页）	三阴交（见第 263 页）
巨阙（见第 255 页）	中脘（见第 256 页）	大横（见第 251 页）	关元（见第 253 页）
气海（见第 255 页）	天枢（见第 254 页）	神阙（见第 254 页）	

腋臭——火针闪罐法减淡异味更自在

本节名词
❶火针
❷极泉穴

腋臭，又称狐臭、臭汗症，是指汗腺分泌出的一种特殊的臭味。多在青春期时发生，到老年时可减轻或消失。狐臭给人带来很多不便，并使患有狐臭的人有很大的心理负担和自卑感，从而影响工作和学习以及交际。狐臭具有遗传性，并与性别、种族差异有关。一般来说，女性多于男性，白种人和黑种人多于黄种人。这主要与大汗腺的生理结构和功能有关。

诊断

1.家族史：包括外公、外婆、爷爷、奶奶、父母等祖辈是否有腋臭病史，是否有身体异味。

2.病症：观察耳屎是否属湿性黏糊性，也有少数轻度患者成粉沫样状。

3.气味： 用干净的手帕或纸张用力擦抹腋毛部位，鉴别味道，运动发热后最佳。

4.色素：观察所穿内衣腋窝部位是否发黄变色。

5.腋毛：腋毛部是否可见异常油腻物或伴有比汗液黏的液体，是否有毛发霉变分泌物黏连。

选穴及治疗方法

火针闪罐法

所选穴位：少海、极泉穴以及穴位周边。

治疗方法：让患者取仰卧位，先取双侧少海穴，在对穴位进行常规消毒后，用三棱针放血3～5滴。然后再让患者双手抱头，露出腋窝，在对腋窝皮肤进行消毒后，用火针❶快速刺入极泉穴❷以及此穴周边上、下、左、右0.8寸各1针，随后用闪罐法连续吸拔穴位及周边部位10～15次并留罐30秒钟左右，最后达到皮肤潮红的状态。拔罐完成后禁水3日以防感染。每隔7天治疗1次，3次为1疗程，连续治疗3个疗程即可见效。

注意事项

本病患者应勤洗澡、勤换衣，保持皮肤干燥清洁，也可将腋毛刮去，使局部皮肤减少被细菌感染的机会。

Words terms
名词解释

❶ 火针

是用火烧红的针尖迅速刺入穴内，以治疗疾病的一种方法。早在《灵枢·官针》中就记有："淬刺者，刺燔针则取痹也。"

❷ 极泉穴

曲肘，手掌按于脑后，在腋窝中部有动脉搏动处取穴。有宽胸理气，通经活络的作用。主治心痛、胸闷、四肢不收、肩周炎、颈淋巴结核、腋臭、咽干、烦渴、干呕、目黄、臂肩不举、肘臂挛痛、心绞痛、心包炎、脑血管病后遗症、肋间神经痛、癔病、乳汁分泌不足。此外弹拨极泉穴可起到预防冠心病，肺心病的效果。

拔罐选穴位置

精确取穴

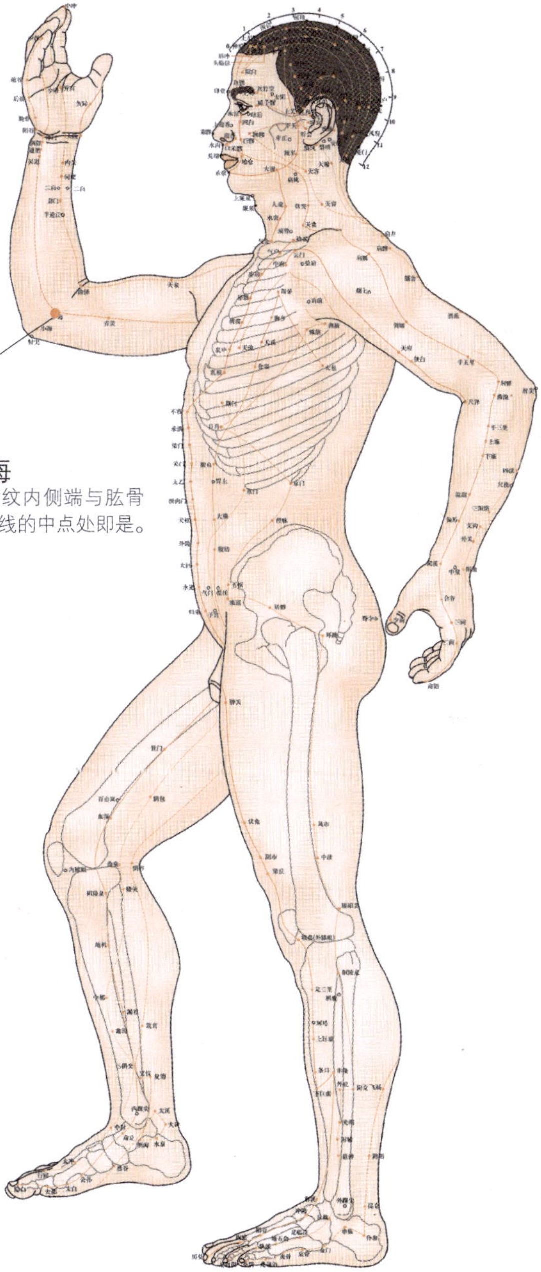

少海
位于肘横纹内侧端与肱骨内上髁连线的中点处即是。

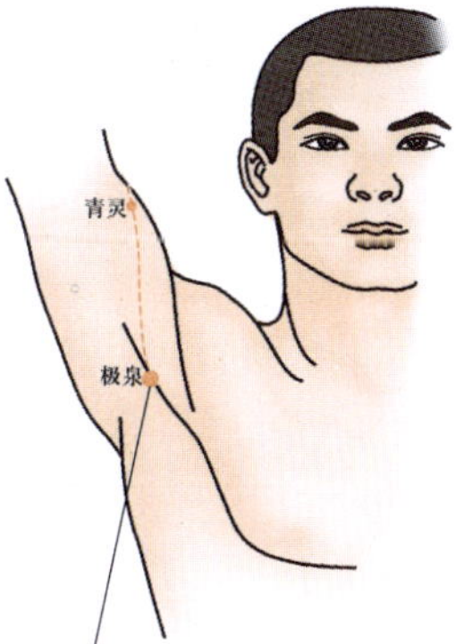

极泉
位于腋窝正中，腋动脉搏动处即是。

取穴技巧速查索引

极泉（见第 261 页）	少海（见第 260 页）		

神经性呕吐——刺络走罐法让心情更舒畅

本节名词 ❶神经官能症

神经性呕吐为胃神经官能症[1]的主要症状之一，是由于高级神经功能紊乱所引起的胃肠功能失调，但无器质性病变。中医认为，神经性呕吐的发病与不良的精神刺激及饮食失调等有关。

Words & terms

名词解释

❶ 神经官能症

又称神经症、精神症，是一组非精神病功能性障碍。具有精神和躯体两方面症状，具有一定的人格特质基础，但非人格障碍。神经症是可逆的，外因压力大时加重，反之症状会减轻或消失。

诊断

1.症状表现：进食后呕吐，一段时间内反复发作；患者否认自己怕胖或控制体重的动机，有一定心理社会性因素，患者可能以呕吐作为暂缓内心冲突的一种方法；体重无明显减轻；已作全面体检，无法找到解释该症状的躯体疾病。

2.病因：各种因素导致的情绪混乱，对不愉快或感到憎恶的思想和经验的反应，精神过度紧张。

选穴及治疗方法

· 刺络罐法

所选穴位：肝腧、脾腧、胃腧、足三里、心腧。

治疗方法：患者取适宜体位，常规消毒穴位皮肤后，先以三棱针点刺各穴，然后用闪火法将罐吸拔在点刺的穴位上，留罐5分钟，每日1次。若患者失眠多梦、心悸、自汗等症状明显时，可采用此法加拔心腧穴和神道穴。

· 刺络走罐法

所选穴位：中脘、神阙。

治疗方法：患者取仰卧位，常规消毒腹部皮肤，采用梅花针从膻中穴至肚脐进行叩刺，轻叩刺3～5遍，然后用闪火法将罐吸拔在膻中穴上，从上至下进行推拉走罐，以皮肤潮红为度，再将罐留在中脘、神阙穴，留罐10分钟。每日或隔日1次。

注意事项

本病在治疗的同时，要注意精神上的调摄，使心情舒畅，消除顾虑，注意休息，饮食宜清淡。

拔罐选穴位置

精确取穴

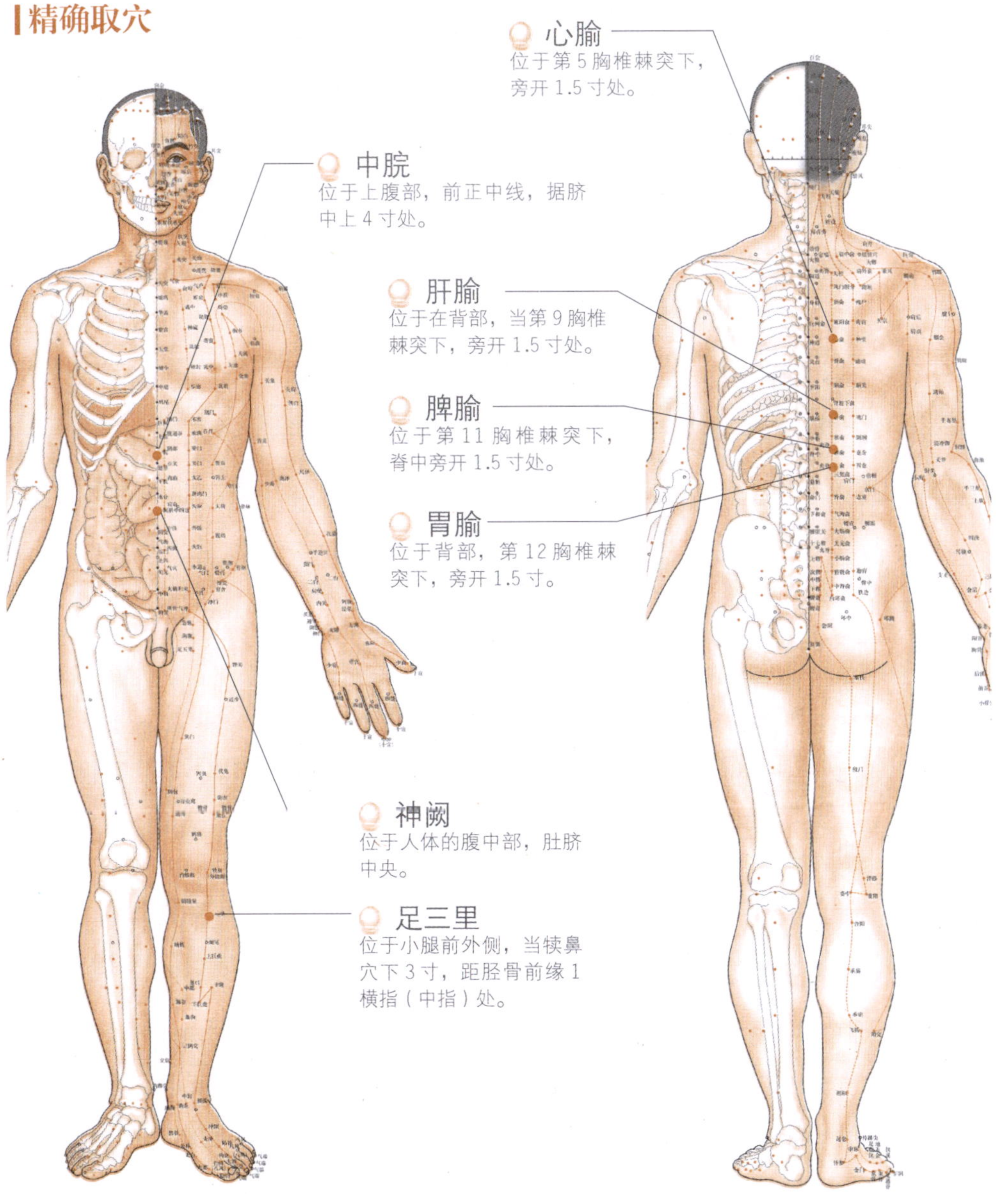

取穴技巧速查索引

中脘（见第 256 页）	胃腧（见第 270 页）	肝腧（见第 270 页）	脾腧（见第 270 页）
神阙（见第 254 页）	心腧（见第 270 页）	足三里（见第 263 页）	

第7章

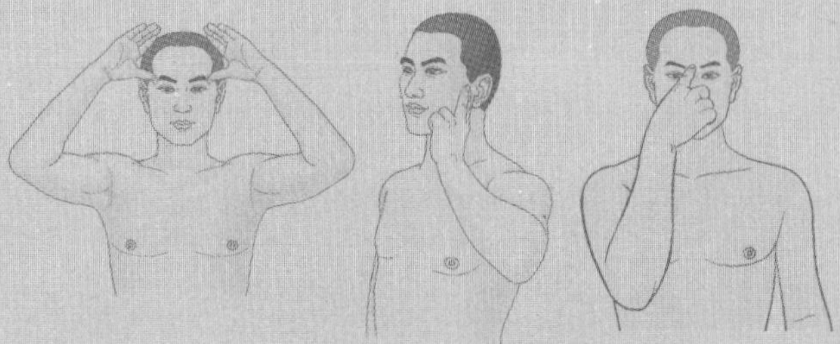

刮痧——让生活更轻松

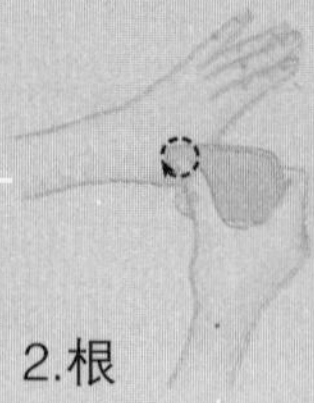

刮痧前后注意事项：1.因施术者的力度选择适合他用的刮痧板。2.根据患者需要刮痧的部位和肤质选择适合的刮痧介质。3.放松身体和心态。4.身体和刮痧板都应该做好消毒工作。5.刮痧后，患者适当休息片刻，并可适当饮用温开水。6.刮痧结束后1~3小时内不能用冷水洗脸及手足；切忌烦躁发怒。7.刮痧后禁止饮食生冷、油腻、酸辣以及难以消化的食物。8.原则上一次刮痧只治疗一种疾病；下一次刮痧应在5天~7天后。9.初次刮痧时间要控制在20分钟内，否则会产生严重的疲劳反应。

本章看点

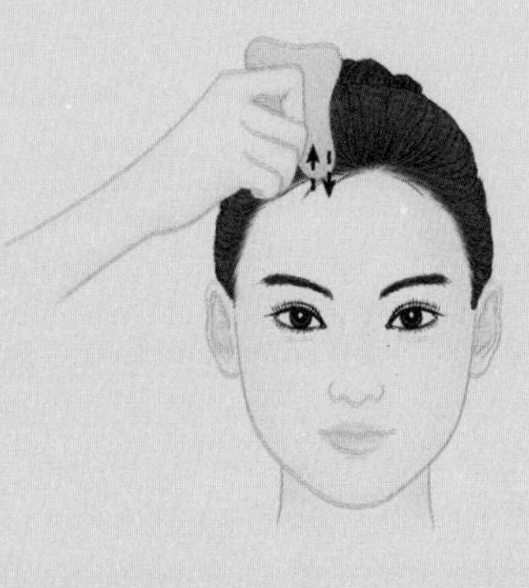

支气管扩张——推刮法配合食疗有益慢性病的治疗

本节名词 ❶麻疹 ❷预防接种

支气管扩张，大多是由其他呼吸系统疾病引起的，比如呼吸道感染、麻疹[1]、百日咳、支气管肺炎等，都可以导致此病的发生。它也是较为常见的呼吸道慢性疾病。

诊断

1.慢性咳嗽：早期无明显症状，或仅有慢性咳嗽。

2.大量脓痰：后期出现大量脓痰，痰呈黄绿色，放在玻璃管中静置后可分成三层：上层泡沫，中层浆液，下层脓液及细胞沉渣。此时往往已有明显感染症状。患者在早上起床或夜间上床等体位变动的时候，咳痰增多。

3.反复出现呼吸道感染：发热，伴有咳嗽加重和脓痰增多。

预防

1.戒烟，避免吸入刺激性气体。

2.在幼年时期积极防治麻疹、百日咳、支气管肺炎等疾病，并做好传染病的预防接种[2]，以防止因支气管腔受损而发展成为支气管扩张。

3.坚持参加适当体育锻炼，增强体质，提高抗病能力。

4.预防感冒，积极根治鼻炎、咽喉炎、慢性扁桃腺炎等上呼吸道感染。

刮痧治疗

刮拭要点	穴位与刮法	刺激程度	次 数
① 背部	肺腧（推刮）→ 膏肓（推刮）	适度	30
② 胸腹部	天突（推刮）→ 膻中（推刮）→ 中脘（推刮）		
③上肢部	尺泽（推刮）→ 曲池（推刮）→ 列缺（平面按柔）		

适宜饮食

支气管扩张患者，适宜食用梨、罗汉果、枇杷、荸荠、萝卜、冬瓜、丝瓜、海蜇、豆腐、白菊花、金银花、百合、慈姑、蜂蜜、银耳、柿霜、芹菜、茭白、菊花脑、茼蒿、枸杞菜、藕、红薯、黄瓜、绿豆芽、螺蛳、香蕉、苦瓜、竹笋、海带等食物。

Words terms
名词解释

❶ 麻疹

以初热期发热、咳嗽、流涕、眼结膜充血、畏光等，2天～3天后口腔颊黏膜粗糙，有细小白点（麻疹黏膜斑）为主要表现的疾病。

❷ 预防接种

把疫苗（用人工培育并经过处理的病菌、病毒等）接种在健康人的身体内使人在不发病的情况下，产生抗体，获得特异性免疫。例如，接种卡介苗预防肺结核；种痘预防天花等。

刮痧选穴位置

精确取穴

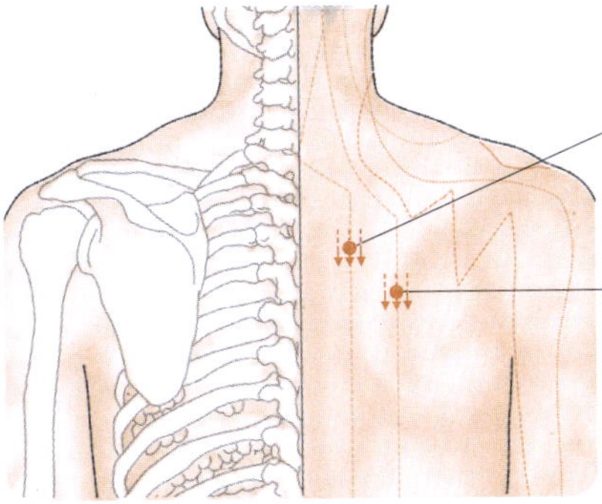

肺俞
背部，第 3 胸椎棘突下，旁开 1.5 寸。

膏肓
在第 4 和第 5 胸椎间旁开 3 寸。

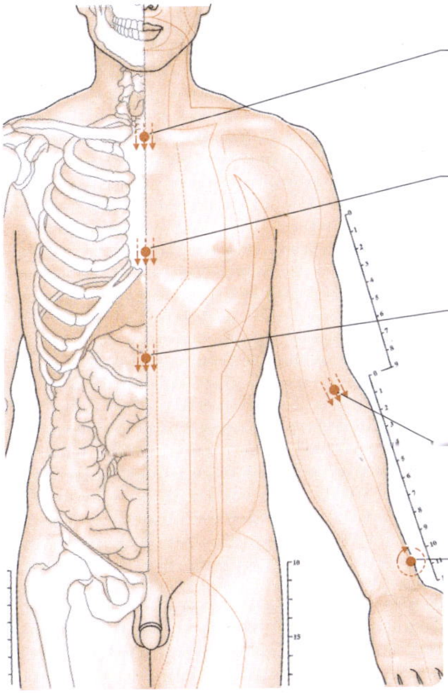

天突
胸骨上窝中央。

膻中
胸骨上，当两乳头正中间。

中脘
前正中线上，脐中上 4 寸。

尺泽
肘横纹中，肱二头肌桡侧凹陷处。

列缺
桡骨茎突的上方，腕横纹上 1 寸。

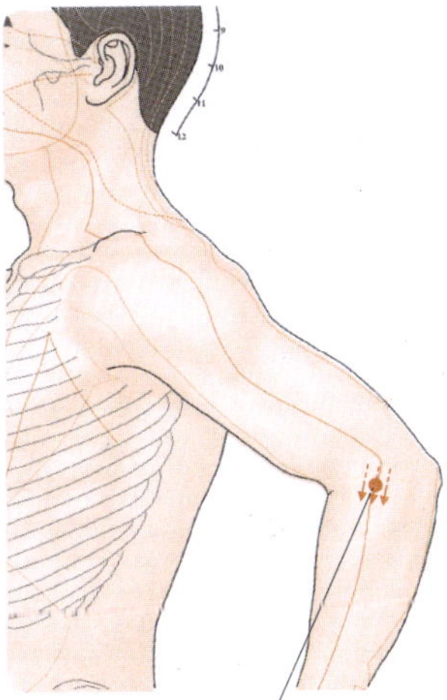

曲池
屈肘成直角，肘弯横纹尽头筋骨间凹陷处。

辅助食疗

百合枇杷膏

新鲜百合 3000 克，枇杷 1000 克（去皮、核），蜂蜜 300 克。百合洗净后与枇杷、蜂蜜一起放入锅内加水拌匀，用文火焖酥；然后用微火炒至不黏，盛出冷却。开水冲服，每日 2 次，每次 2 匙。本方适用于支气管扩张咳嗽、咯血鲜红、口干咽燥者。

银耳鲜藕粥

银耳 50 克，鲜藕 500 克（去节），糯米 50 克。先把藕洗净，绞取藕汁；银耳和糯米加水煮粥。粥将稠时放入藕汁，快熟时加入适量冰糖。此方适用于支气管扩张咯血、干咳少痰者。

哮喘——面刮法长期坚持很重要

本节名词 ❶尘螨

Words terms
名词解释

❶ 尘螨

小型，体表有皮纹；螯肢钳状；背面有盾板，无顶毛；躯体后侧有一对末体侧腺；雄螨第一对足粗壮，第四对足很细；雌螨生殖瓣倒“V”形，具生殖乳突。普遍存在于人类居住环境中，是一种过敏源，可引致哮喘、鼻炎、皮炎等，危害人类健康。

哮喘，是因支气管痉挛所引起的，任何年龄的人都可能患上此病，是一种很常见的呼吸道疾病。

哮喘分为支气管哮喘和哮喘性支气管炎两种，两者的临床表现和处理很相似。

诊断

1.反复发作的呼气性呼吸困难，发作时不能平卧，发作将止时咳出白色泡沫痰。

2.肺部听诊，两肺布满哮鸣音。

3.哮喘性支气管炎，必有慢性咳嗽史。

4.无心脏病史。

预防

1.避免大的情绪波动，如忧虑、悲伤、过度兴奋甚至大笑等。

2.远离尘螨[1]、猫、狗的皮垢以及霉菌、花粉、牛奶、禽蛋、蚕丝、羽毛、飞蛾、棉絮、真菌等过敏源。

3.避免突击性强烈的或长时间的体力劳动以及紧张的竞技性运动。

4.避免吸入烟、尘和植物油、汽油或油漆等气味以及冷空气等。

刮痧治疗

刮拭要点	穴位与刮法	刺激程度	次 数
① 背部	大椎（面刮）→ 肺俞（面刮）→灵台（面刮）→肾俞（面刮）	适度	40
② 胸腹部	天突（面刮）→ 玉堂（面刮）→ 膻中（面刮）		
③上肢部	手臂掌侧（推刮）		

刮痧选穴位置

精确取穴

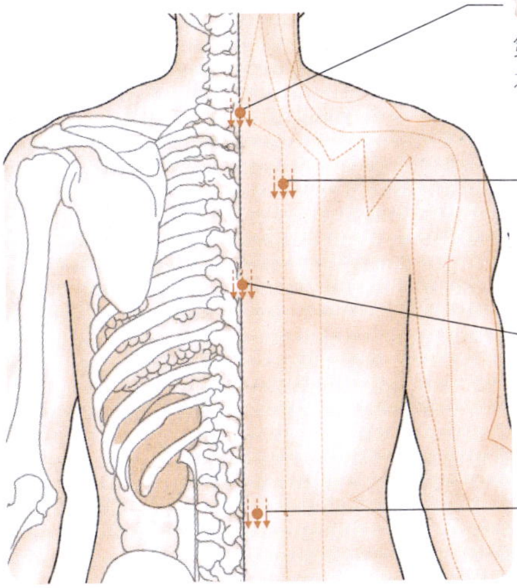

大椎
第 1 胸椎脊突上之凹陷处。

肺腧
第 3 胸椎棘突下，旁开 1.5 寸。

灵台
在第 6 和第 7 胸椎棘突间。

肾腧
当第 2 腰椎棘突下，旁开 1.5 寸。

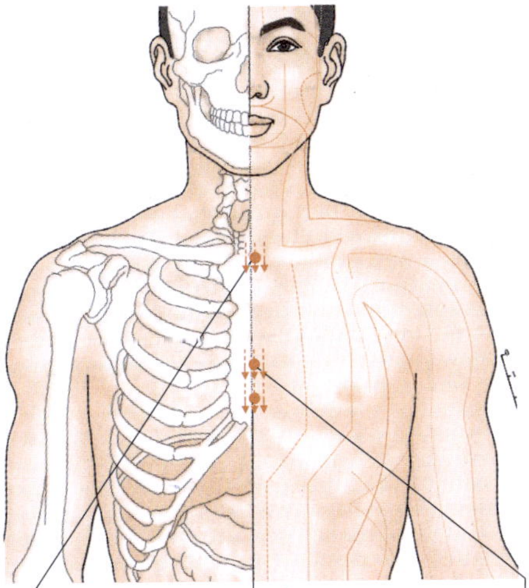

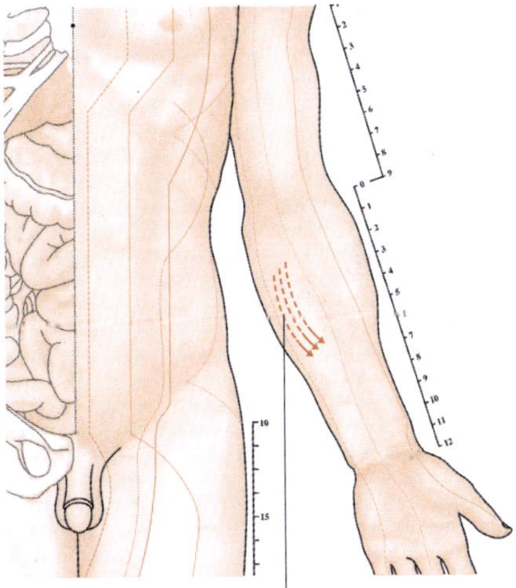

天突
胸骨上窝中央。

膻中
在体前正中线，两乳头连线之中点。

玉堂
当前正中线上，平第 3 肋间。

手臂掌侧

辅助食疗

肉丝炒菠菜

瘦猪肉 150 克，菠菜 300 克，小虾 15 克，豆油 50 毫升，醋、味精、香油各适量。将菠菜用开水泡透后捞出，入冷水中过凉。瘦猪肉切丝；小虾用温水泡发；锅内放入豆油烧热，下入肉丝、菠菜、小虾煸炒，再加少许酱油、醋、味精、香油拌匀即可。

胆囊炎——推刮法炎症去无踪胆囊不疼痛

本节名词 ❶黄疸

胆囊炎是细菌性感染或化学性刺激(胆汁成分改变)引起的胆囊炎性病变，为胆囊的常见病。急性胆囊炎多在进食油腻晚餐后半夜发病，右上腹持续性疼痛、阵发性加剧，常伴有发热、恶心、呕吐等现象。慢性胆囊炎多数表现为胆源性消化不良，厌油腻食物、上腹部闷胀、嗳气、胃部灼热等。

诊断

1.发病急剧，右上腹疼痛、恶心、呕吐，可有高热或寒战症状。

2.急性病容者可见黄疸[1]，右上腹明显压痛，腹肌紧张或可触及肿大的胆囊。

3.血液白细胞数和中性粒细胞比例增高，核左移或见中毒颗粒。

4.B超时可显示胆囊肿大程度、积液、积脓、胆囊周围渗出性改变。

预防

1.合理控制饮食，忌油炸、煎、辛辣、高脂肪食物，忌酒。

2.避免发胖，食物限于低脂肪、低蛋白、少量易消化的流食或半流食，随病情的减轻可逐渐加入少量瘦肉、鱼、蛋、奶、水果及鲜菜等，多吃萝卜、青菜、豆类，多喝豆浆等。

3.平时多饮水(每天1500毫升～2000毫升)，以稀释胆汁。

4.保持心情放松愉快，不可长时间沉郁忧虑。

刮痧治疗

刮拭要点	穴位与刮法	刺激程度	次 数
① 背部	肝腧（推刮）→ 胆腧（推刮）	适度	30
② 下肢部	太冲（按揉）→ 阳陵泉（推刮）→ 足三里（推刮）→ 丘墟（推刮）		

Words & terms

名词解释

❶ 黄疸

又称黄胆，俗称黄病，是一种由于血清中胆红素升高致使皮肤、黏膜和巩膜发黄的症状和体征。某些肝脏病、胆囊病和血液病经常会引发黄疸的症状。通常，血液的胆红素浓度高于 2mg/dL~3mg/dL（34-51）时，这些部分便会出现肉眼可辨别的颜色。

刮痧选穴位置

精确取穴

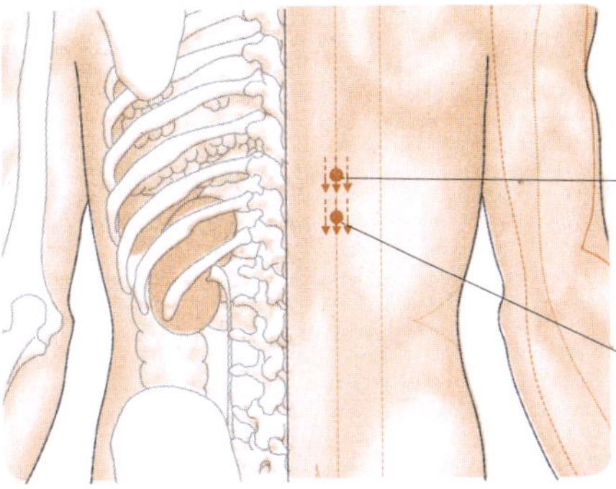

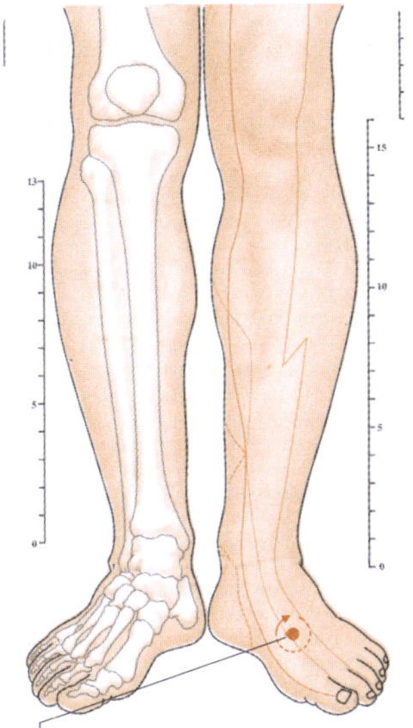

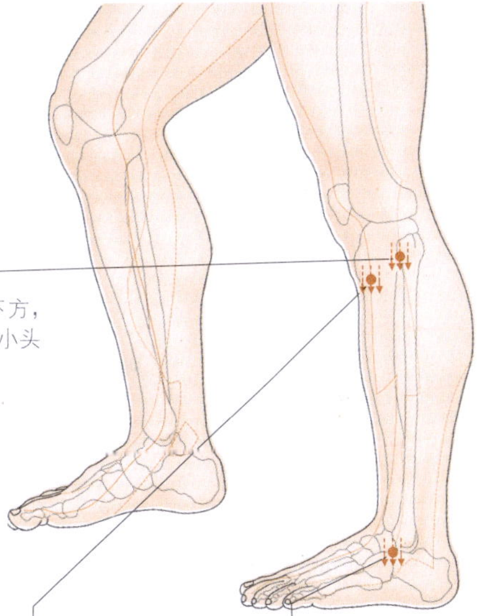

辅助食疗

荸荠海蜇汤

荸荠 30 克，海蜇丝 50 克。将荸荠洗净，去皮，切块；海蜇丝洗净。将荸荠、海蜇丝一同放入砂锅中，加适量水，煎汤即可饮用。

玉米须煲蚌肉

玉米须 50 克，蚌肉 150 克，生姜 15 克。蚌肉洗净，生姜洗净切片。蚌肉、生姜和玉米须一同放入砂锅中，加水，文火炖煮 1 小时；加调料，饮汤即可吃肉。

胃下垂——面刮法配合饮食、锻炼效果更显著

本节名词 ❶嗳气

胃下垂是指胃体下降至生理最低线以下位置的病症，主要是由于长期饮食失节或劳倦过度，致使中气下降、胃气升降失常。病人常腹胀、恶心、嗳气[1]、胃痛，偶有便秘、腹泻，或交替性腹泻以及便秘。

Words terms

名词解释

❶ 嗳气

俗称“打饱嗝”、“饱嗝”，是各种消化道疾病常见的症状之一。反流性食管炎、慢性胃炎、消化性溃疡和功能性消化不良，多伴有嗳气症状。嗳气，在中医讲，属于“气机上逆”。

诊断

1.超声波检查：饮水使胃腔充盈后，超声波测出胃下缘下移入盆腔。

2.X线检查：X线观察，一般可见胃的位置下降、紧张力低下，蠕动波稀疏，滞留物较多，胃由膨大型变为袋形或其他胃形。

3.胃下垂的诊断标准：一般以胃距髂嵴连线4厘米视为正常。按下垂的程度，又可分为轻、中、重三度：5厘米～8厘米为轻度下垂；9厘米～12厘米为中度下垂；13厘米以上为重度下垂。

预防

1.饮食有规律，避免暴饮暴食或者偏食，不要过度减肥。

2.加强体育锻炼，改善体质，增强肌肉力量，防止腹肌松弛。

3.尽量不要多次进行腹部手术，积极治疗各种消耗性疾病。

4.长期从事站立工作或卧床少动的人容易患此病，因此要避免长期保持一种姿势。

5.避免穿很紧的马甲和束很紧的腰带，因为经常压迫胸部和上腹部的人也易患胃下垂。

刮痧治疗

刮拭要点	穴位与刮法	刺激程度	次数
①胸腹部	膻中（面刮）→中脘（面刮）→关元（面刮）→中极（面刮）	轻度	30
②背部	脾俞（面刮）→胃俞（面刮）		
③下肢部	足三里（面刮）		

刮痧选穴位置

精确取穴

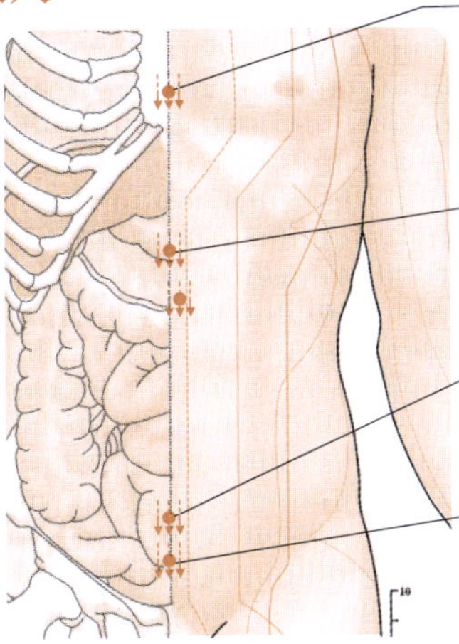

膻中
胸部，当前正中线上，平第 4 肋间，两乳头连线的中点。

中脘
上腹部，前正中线上，当脐中上 4 寸。

关元
下腹部，前正中线上，当脐中下 3 寸。

中极
下腹部，前正中线上，当脐中下 4 寸。

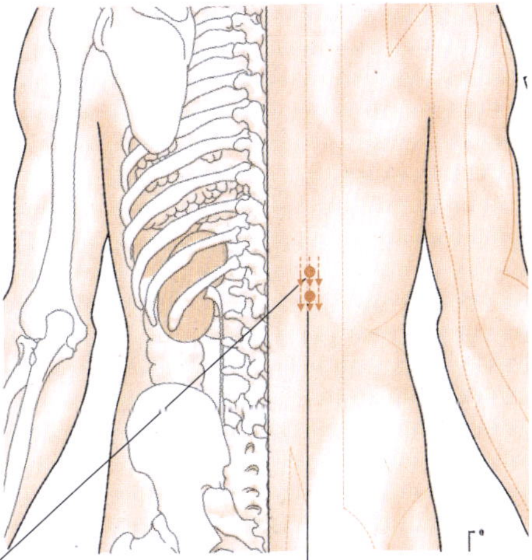

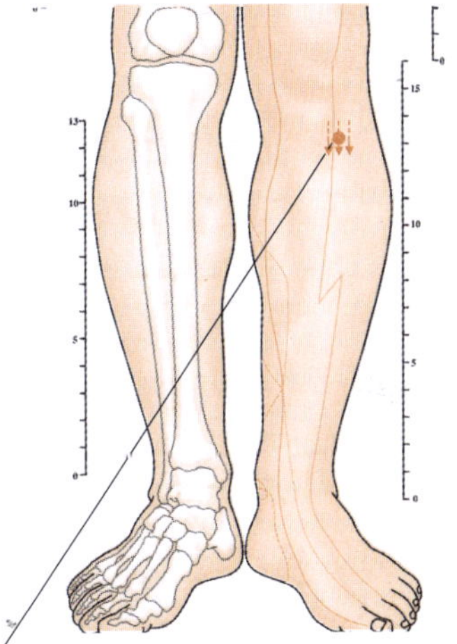

脾俞
在背部，当第 11 胸椎棘突下，旁开 1.5 寸。

胃俞
背部，第 12 胸椎棘突下，旁开 1.5 寸。

足三里
外膝眼下 3 寸，距胫骨前嵴 1 横指，当胫骨前肌上即是。

辅助食疗

山楂肉丁汤

山楂 15 克，陈皮、枳壳各 10 克，猪瘦肉 100 克，盐适量。先将猪瘦肉切丁腌渍，其他材料放入锅中煮半个小时。再放入猪瘦肉丁，煮至熟加入盐调味即可。

人参莲子汤

人参片 10 克，红枣 10 克，莲子 40 克，冰糖 10 克。红枣去核泡发，莲子泡发。把材料放入锅里加水煮 11 分钟，移入蒸笼加冰糖蒸一个半小时即可。

肾小球肾炎——推刮法配合锻炼缓解炎症

本节名词 ❶猩红热

肾小球肾炎，俗称“腰子病”，是两侧肾脏弥漫性而非化脓性炎症，由溶血性链球菌或其他细菌感染所引起的变态反应，经常在上呼吸道感染、猩红热[1]或化脓性皮肤病之后发生。

肾小球肾炎可分急性和慢性两种。急性症多见于儿童及青少年；慢性症多见于成人，以青壮年为主，大多数患者是一开始就呈慢性过程，只有少数患者是由急性症转变而来。肾小球肾炎，多由寒冷和潮湿所诱发，所以患者要注意保暖和保持环境干燥。

Words terms

名词解释

❶ 猩红热

为A群溶血性链球菌感染引起的急性呼吸道传染病。其临床特征为发热、全身弥漫性鲜红色皮疹和疹退后明显的脱屑。少数患者患病后由于变态反应而出现心、肾、关节的损害。此病一年四季都有发生，尤以冬春之季发病为多。多见于小儿，尤以5岁~15岁居多。

预防

1.加强身体锻炼，增强机体的抗病能力，以减少上呼吸道感染、咽喉炎、扁桃体炎等疾病的侵袭。

2.一旦发生咽炎、流行性感冒、脓疱疮性皮肤病等链球菌感染时，应立即加以彻底治疗。

3.糖尿病和高血压很容易并发肾炎，极易引起尿毒症。因此，平时一定要养成良好的生活习惯：改掉酗酒、吸烟等不良嗜好；定期进行身体健康检查，及早发现糖尿病和高血压，并有效地控制血糖和血压。

刮痧治疗

刮拭要点	穴位与刮法	刺激程度	次数
① 背部	脾腧（推刮）→ 肾腧（推刮）→命门（推刮）	适度	30
② 胸腹部	上脘（推刮）→中脘（推刮）→气海（推刮）→关元（推刮）		
③下肢部	三阴交（推刮）→太溪（推刮）		

刮痧选穴位置

精确取穴

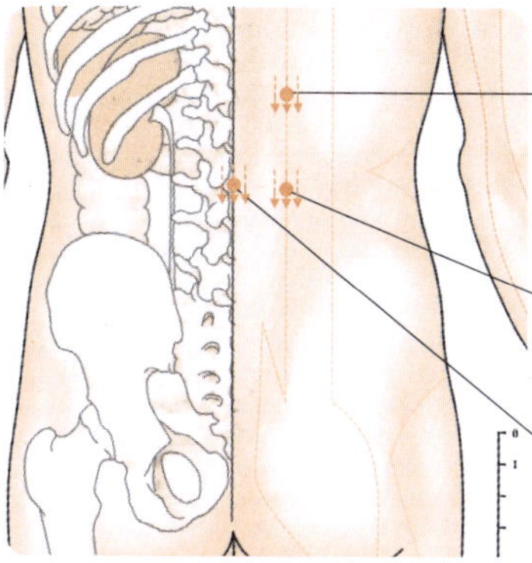

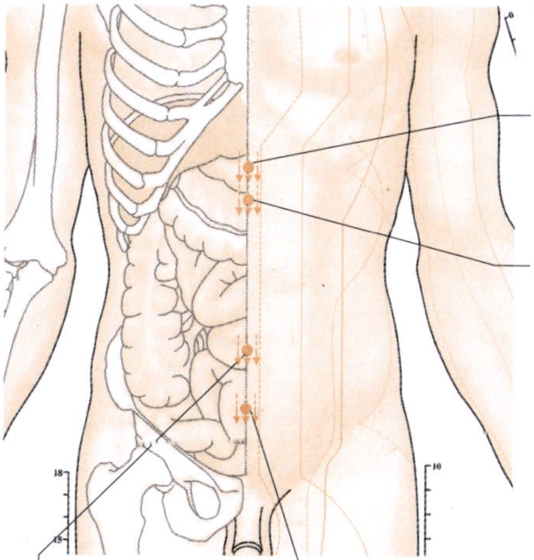

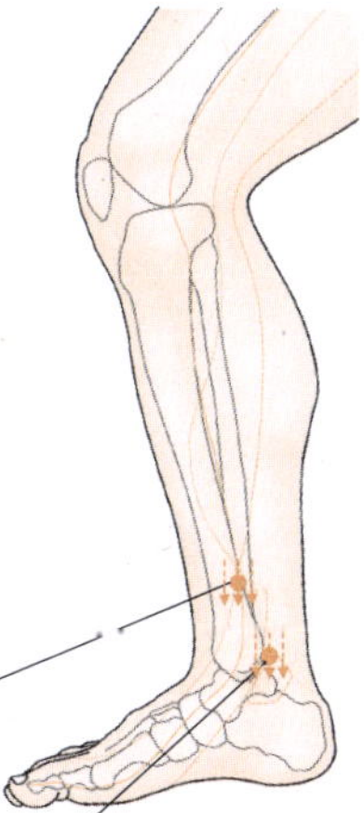

辅助食疗

水鸭川朴汤

鲜水鸭 1 只，川厚朴 15 克，杜仲 15 克。把水鸭去毛及肠杂，洗净后切块，与川厚朴、杜仲一起加水适量炖熟；放少许调料，吃肉饮汤。每日 1 剂，分数次服食。

山药粥

取生山药 30 克，粳米适量，加水煮熟成粥，放入白糖适量食用。此方具有健脾补肾之功效，用于慢性肾炎水肿不甚而尿蛋白持续不消者。

面神经瘫痪——垂直按揉法改善面部血液循环

本节名词 ❶中耳炎

面神经瘫痪，即面神经受损，表现为面部肌肉运动出现障碍。通常患者很难或无法控制面部表情和动作。

此病主要是由其他疾病引起面神经受损所致，较为常见的致病因素是风湿或慢性中耳炎[1]，有时，肿瘤、脑溢血等也可引发本病。

Words, terms
名词解释

❶ **中耳炎**

中耳发炎就是中耳炎，是一种常见病。中耳炎常发生于8岁以下儿童，其他年龄段的人群也有发生。它经常是普通感冒或咽喉感染等上呼吸道感染所引发的疼痛并发症。通常中耳炎又分为急性与慢性中耳炎，急性中耳炎如果及时就医的话，可以痊愈并不再复发，但慢性中耳炎无法根治。

诊断

1.一般症状：发病较为突然，患者清晨醒来，即发现一侧眼睑不能闭合，无法皱眉，眼角流泪。面部肌肉出现松弛，鼻唇沟变浅或出现歪斜，口角向健康一侧歪斜，不能吹口哨，说话漏风，流口水，饮食不便。疾病刚发作时，在耳下、耳后部等处有疼痛感。

2.特殊症状：因慢性中耳炎引起的面瘫，还有耳部症状，如外耳道流脓等。由脑部疾病引起的面神经瘫痪，仅限于面部肌肉瘫痪，眼睑能闭合，能皱眉，应和面神经瘫痪区别。

预防

1.注意保暖，应避开风寒对面部的直接袭击，尤其是年老体弱、病后、过劳、酒后及患有高血压、关节炎、神经痛等慢性疾病者，尽可能不要迎风走。

2.身体虚弱者要增强体质，提高抗病能力。

3.夏天即使再热也要避免因为贪凉而直接对着空调、电扇吹。

4.要以乐观平和的精神状态面对工作和生活，避免过度劳累。

刮痧治疗

刮拭要点	穴位与刮法	刺激程度	次 数
① 头部	太阳（平面按揉）→ 睛明（平面按揉）→阳白（平面按揉）→听会（平面按揉）→翳风（平面按揉）→地仓（平面按揉）→颊车（平面按揉）	重度	50
② 上肢部	合谷（平面按揉）		
③ 下肢部	内庭（垂直按揉）		

刮痧选穴位置

精确取穴

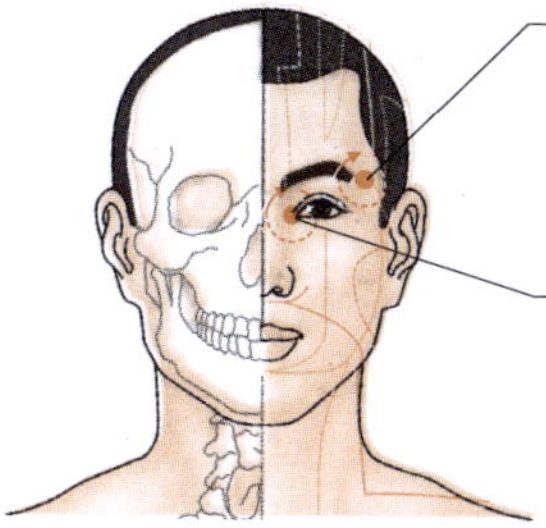

太阳

在耳廓前面，前额两侧，外眼角延长线的上方。 在两眉梢后凹陷处。

睛明

面部，目内眦角梢上方凹陷处。

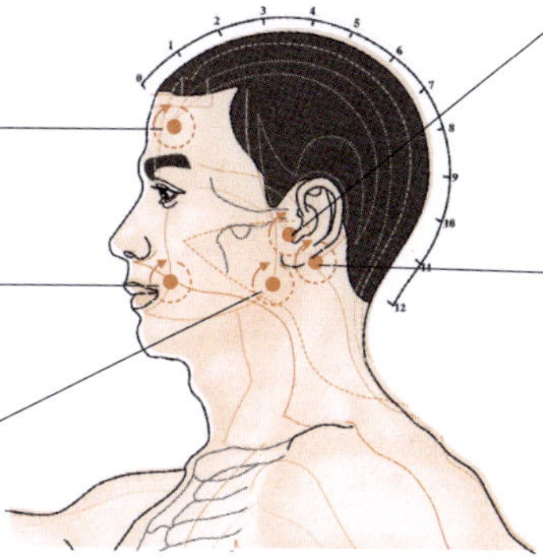

阳白

前额部，当瞳孔直上，眉上 1 寸。

地仓

人体的面部，口角外侧，上直对瞳孔处。

颊车

在面颊部，下颌骨前上方约一横指（中指）。

听会

耳屏间切迹的前方，下颌骨髁状突的后缘，张口有凹陷处。

翳风

耳垂后，乳突前下方凹陷处。

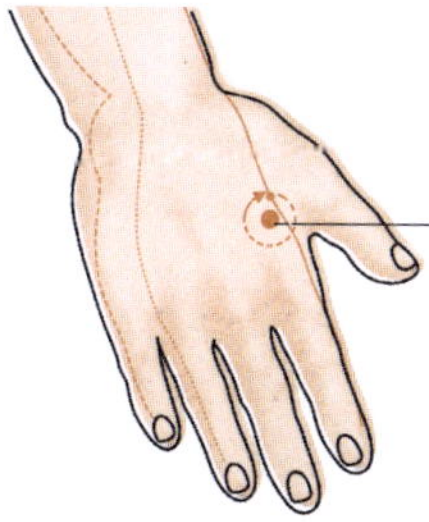

合谷

手背第 1、2 掌骨间，第 2 掌骨桡侧的中点处。

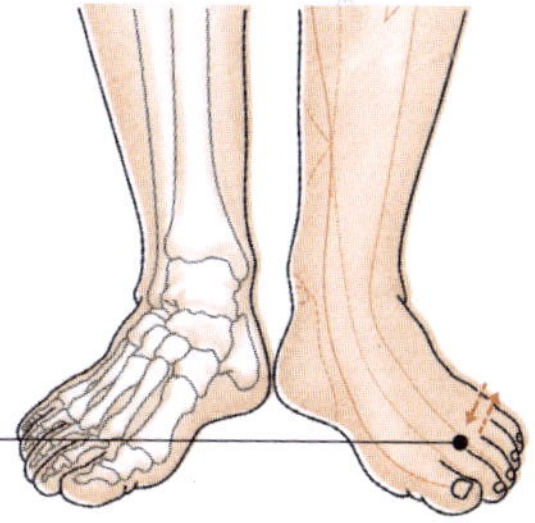

内庭

足背第 2 和第 3 趾间缝纹端。

辅助食疗

防风粥

防风 10 克 ~ 15 克，葱白口茎，粳米 30 克 ~ 60 克。前两味水煎取汁，去渣。粳米煮粥，待粥将熟时加入药汁，煮成稀粥，温服。

川芎白芷水炖鱼头

川芎 3 克 ~ 9 克，白芷 3 克 ~ 9 克，鳙鱼头 500 克，葱、胡椒、姜、盐适量。武火烧沸，再以小火炖半小时；分早、晚食鱼喝汤。

功能性消化不良——推刮法配合食疗效果好

本节名词 ❶器质性疾病 ❷糜烂

功能性消化不良的症状包括上腹痛、上腹胀、早饱、嗳气、食欲不振、恶心、呕吐等一组临床综合征，患者经检查排除引起这些症状的器质性疾病[1]，症状可持续或反复发作，病程一般规定为超过1个月或在12个月中累计超过12周。

Words terms

名词解释

❶ 器质性疾病

是指因多种原因引起的机体某一器官或某一组织系统发生疾病而造成的该器官或组织系统永久性的损害。这就叫做“器质性”疾病。

❷ 糜烂

皮肤、黏膜处的浅表性坏死性缺损，局限于黏膜表层称为糜烂。

诊断

1.有上腹痛、腹胀、早饱、嗳气、恶心、呕吐等上腹不适症状，至少持续4周或12个月中累计超过12周。

2.内镜检查未发现胃及十二指肠溃疡、糜烂[2]、肿瘤等器质性病变，未发现食管炎，也无上述疾病的病史。

3.检查排除肝、胆、胰疾病，无糖尿病、肾脏病、结缔组织病及精神病，无腹部手术史。对科研病例选择还需将伴有肠易激综合征者除外，以免影响研究的可比性。经定期随访未发现新的器质性病变，随访时间1年以上。

预防

1.进餐应定时，且应保持轻松的心情，不要匆促进食、囫囵吞食、边走边食。

2.进餐时避免讨论问题或争吵。

3.在进餐时不要饮酒，不要在进餐后马上吸烟。

4.进餐时不要穿束紧腰部的衣裤。

5.避免大吃大喝，少吃辛辣和富含脂肪的食物。

有条件可在两餐之间喝一杯牛奶，避免胃酸过多。

刮痧治疗

刮拭要点	穴位与刮法	刺激程度	次数
①背部	脾腧（推刮）→ 胃腧（推刮）	适度	30
②胸腹部	中脘（推刮）→ 天枢（推刮）		
③下肢部	足三里（平面按揉）→三阴交（推刮）		

刮痧选穴位置

精确取穴

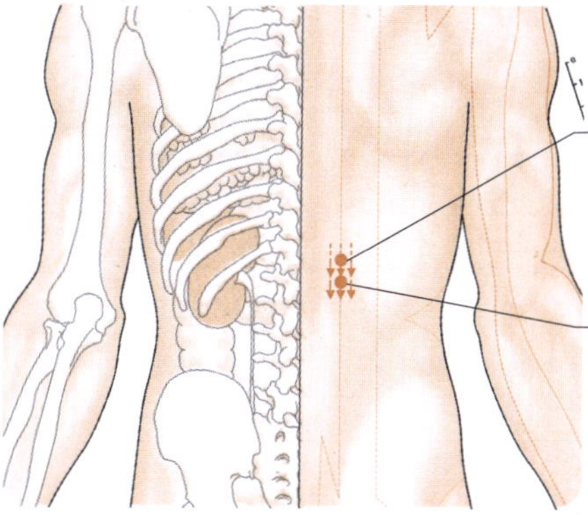

脾腧
背部，当第11胸椎棘突下，旁开1.5寸。

胃腧
背部，第12胸椎棘突下，旁开1.5寸。

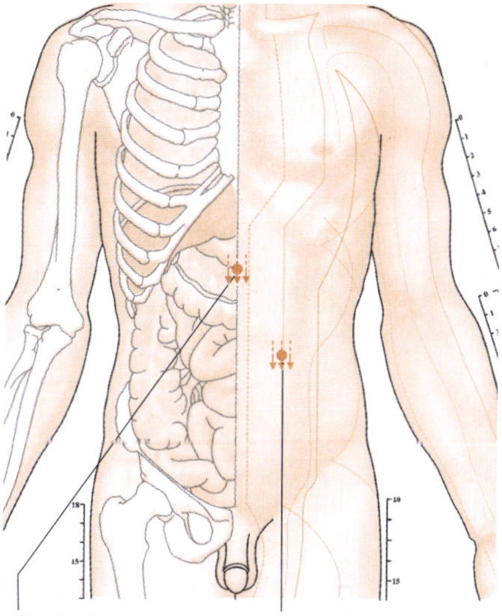

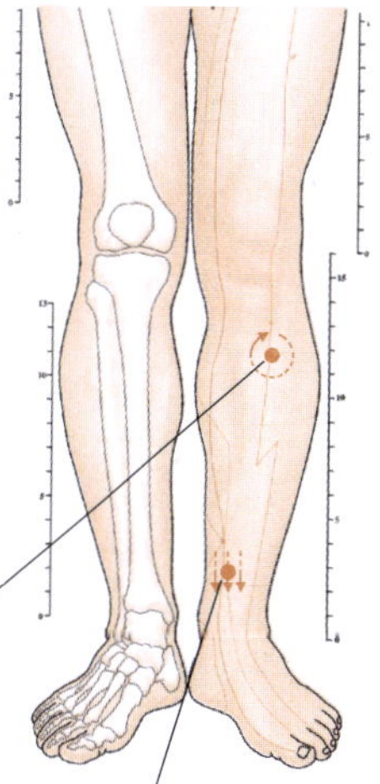

中脘
前正中线上，脐中上4寸。

天枢
腹中部，平脐中，距脐中2寸处。

足三里
外膝眼下3寸，距胫骨前嵴1横指，当胫骨前肌上。

三阴交
小腿内侧，足内踝尖上3寸，胫骨内侧缘后方。

辅助食疗

山药莲子红茶粥

山药50克，莲子15个，粳米100克，红茶2克，冰糖适量。粳米洗净，山药去皮放入塑料袋内拍碎，倒出剁细。用水将红茶、莲子煮沸，然后下粳米及山药，熬粥，熟后放入冰糖即可。

乌龙鲜贝汤

新鲜干贝若干，白萝卜半根，胡萝卜半根，西兰花3朵，乌龙茶2克～3克，盐适量。白萝卜、胡萝卜、西兰花洗净切成小块备用。干贝放入水中煮沸5分钟后，加入白萝卜、胡萝卜、西兰花和乌龙茶，水沸后加盐，熬煮2分钟后即可食用。

阳痿——角刮法配合食疗效果更显著

本节名词
❶ 精氨酸

阳痿是指在未到性功能衰退时期，男子在有性欲要求时，阴茎不能勃起或勃起不坚；虽然有勃起也有一定程度的硬度，但不能保持足够时间的性交。阴茎完全不能勃起叫完全性阳痿；阴茎虽能勃起但其硬度不够称不完全性阳痿，从发育开始后就发生阳痿者称原发性阳痿。

Words & terms
名词解释

❶ **精氨酸**

是一种α氨基酸，亦是20种普遍的自然氨基酸之一。在哺乳动物体内，精氨酸被分类为半必要或条件性必要的氨基酸，视生物的发育阶段及健康状况而定。在幼儿生长期，精氨酸是一种必需氨基酸。

诊断

1.轻度阳痿：房事中阴茎勃起有时不能持续，有时不能顺利插入阴道；勃起的角度尚可达到90°，但硬度不理想；较以前性交频率减少，性快感还算可以。

2.中度阳痿：房事时阴茎经常不能勃起或经常有勃起但不能持续的状况。阴茎在房事时经常不能顺利插入阴道；勃起角度达不到90°，且硬度非常差；性交频率显著减少，性快感明显减退。

3.重度阳痿：房事时没有阴茎勃起，完全不能插入阴道进行性交；没有勃起角度和硬度；性交活动基本停止，也没有性交快感。

预防

1.不要因为一两次性交失败而自卑担忧。性交时思想要集中，特别是在达到性快感高峰即将射精时，更要思想集中。

2.避免房事过度、频繁手淫。夫妻分床一段时间，避免各类性刺激，使中枢神经和性器官得到充分休息。实践证明这样可以有效防治阳痿。

3.多吃壮阳食物，如狗肉、羊肉、麻雀、核桃、牛鞭、羊肾等。多吃含精氨酸❶食物，如山药、银杏、冻豆腐、鳝鱼、海参、墨鱼、章鱼等，这些都有助于提高性功能。

刮痧治疗

刮拭要点	穴位与刮法	刺激程度	次 数
① 背腰部	肾腧（角刮、推刮）→ 次髎（角刮、推刮）	轻度	40
② 胸腹部	神阙（角刮、推刮）→ 关元（角刮、推刮）		
③ 下肢部	三阴交（角刮、推刮）→复溜（角刮、推刮）		

刮痧选穴位置

精确取穴

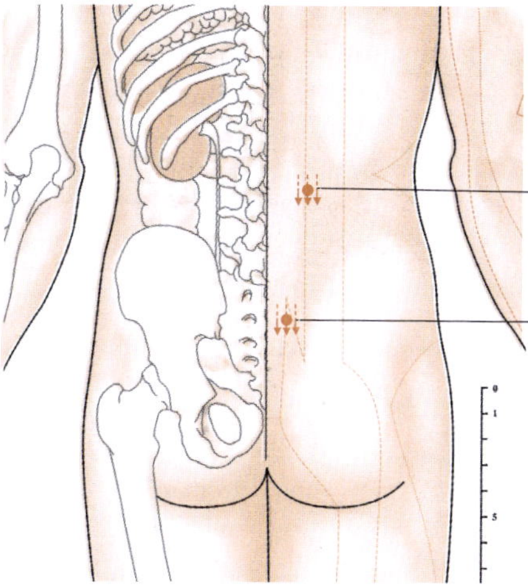

肾腧
腰部，当第 2 腰椎棘突下，旁开 1.5 寸。

次髎
在骶部，当髂后上棘内下方，适对第 2 骶后孔处。

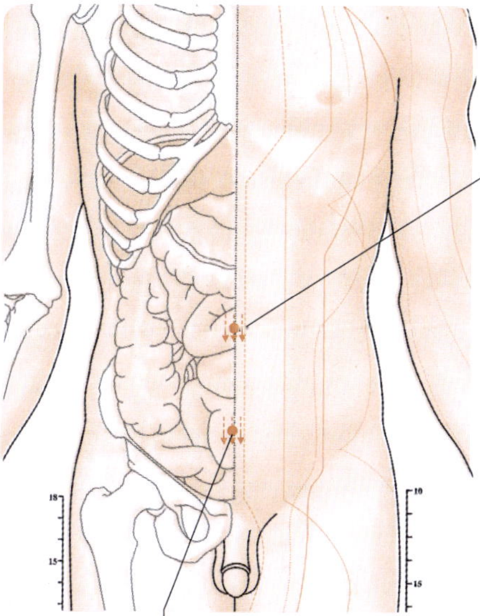

神阙
腹中部，脐中央。

关元
下腹部，前正中线上，当脐中下 3 寸。

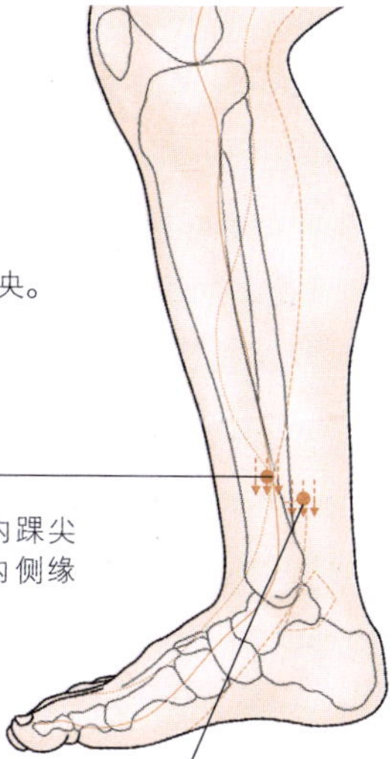

三阴交
小腿内侧，足内踝尖上 3 寸，胫骨内侧缘后方即是。

复溜
太溪穴内踝后陷凹处直上 2 寸，跟腱前缘外。

辅助食疗

龟肉鱼鳔汤

龟肉 150 克，鱼鳔 30 克，精盐、味精各适量。先将龟肉洗干净，切成小块；鱼鳔洗去腥味，切碎。将龟肉、鱼鳔同入砂锅，加适量水，武火烧沸后，改文火慢炖；待肉熟后，加入精盐、味精调味即可。

前列腺增生症——面刮法长期应用配合食疗

本节名词 ❶ B型超声波

前列腺可分为五叶，即前叶、中叶、后叶和两侧叶。中叶和两侧叶同前列腺增生症关系密切。中叶增生常突入膀胱颈部，阻塞尿道内口导致排尿困难。两侧叶紧贴尿道侧壁，其增生导致压迫、延长、扭曲尿道，最终造成排尿困难。

Words terms

名词解释

❶ B型超声波

每秒振动2万～10亿次，人耳听不到的声波称为超声波。利用超声波的物理特性进行诊断和治疗的一门影像学科，称为超声医学。其临床应用范围广泛，目前已成为现代临床医学中不可缺少的诊断方法。

诊断

1.早期表现为尿频、夜尿增多、排尿困难、尿流无力；晚期表现为严重的尿频、尿急、排尿困难，甚至点滴不通，小腹胀满，可触及充盈的膀胱。

2.直肠指诊：前列腺增大，质地较硬，表面光滑，中央沟消失。

3.B型超声波❶检查，可显示增生的前列腺。

预防

1.饮食应以清淡、易消化者为宜，多吃蔬菜瓜果，少食辛辣刺激及肥厚之品，戒酒，慎用壮阳的食品与药品。

2.忌长时间憋尿，以免损害逼尿肌功能。

3.每天晚上睡觉前，按摩涌泉、会阴、关元、中极等穴位，并反复做提肛运动。

4.饮水，多饮水不仅可以稀释血液，还有效稀释尿液的浓度。

刮痧治疗

刮拭要点	穴位与刮法	刺激程度	次 数
① 背部	肾俞（面刮）→ 膀胱俞（面刮）	轻度	40
② 胸腹部	气海（面刮）→ 中极（面刮）		
③ 下肢部	三阴交（角刮、推刮）→太溪（平面按揉）		

刮痧选穴位置

精确取穴

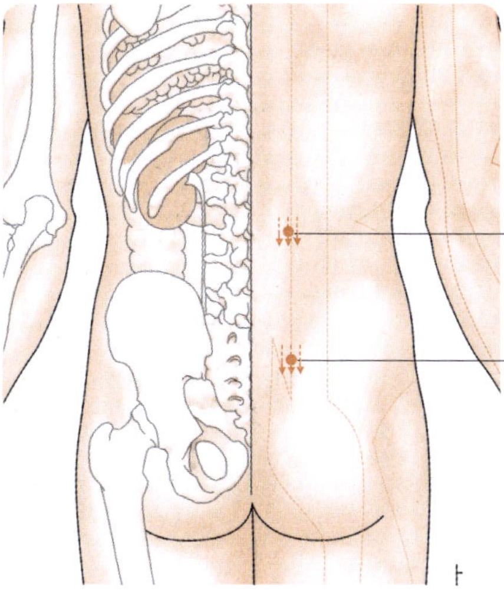

肾腧
腰部，当第2腰椎棘突下，旁开1.5寸。

膀胱腧
背正中线旁开1.5寸，平第2骶后孔。

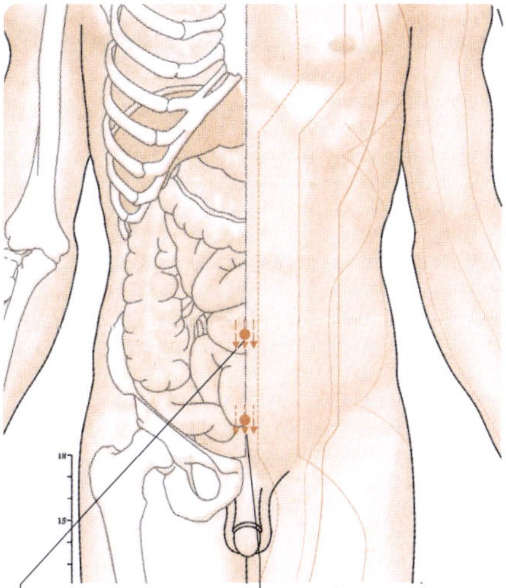

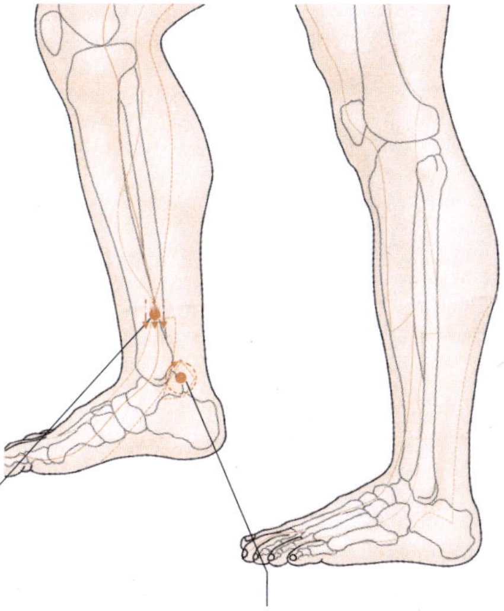

气海
位于体前正中线，脐下1.5寸。

中极
下腹部，前正中线上，当脐中下4寸。

三阴交
小腿内侧，足内踝尖上3寸，胫骨内侧缘后方即是。

太溪
足内侧，内踝后方与脚跟骨筋腱之间的凹陷处。

辅助食疗

苁蓉羊肉粥

肉苁蓉15克，精羊肉60克，粳米60克，葱白2根，生姜3片，盐少许。肉苁蓉、羊肉切细，先煎肉苁蓉取汁，去渣，放入羊肉、粳米煮成粥，加入调味品即可食用。

腰椎间盘突出——面刮法长期坚持缓解疼痛

本节名词 ❶放射痛

腰椎间盘突出症，亦称髓核突出（或脱出）或腰椎间盘纤维环破裂症，是由于腰椎间盘髓核突出压迫其周围神经组织而引起的一系列症状。根据髓核突出的方向可分为单侧型腰椎间盘突出症、双侧型腰椎间盘突出症和中央型腰椎间盘突出症。

Words & terms
名词解释

❶ 放射痛

即一处疼痛放射到另一处，它不同于牵引痛，牵引痛往往是由一处直接引连到另一处，有时可牵引到较远的部位。而放射痛是由一处疼痛向外扩散，多放射到邻近组织。

诊断

1.放射痛[1]沿坐骨神经传导直达小腿外侧足背或足趾，如腰椎3～4间隙突出，因腰神经根受压迫产生向大腿前方的放射痛。

2.所有使脑脊液压力增高的动作，如咳嗽、喷嚏和排便等都可加重腰痛和放射痛。

3.活动时疼痛加剧，休息后减轻。卧床体位：多数患者采用侧卧位并屈曲患肢；个别严重病例在各种体位均疼痛，只能屈髋屈膝跪在床上以缓解症状；合并腰椎管狭窄者常有间歇性跛行。

预防

1.改变工作姿势，注意劳逸结合。避免长期做反复单调的动作，从事长时间弯腰或长期伏案工作的人员，可以通过调整座椅和桌面的高度来改变坐姿，建议坐位工作45分钟后起立活动15分钟，使疲劳的肌肉得以恢复。

2.坚持做一些体育运动，如游泳、健美操等。做俯卧位时头、腿脚和手臂都尽量往上抬高，一起一落为一节拍，每次锻炼4个8拍，每天1～2次。

3.要养成良好的生活、工作方式，起居饮食都要规律，切忌熬夜通宵，尤其是不可坐在电脑前通宵工作或玩游戏。

刮痧治疗

刮拭要点	穴位与刮法	刺激程度	次 数
① 背腰部	身柱（面刮）→肝腧（面刮）→脾腧（面刮）→肾腧（面刮）	轻度	30
② 下肢部	殷门（面刮）→ 风市（面刮）→ 阳陵泉（平面按揉）		

刮痧选穴位置

精确取穴

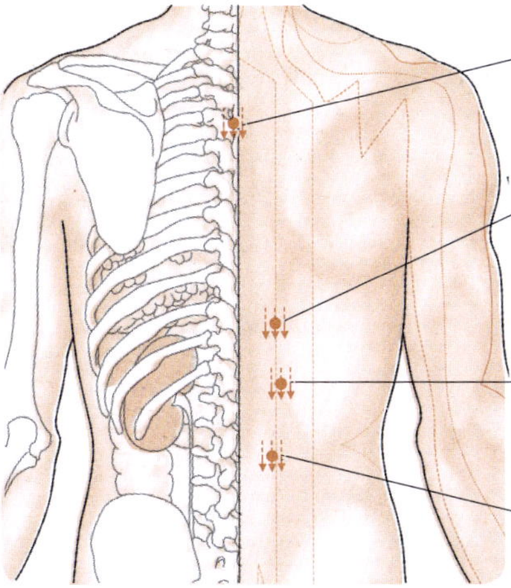

身柱

在第3胸椎棘突大凹陷中。

肝腧

背部，当第9胸椎棘突下，旁开1.5寸。

脾腧

背部，当第11胸椎棘突下，旁开1.5寸。

肾腧

腰部，当第2腰椎棘突下，旁开1.5寸。

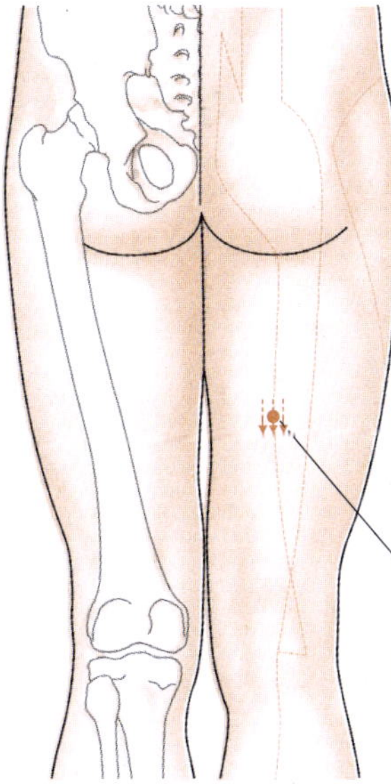

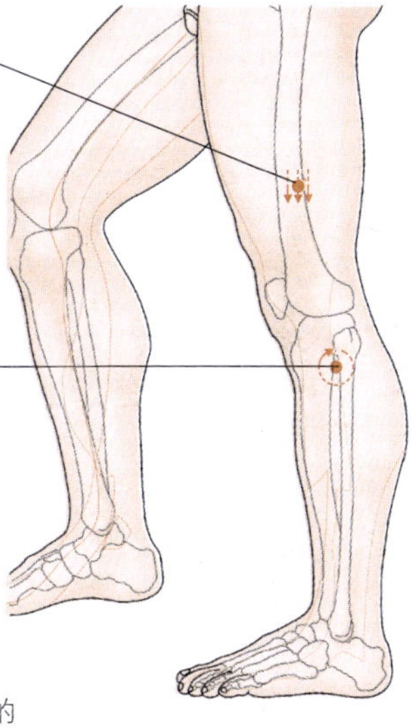

风市

大腿外侧中线上，当直立垂手时，中指指尖处。

阳陵泉

小腿外侧，当腓骨头前下方凹陷处。

殷门

大腿后面，当承扶与委中的连线上，承扶下6寸处。

辅助食疗

杜仲酒

杜仲30克，白酒500克。将杜仲浸于白酒中，密封7日后开封饮服。每次10克～20克，每日2～3次。

桑枝母鸡汤

桑枝60克，老母鸡1只，精盐少许。将母鸡去毛及内脏，洗净。桑枝刷洗干净，切成小段，加水适量与鸡共煮。待鸡烂汤浓时，加入精盐调味。食鸡肉饮汤。

月经不调——面刮法缓解症状

本节名词
❶ 黄体

月经不调是指由于卵巢功能不正常所引起的月经周期超前或落后，行经日期的紊乱或者经量过多或过少。如果出现月经不调，应当及时治疗，不能忽视。

Words & Terms
名词解释

❶ 黄体

为排卵后由卵泡迅速转变成的富有血管的腺体样结构。如未受精形成的称月经黄体，受精则为妊娠黄体。

诊断

1.经期提前：月经周期短于21天，而且连续出现2个周期以上。

2.经期延迟：月经周期错后7天以上，甚至40天～50天，并连续出现2个周期以上。

3.经期延长：周期正常，经期延长超过7天以上，甚至2周方净。有炎症的女性平时小腹疼痛，经期加重，平素白带量多，色黄或黄白、质稠、有味。黄体[1]萎缩不全者月经量较多；子宫内膜修复延长者在正常月经结束后，仍有少量持续性阴道出血。

4.月经失调：月经先后不定期、月经提前或延迟，周期短于21天或长于35天。

预防

1.注意经期保暖，防止寒邪侵袭，避免寒凉生冷的刺激。经期不要吃生冷寒凉或辛辣干燥的食物。

2.劳逸结合，加强锻炼，增强体质。

3.保持心情舒畅，避免强烈的精神刺激，保持心情愉快。

3.房事有度，经期绝对禁止性生活。

刮痧治疗

刮拭要点	穴位与刮法	刺激程度	次 数
① 背部	肝腧（面刮）→脾腧（面刮）	轻度	40
② 腹部	天枢（面刮）→ 归来（面刮）		
③下肢部	太冲（垂直按揉）		

刮痧选穴位置

精确取穴

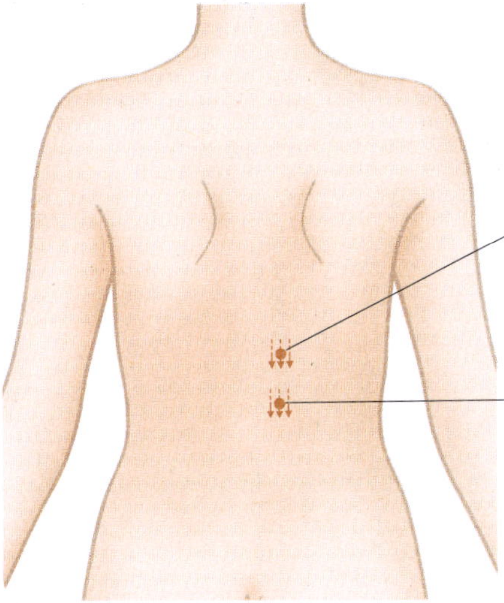

肝腧
背部，当第 9 胸椎棘突下，旁开 1.5 寸。

脾腧
背部，当第 11 胸椎棘突下，旁开 1.5 寸。

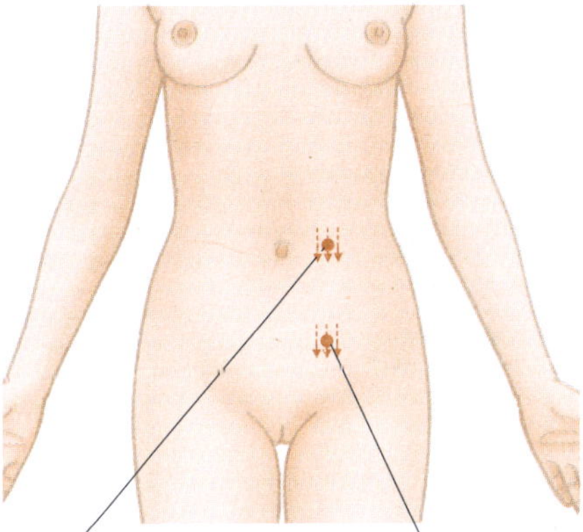

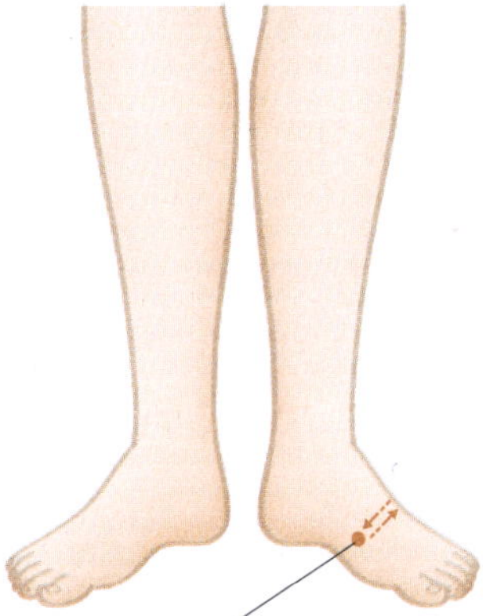

天枢
平脐中，距脐中 2 寸处。

归来
下腹部，当脐中下 4 寸，距前正中线 2 寸。

太冲
脚背部第 1 和第 2 跖骨结合部之前凹陷处。

辅助食疗

鸡蛋马齿苋汤桑枝母鸡汤

马齿苋 250 克，鸡蛋 2 个，盐适量。将马齿苋用清水洗净，鸡蛋煮熟后去掉壳，将马齿苋、鸡蛋放入锅内一起煮 5 分钟，放入盐调味即可食用。每日 1 剂，分 2 次食用。

小儿厌食——角刮法家长引导很重要

本节名词
❶ 舌菌

小儿厌食主要是因为饮食不当、家长喂养不当，让孩子养成了偏食的坏习惯，损伤了脾胃，或者食物过于油腻，使得孩子消化不良、积滞内停，郁久化热致湿热内蕴或大病之后脾胃气虚、脾虚失运，胃不思纳。孩子的症状主要表现为因食欲不振而不欲纳食。

Words & terms
名词解释

❶ 舌菌

又名舌岩。指舌上肿起如菌者。《杂病源流犀烛》卷二十四："舌菌属心经，多因气郁而生。舌上如菌状，或如木耳，其色红紫"。治法：一般应清热解毒，方用犀角地黄汤。

诊断

1.年龄：14岁以下的儿童。

2.厌食时间：6个月及6个月以上。

3.食量：3岁以下儿童每天谷类食物摄取量不足50克，3岁以上儿童每天谷类食物摄取量不足75克，同时肉、蛋、奶等摄入量也极少。

4.营养调查：蛋白质、热能摄入量不足供给量标准的70%～75%，矿物质及维生素摄入量不足供给量标准的5%。

5.生长发育：除遗传因素外，身高和体重均低于同龄正常平均水平；厌食期间身高、体重未增加。

6.味觉敏锐度降低，舌菌[1]状乳头肥大或萎缩。

预防

1.父母要给孩子做出好榜样。事实表明，如果父母挑食或偏食，则孩子多半会厌食。

2.家长要注意引导。当孩子不愿吃某种食物时，父母应当有意识、有步骤地去引导他们品尝这种食物，既不要无原则地迁就，也不要过分勉强。

3.家长要努力创造好的吃饭气氛，使孩子在愉快的心情下进食。

4.千万不要使用补药和补品来弥补孩子营养的不足，要耐心讲解各种食品的味道来促进孩子进餐。

刮痧治疗

刮拭要点	穴位与刮法	刺激程度	次 数
① 背部	脾腧（面刮）→胃腧（角刮）	轻度	50
② 上肢	四缝（平面按揉）		
③ 下肢	足三里（垂直按揉）→公孙（角刮）		

刮痧选穴位置

精确取穴

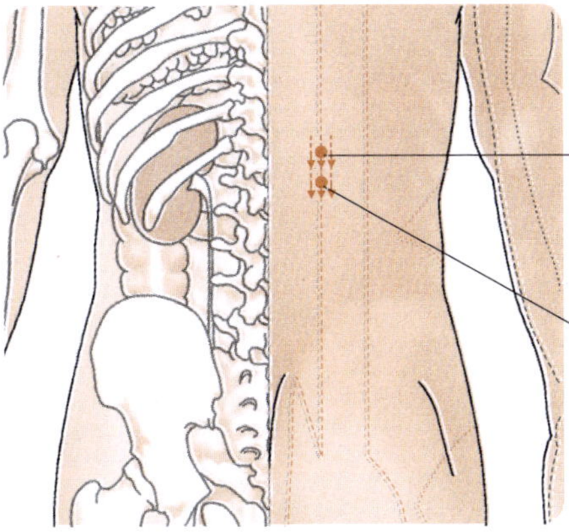

脾俞

第 11 胸椎棘突下，旁开 1.5 寸。

胃俞

第 12 胸椎棘突下，旁开 1.5 寸。

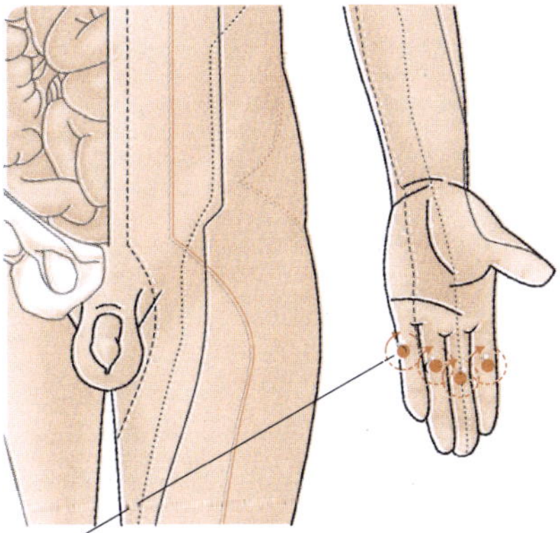

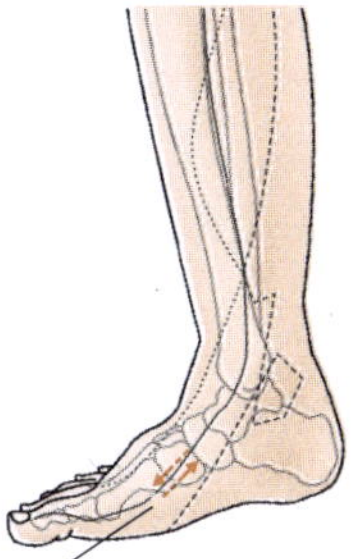

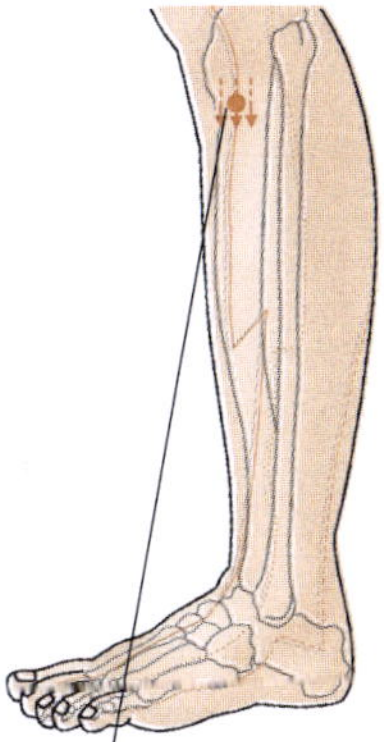

四缝

两手 2 ~ 5 指的掌面，指间关节横纹之中点处，每侧 4 穴。

公孙

足内侧第 1 跖骨基底部前下缘，第 1 趾关节后 1 寸处。

足三里

外膝眼下 3 寸，距胫骨前嵴 1 横指，当胫骨前肌上。

辅助食疗

梨汁

鲜梨（去子不去核）3 个，粳米 100 克。将梨洗净，连皮切碎，加水适量，用文火煎煮 30 分钟后，捞出梨块，加入淘洗干净的粳米，煮成粥食用。

西红柿汁

西红柿数个。将新鲜西红柿洗净，入沸水中泡 5 分钟，取出后剥去皮，包在干净的纱布内用力绞挤，滤出汁液，即可食用。此汁不宜放糖。

小儿支气管肺炎——角刮法配合食疗缓解炎症

本节名词 ❶紫绀

支气管肺炎大多是由于感染肺炎杆菌、肺炎双球菌、流感杆菌、葡萄球菌、链球菌等，也有少数是感染病毒所致。近年来发现不少由腺病毒引起的肺炎，这种肺炎历时比较长，而且比较顽固，用各种抗菌素均无效。支气管肺炎为婴幼儿时期常见的主要病之一，一年四季均可发生，以冬春两季或气候骤变时为主，严重影响婴幼儿的健康，甚至危及生命。它还可以继发于麻疹、百日咳等传染病。

诊断

1.症状：患者身体发热（体温一般在38–40℃之间，弛张热或不规则发热），但新生儿与极度虚弱的小儿患肺炎时，也有不发热现象，甚至会出现体温低于正常体温的现象。通常症状为咳嗽、气急、鼻翼扇动、精神烦躁不安，严重时可见紫绀[1]。同时胃口不好，或伴有呕吐、腹泻。

2.X光透视：X光透视时可见肺纹理增多，有小斑状或小片状阴影。

3.肺部体征：多数病人患病初期只听到少许散布的干湿啰音，大多出现于左右两侧、后背下方近脊柱处，以后湿啰音逐渐增多，变成密集而细小的湿啰音与捻发音。病情好转后，细湿啰音逐渐变松变粗。

预防

1.对小儿要加强营养，增强体质，多进食高蛋白、高维生素的食品。

2.让小儿多开展户外活动，进行体质的锻炼，尤其要加强呼吸运动锻炼，改善呼吸功能。

3.易患呼吸道感染的小儿，在寒冷的季节外出时，要注意保暖，避免着凉。

刮痧治疗

刮拭要点	穴位与刮法	刺激程度	次 数
① 背部	肩井（角刮）→身柱（角刮）→肺腧（角刮）	轻度	60
② 胸腹部	膻中（角刮）		
③上肢部	手三里（角刮）		

Words & terms

名词解释

❶ 紫绀

也称发绀，是指由于动脉血氧分压降低，氧合血红蛋白减少，还原血红蛋白增加且超过50g/L时，皮肤粘膜呈现紫色的现象。在皮肤较薄、色素较少，毛细血管网较丰富的循环末梢，如口唇、鼻尖、颊部、耳廓和牙床等处最易看到。

刮痧选穴位置

精确取穴

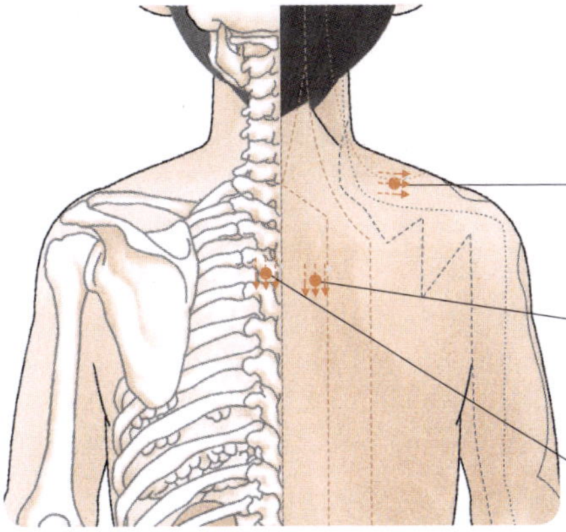

肩井

乳头正上方与肩线交接处。

肺腧

第 3 胸椎棘突下旁开 1．5 寸。

身柱

后正中线上，第 3 胸椎棘突下凹陷中。

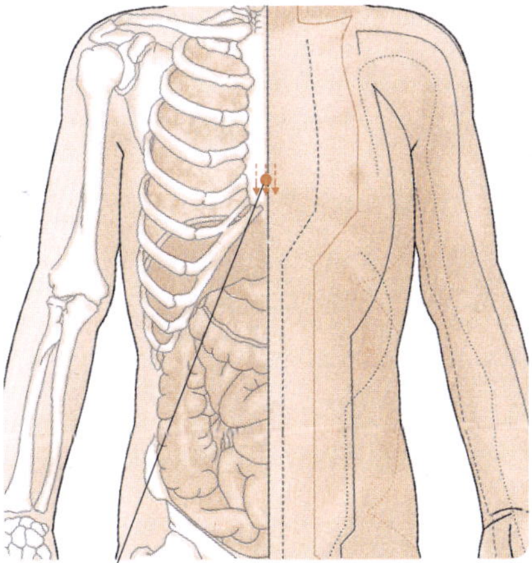

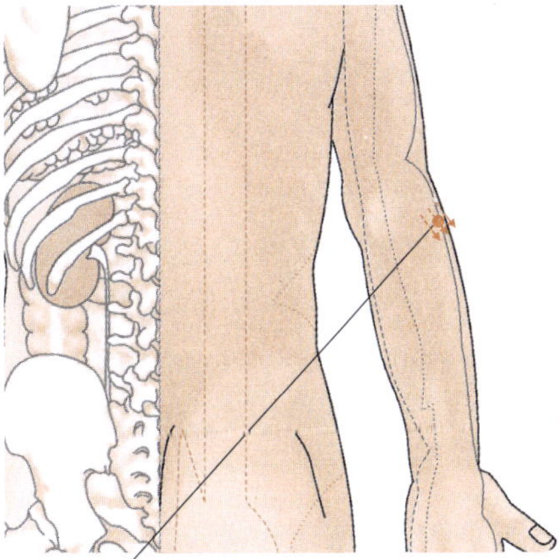

膻中

前正中线上，平第 4 肋间，两乳头连线的中点。

手三里

前臂背面桡侧，肘横纹下 2 寸。

辅助食疗

白鲫鱼煲青榄汤

白鲫鱼 1 条（约 8 市两），青榄约 10 粒（咸榄亦可），蜜枣 3 个，生姜 3 片，食盐适量，将上述材料入锅中煲 1 小时，再加盐调味即可饮用。

白果腐竹猪肚汤

猪肚 1 个，白果 30 粒，马蹄 10 个，腐竹约 1 两，白胡椒 20 粒，生姜 1 片。将上述材料放入锅中，共熬成汤，即可服用。

小儿夜啼——厉刮法配合食疗

本节名词
❶ 蛲虫

小儿夜啼多由于日间受惊吓或腹痛、消化不良，或饥饿、佝偻病、蛲虫[1]感染所致，主要症状为入睡后15分钟~30分钟发作，突然惊恐、眼直视或紧闭，呼吸急促，心跳加快，出汗，持续约10分钟后再入睡，或辗转反侧、烦躁不安、啼哭不止，甚至通宵难以入睡，而日间安静。

Words & Terms
名词解释

❶ 蛲虫

又叫线虫，外形恰似一条白线，长度大约2厘米(约半寸)，寄居在儿童的大肠内，有时随儿童的粪便排出。在粪便中可见无数白色小虫蠕动，这便是蛲虫。

诊断

1.引起夜啼的原因有饥饿、消化不良、受惊吓、护理不当等因素；或某些疾病史，如感染性疾病、消化系统疾病、营养缺乏症、寄生虫病等。

2.患儿入夜即哭，时哭时止，时轻时重，定时哭闹甚至通宵达旦。常伴有烦躁，易惊或其他疾病引起的伴随症状。

3.密切观察病情变化，必要时做全身及实验室检查，以明确病因。

预防

1.预防小儿夜啼要从孕期做起，孕妇应注意饮食清淡，营养均衡，不宜多食寒凉、燥热的食物。哺乳期间要注意保养，少吃辛辣肥腻、不易消化的食物。

2.治疗小儿夜啼最重要的是注意养成孩子日醒夜睡的习惯，白天尽量不要让小儿睡得太多。

3.让小儿临睡前解净小便，夜间少喂奶。小儿睡觉时要熄灯。

4.小儿如果每逢喝奶时或喝完奶后爱哭，排便稀软有酸臭味，很可能是胃肠道原因；如果小儿有发烧现象，可能是由于感染，体内有炎症。这时要到医院进行检查和探索病因，从而进行对症治疗。

刮痧治疗

刮拭要点	穴位与刮法	刺激程度	次 数
① 头部	百会（厉刮）	轻度	30
② 背腰部	脾腧（面刮）→次髎（面刮）		
③ 胸腹部	气海（面刮）→中极（面刮）		

刮痧选穴位置

精确取穴

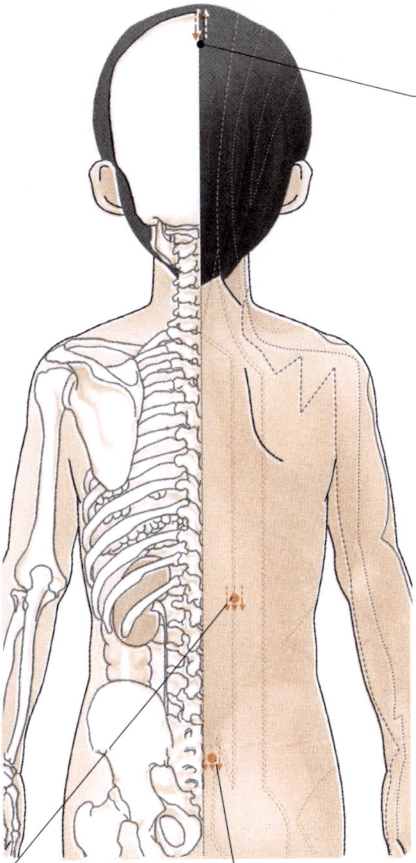

百会
前发际正中直上 5 寸。

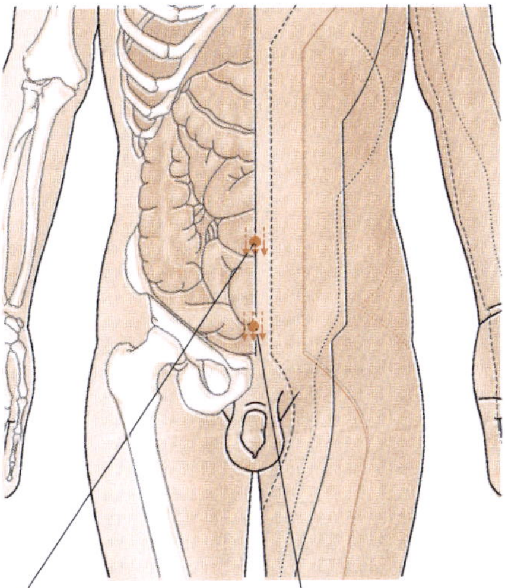

脾腧
第 11 胸椎棘突下，旁开 1.5 寸。

次髎
髂后上棘内下方，适对第 2 骶后孔处。

气海
体前正中线，脐下 1 寸半。

中极
前正中线上，当脐中下 4 寸。

辅助食疗

猪骨干姜汤

猪骨头 150 克，干姜 5 克。同煮喝汤。

桂心粥

粳米 100 克，煮粥。等粥将熟时，加桂心米 3 克，熟后加红糖即可食用。

小儿流涎——面刮法改善症状宝宝更健康

本节名词 ❶小儿脑瘫

中医认为"皮之液为涎"，是一种因唾液分泌过多或不能下咽引起的口涎外流的现象。小儿流涎多是由于口腔炎症、面神经麻痹、脑膜炎后遗症及呆小病、消化不良等引起，主要表现为口中经常流涎，浸渍两颊及胸前，且口角周围发生红疹及糜烂等。

诊断

1.生理性流涎：是指小儿正常流口水，由于婴儿处于生长发育阶段，唾液腺发育尚不完善，而且加上婴儿口腔浅，口腔内的液体调节能力欠佳，因此小儿流口水是正常的生理现象。如果小儿到了2岁以后还在流口水，就可能是异常现象，如脑瘫❶、先天性痴呆等。

2.病理性流涎：是指婴儿不正常地流口水，常有口腔炎、面神经麻痹，伴有小嘴歪斜、智力下降等。另外，唾液分泌功能亢进、脾胃功能失调、吞咽障碍、脑膜炎后遗症等均可引起病理性流涎。

预防

1.不要经常捏压孩子的脸颊部，容易导致腺体机械性损伤。腮腺有损伤的儿童，唾液的分泌量和流涎大大超过正常儿童。

2.小儿流涎多，无论是生理性的，还是病理性的，都应做好局部护理，注意清洁，少吃酸性食物，保护腮部，避免刺激。

3.婴儿长到6个月龄以后，所需营养已不能局限于母乳，要逐步用米糊、菜泥等易消化的辅食来补充。

4.避免哺乳时间过长，否则断奶后再喂辅食，小儿容易脾胃虚弱，消化不良，流涎发生率也最高。

刮痧治疗

刮拭要点	穴位与刮法	刺激程度	次数
①背腰部	脾俞（面刮）	中度	50
②胸腹部	中脘（面刮）→神阙（面刮）		
③上肢部	阳溪（平面按揉）→合谷（平面按揉）		

Words terms
名词解释

❶ 小儿脑瘫

即小儿脑性瘫痪，是指小儿因多种原因（如感染、出血、外伤等）引起的脑实质损害，出现非进行性、中枢性运动功能障碍而发展为瘫痪的疾病。严重者伴有智力不足、癫痫、肢体抽搐及视觉、听觉、语言功能障碍等表现。

刮痧选穴位置

精确取穴

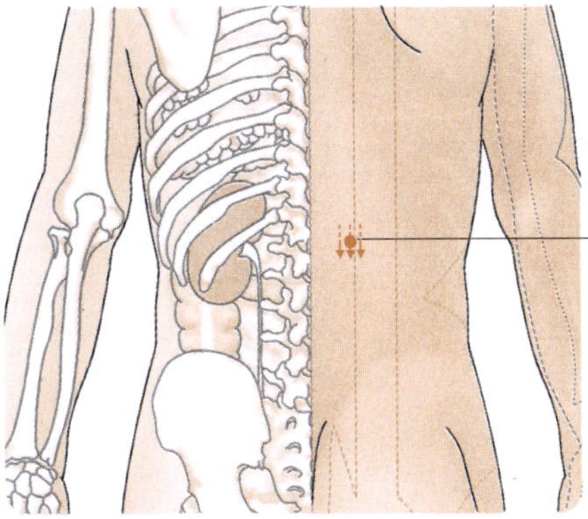

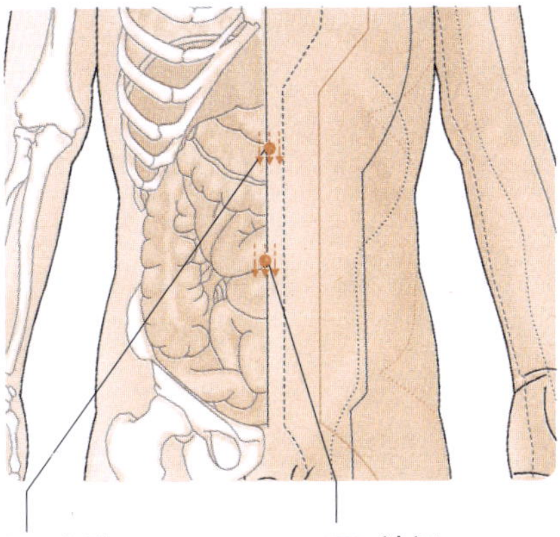

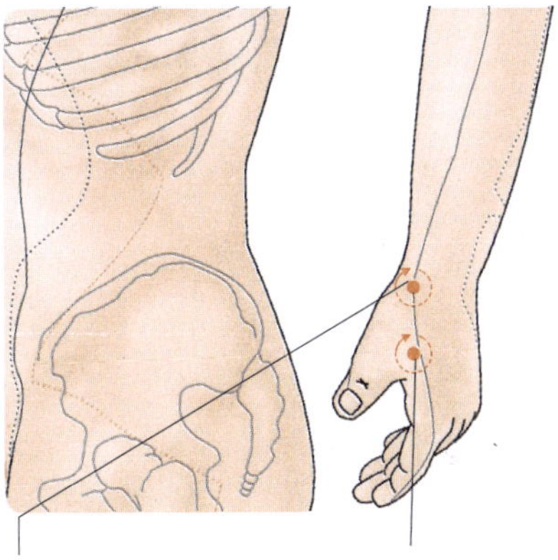

中脘
前正中线上，脐中上 4 寸。

神阙
人体的腹中部，脐中央。

阳溪
腕背横纹桡侧，拇指向上跷起时，拇短伸肌腱与拇长伸肌腱之间的凹陷中。

合谷
手背第 1 和第 2 掌骨间，第 2 掌骨桡侧的中点处。

辅助食疗

姜糖神曲茶

生姜 2 片，神曲半块，食糖适量。将生姜、神曲、食糖同放罐内，加水煮沸即成。代茶随量饮或每日 2 ~ 3 次。

薏苡仁粥

薏苡仁 100 克，生山楂 20 克（鲜的更好），水 650 毫升。文火煮 1 小时，浓缩汤汁分 3 次服食（1 日），空腹服，连服 7 日。

斑秃——面刮法配合食疗有效改善症状

本节名词 ❶黄杨木梳

斑秃俗称"鬼剃头"，是一种骤然发生的局部性斑片状的脱发性毛发病。斑秃病变处头皮正常，无炎症及自觉症状。本病病程非常缓慢，可自行缓解和复发。如果整个头部毛发全部脱落，称为全秃；如果全身所有毛发均脱落者，称普秃。此病与免疫力失调、压力突然加大有一定关系。

诊断

1.突然出现脱发斑，其数目及大小不定。

2.脱发处的头皮及其他部位头发并无异常，也无主观症状。

3.范围大者可致全部头发脱落，甚至出现眉毛、腋毛、阴毛、胡须等也完全脱落的全秃状况。

预防

1.尽量不用尼龙梳子和头刷，最理想的梳子是黄杨木梳[1]和猪鬃头刷，既能去除头屑，增加头发光泽，还能按摩头皮，促进血液循环。

2.避免使用脱脂性强或碱性洗发剂，洗发剂应选用对头皮和头发无刺激性的酸性产品。

3.节制饮酒。白酒，特别是烫热的白酒会使头皮产生热气和湿气，引起脱发。

4.烫发、吹风会破坏毛发组织，损伤头皮。因此要避免经常吹风，烫发次数也不宜过多。

5.空调要适宜。空调的暖湿风和冷风都可成为脱发和白发的原因，空气过于干燥或湿度过大对保护头发都不利。

6.帽子、头盔要通风。头发不耐闷热，戴帽子、头盔的人会使头发长时间不透气，容易闷坏头发。

刮痧治疗

刮拭要点	穴位与刮法	刺激程度	次 数
① 头部	风府（面刮）→风池（面刮）	轻度	40
② 背部	肝腧（面刮）→脾腧（面刮）		
③上肢部	合谷（平面按揉）		

Words & Terms 名词解释

❶ 黄杨木梳

自古是制梳首选。据《本草纲目》（木部三十六卷）载：黄杨木梳"清热、利湿、解毒"。现代医学发现，其内含黄杨素，可抑制真菌生长，故而成梳后止痒去屑效果较好。

刮痧选穴位置

精确取穴

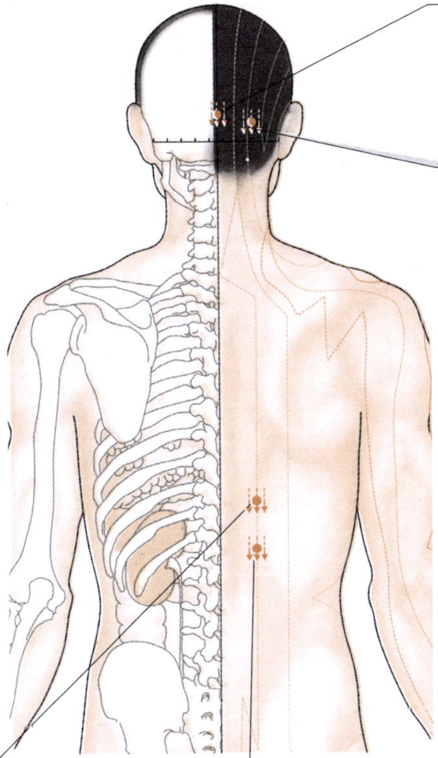

风府
后发际正中直上 1 寸，枕外隆突直下凹陷中。

风池
后头骨下，两条大筋外缘陷窝中，与耳垂齐平。

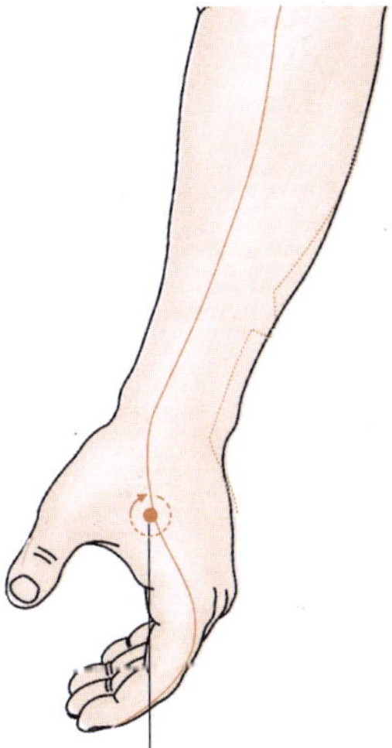

肝腧
背部，第 9 胸椎棘突下，旁开 1.5 寸。

脾腧
背部，当第 11 胸椎棘突下，旁开 1.5 寸。

合谷
手背第 1 和第 2 掌骨间，第 2 掌骨桡侧的中点处。

辅助食疗

枸杞黑芝麻粥

枸杞子 10 克、黑芝麻 30 克、粳米 100 克。共煮粥，早晚分食。

黑豆核桃桑葚粥

黑大豆 30 克、核桃仁 10 克、桑葚子 10 克、红枣 5 颗、粳米 50 克。同煮粥，每日 1 剂，可连续食用。适用于肾亏血虚所致的斑秃。

沙眼——角刮法让眼睛不再又痒又红

本节名词 ❶椒疮 ❷ 粟疮

沙眼是由沙眼衣原体引起的迁延性结膜炎症。沙眼是十分常见的眼科疾病，具有很强的传染性，可通过手、眼接触苍蝇或者带菌物品等进行传染。中医上称为“椒疮[1]”或“粟疮[2]”。沙眼的潜伏期约为5日～12日，通常侵犯双眼，多发生于儿童少年时期。此症多为急性发病，如及时治愈，可不留瘢痕。如果治疗延误，转入慢性期，则会导致刺激症状更为显著，视力减退。

Words & Terms

名词解释

❶椒疮

胞睑内面红色细小颗粒密集丛生，状若椒粒，故名椒疮。

❷ 粟疮

以胞睑内面泡样颗粒丛生，状如粟米为主要表现的眼病

诊断

1.早期，上睑穹窿部结膜表面粗糙，结膜血管模糊，滤泡出现；后期，睑结膜出现白色的疤痕组织。

2.早期，症状不太明显，仅感到眼睑微痒；后期，病情逐渐加重，有疼痛、异物感、怕光、流泪、分泌物增多、视觉模糊等症状。

3.重症者由于疤痕收缩，可以并发内翻倒睫、角膜溃疡、角膜薄翳等症，导致视力减退，甚至失明。

预防

1.养成良好的卫生习惯。不用手揉眼。

2.毛巾、手帕要勤洗、晒干。

3.托儿所、学校、工厂等集体单位应注意卫生管理，对沙眼病人应积极治疗。

4.加强理发室、浴室、旅馆等服务行业的卫生管理，并注意水源清洁。

刮痧治疗

刮拭要点	穴位与刮法	刺激程度	次 数
① 头部	阳白（平面按揉）→瞳子髎（平面按揉）→睛明（平面按揉）	轻度	30
② 背部	大椎（平面按揉）		
③ 下肢部	太冲（垂直按揉）		

刮痧选穴位置

精确取穴

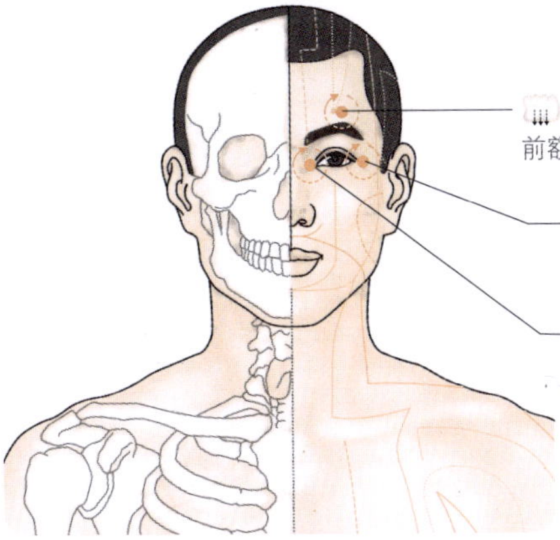

阳白
前额部，当瞳孔直上，眉上1寸。

瞳子髎
面部，眼睛外侧1厘米处。

睛明
面部，距目内眦角上方0.1寸的凹陷处。

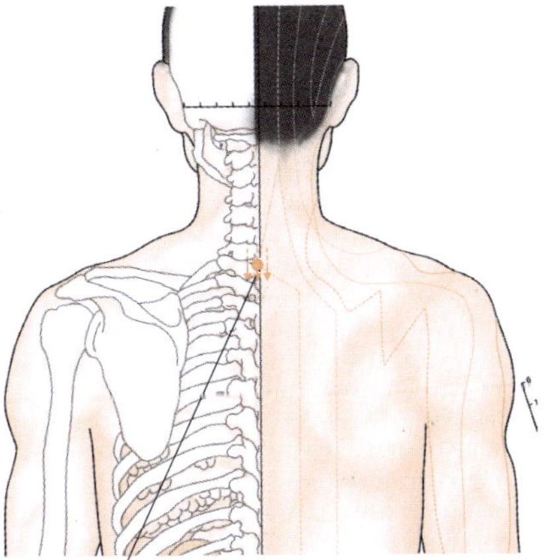

大椎
背部，第7颈椎棘突下凹陷中。

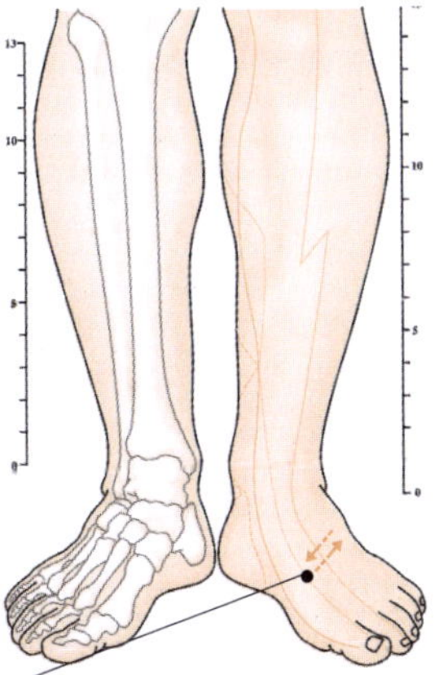

太冲
脚背部第1和第2跖骨结合部之前凹陷处。

辅助食疗

陈皮连翘汁

陈皮10克，连翘10克，防风8克，知母10克，玄明粉12克，黄芩10克，玄参10克，黄连10克，荆芥6克，大黄10克，桔梗10克，生地黄10克。将所有材料放入砂锅，用水煎服，每日1剂，服2次。

远视眼——厉刮法配合食疗

本节名词 ❶视网膜

处在休息状态的眼使平行光在视网膜[1]的后面形成焦点，称为远视眼。此时，眼的光学焦点在视网膜之后，因此在视网膜上所形成的像就模糊不清。要利用调节力量把视网膜后面的焦点移到视网膜上，才能看清远处物体。因此远视眼经常处在调节状态，容易发生眼疲劳。

Words & Terms

名词解释

❶ 视网膜

居于眼球壁的内层，是一层透明的薄膜。视网膜由色素上皮层和视网膜感觉层组成，两层间在病理情况下可分开，称为视网膜脱离。色素上皮层与脉络膜紧密相连，由色素上皮细胞组成，它们具有支持和营养光感受器细胞、遮光、散热以及再生和修复等作用。

诊断

1.远近视力均不同程度减退，易产生调节性视疲劳及内斜视。眼轴短，角膜扁平，眼底视盘小、暗红、边缘欠清晰，常呈现假性视乳头炎改变。

2.眼底检查：中度和高度远视眼，在眼底镜下视乳头较小，颜色较红，边缘较模糊。

3.裂隙灯检查：远视眼的眼球较小，前房比较浅。

4.眼压检查：特别是40岁以上患者需要测量眼压，原因就是远视眼的前房浅，容易引起眼压高，导致青光眼。

预防

1.多吃富含维生素A和维生素C的食物。

2.在室外活动时戴太阳眼镜，避免过量紫外线照射眼球。

3.每天保证饮用足够的水，防止眼干。

4.做危险工作如敲击金属物体、使用腐蚀性化学品时，一定要保护好眼睛。

5.定期进行常规眼科检查。

刮痧治疗

刮拭要点	穴位与刮法	刺激程度	次 数
① 头部	睛明（平面按揉）→承泣（平面 按揉）→四白（平面按揉）→百会（厉刮）	重度	50
② 下肢部	照海（平面按揉）		

刮痧选穴位置

精确取穴

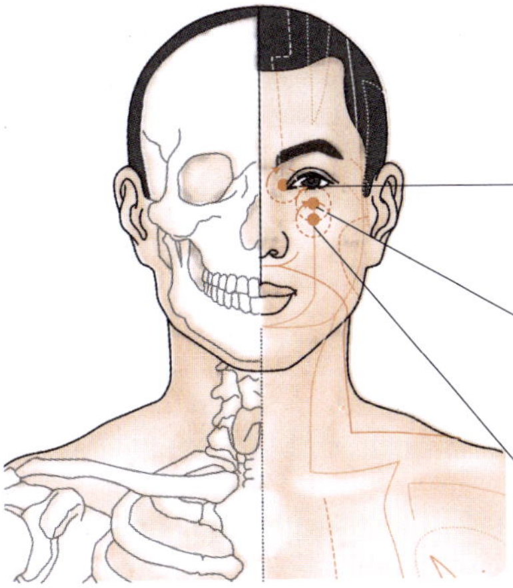

睛明
面部，距目内眦角上方 0.1 寸的凹陷处。

承泣
面部，瞳孔直下，眼球与眼眶下缘之间。

四白
面部，双眼平视时，瞳孔正中央下约 2 厘米处。

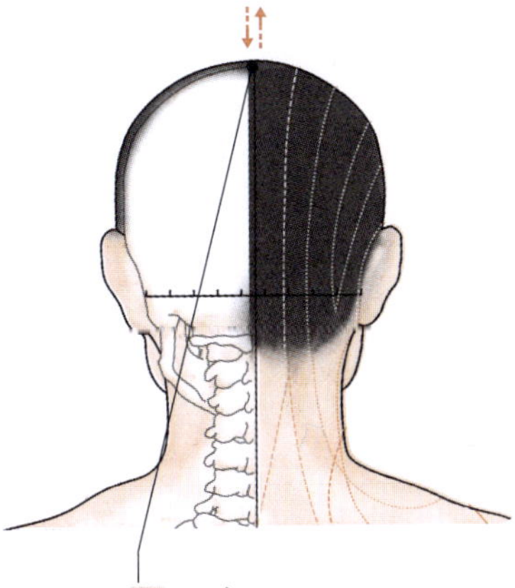

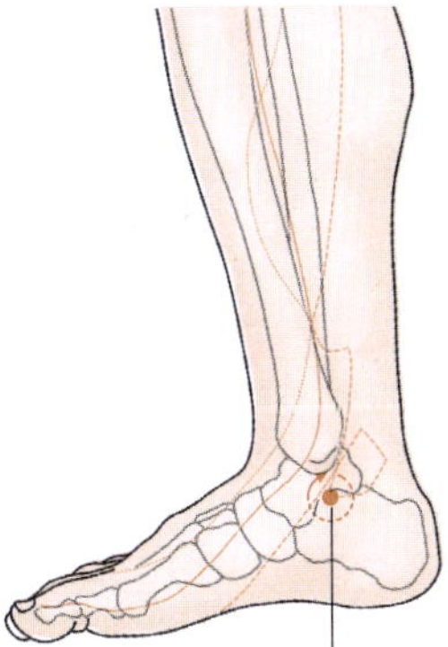

百会
头部，两耳尖连线中点处。

照海
内髁尖正下方凹陷处。

辅助食疗

蜂蜜菊杞饮

枸杞子 10 克，黄菊花 10 克，桑葚子 10 克，红枣 10 个，蜂蜜 2 汤匙。将枸杞子、黄菊花、桑葚子、红枣等一齐放入锅内，加水煎。煮沸 30 分钟后加适量蜂蜜，服用时喝汁吃红枣、枸杞子。相隔 4 小时服用一次，分 2 次服完。

近视眼——厉刮法配合食疗长期应用

本节名词
❶屈光

患者外眼无异常，远处事物看不清楚，移近后则可看清，中医称之为“能近怯远症”。因为患者经常眯着眼睛看东西，会使眼外肌、睫状肌过度紧张，容易造成眼睑沉重，眼球酸胀，眼眶疼痛。继而视物模糊，出现双影，严重的还可出现头昏、头痛、恶心。

Words & Terms
名词解释

❶ 屈光

光线由一种介质进入另一种不同折射率的介质时，会发生前进方向的改变，在眼光学中即称“屈光”。折射率即为屈折率或屈光指数。

诊断

1.按照近视的程度可分为：

（1）300度以内者，称为轻度近视眼。

（2）300～600度者为中度近视眼。

（3）600度以上者为高度近视眼，又称病理性近视眼。

2.按照屈光成分可分为：

（1）轴性近视眼，成因是眼球前后轴过度发展。

（2）弯曲度性近视眼，成因是角膜或晶体表面弯曲度过强。

（3）屈光❶率性近视眼，成因是屈光间质屈光率过高。

预防

1.儿童和青少年的发育时期，营养要合理，不可偏食。保证每天有足够的睡眠，小学生不低于10小时，中学生不低于9小时。

2.生活要有规律，加强体育锻炼，每天体育锻炼时间至少1小时。

3.学习工作时要保证有充足的光线，光线最好从左侧方向来。

4.在光线不足、耀眼的阳光下、强灯光下不要看书写字。

5.不要长时间使用眼睛，每学习50分钟后，应当休息10分钟，最好去户外活动，让眼望望远处，消除疲劳。

6.看电视的次数不要过多，时间不要过长，要控制在1小时以内。距离不要太近，至少隔2米远。

刮痧治疗

刮拭要点	穴位与刮法	刺激程度	次 数
① 头部	睛明（平面按揉）→承泣（平面按揉）→风池（厉刮）→翳明（厉刮）	中度	50
② 下肢部	三阴交（厉刮）→光明（厉刮）		

刮痧选穴位置

精确取穴

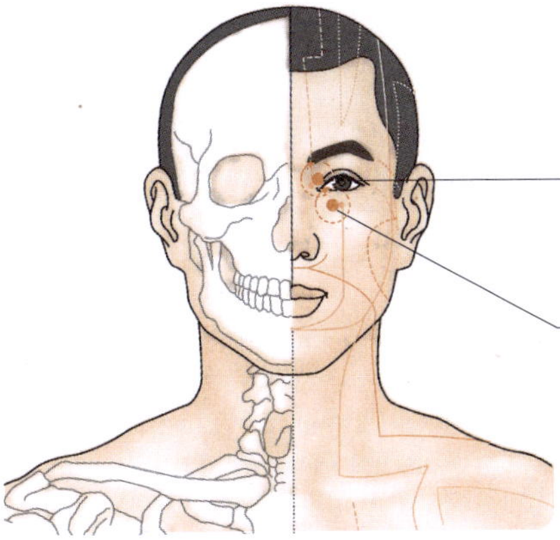

睛明
面部，距目内眦角上方 0.1 寸的凹陷处。

承泣
面部，瞳孔直下，眼球与眼眶下缘之间。

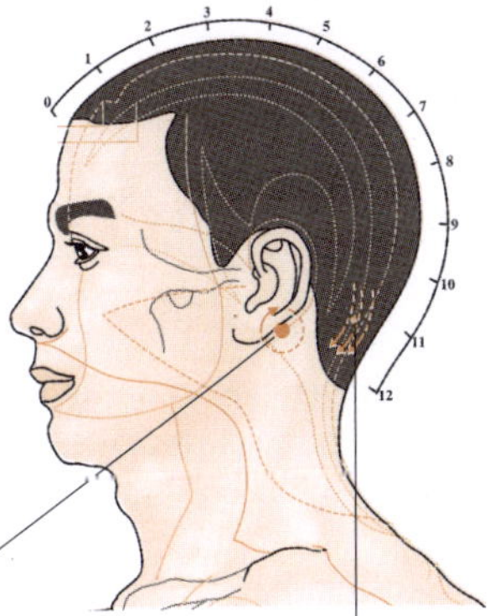

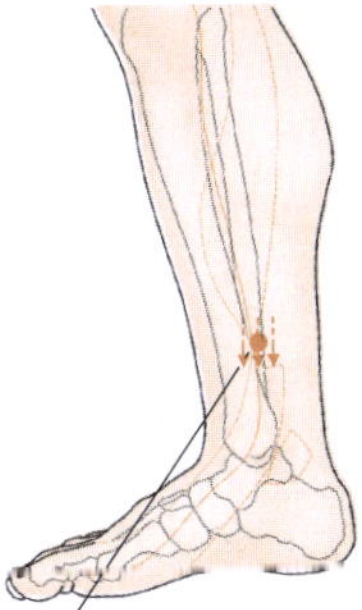

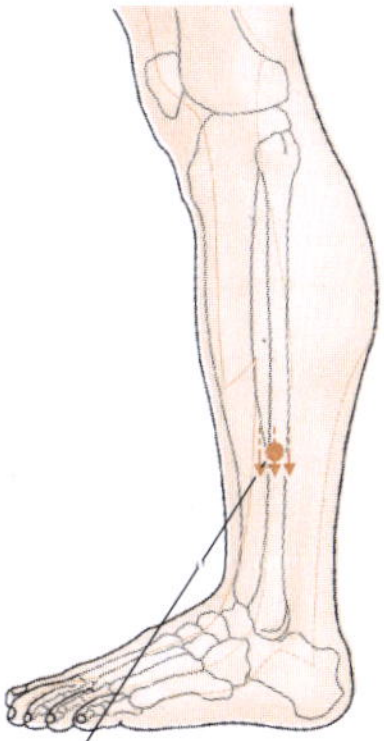

翳明
在项部，当翳风后 1 寸。

风池
后颈部，后头骨下，两条大筋外缘陷窝中，相当于耳垂齐平。

三阴交
小腿内侧，足内踝尖上 3 寸，胫骨内侧缘后方。

光明
在小腿外侧，当外踝尖上 5 寸，腓骨前缘。

辅助食疗

枸杞鲫鱼汤

鲫鱼 1 尾，枸杞 10 克。将鲫鱼洗净去内脏，和枸杞一起煮汤，吃肉饮汤。用白鱼或其他鱼代鲫鱼也可。

芝麻胡桃奶

黑芝麻、胡桃仁各 25 克，牛奶 250 克。将芝麻、胡桃仁炒香、捣细，放入牛奶煮沸，1 次饮。

急性扁桃体炎——平刮法缓解炎症

本节名词

❶卡他 ❷温盐水

急性扁桃体炎，中医称为“乳蛾”“喉蛾”或“莲房蛾”，是腭扁桃体的一种非特异性急性炎症，常伴有一定程度的咽黏膜及咽淋巴组织的急性炎症。根据临床表现不同，此病可分为卡他[1]性、隐窝性及滤泡性扁桃体炎等三种；就诊断和治疗而言，又可分为急性充血性扁桃体炎和急性化脓性扁桃体炎两种。本病常发生于儿童及青少年。

Words terms

名词解释

❶ 卡他

用来形容黏膜渗出液多。

❷ 温盐水

温盐水一般按0.9%的盐水比例配置的。家庭可用500毫升温水与4.5克无碘盐调配。如果没有无碘盐，也可用洗鼻盐来调配，在取量上更加便利。

诊断

1.全身症状：起病急、恶寒、高热、体温可达39℃-40℃，尤其是幼儿可因高热而抽搐、呕吐或昏睡、食欲不振、便秘及全身酸困等。

2.局部症状：咽痛明显，吞咽时尤甚，剧烈者可放射至耳部，幼儿常因不能吞咽而哭闹不安。儿童若因扁桃体肥大影响呼吸时会妨碍其睡眠。

2.检查：急性病人，面颊赤红，口有臭味，舌被厚苔，颈部淋巴结，特别是下颌角处的淋巴结往往肿大，并且有触痛。白细胞明显增多。根据局部检查可见到不同类型扁桃体炎有不同表现：急性充血性扁桃体炎，主要表现为扁桃体充血、肿胀、表面无脓性分泌物；急性化脓性扁桃体炎，则表现为扁桃体及腭弓明显充血，扁桃体肿大。

预防

1.做好环境卫生，室内应光线充足，空气流通，保持适宜的温度和湿度。

2.加强锻炼。尤其是在冬季，加强锻炼，增强体质，可加强身体对寒冷的适应能力，减少扁桃体发炎的机会。

3.保持口腔清洁，可常用温盐水[2]漱口。

刮痧治疗

刮拭要点	穴位与刮法	刺激程度	次 数
① 颈部	天突（平刮）	中度	50
②上肢部	合谷（平面按揉）→少泽（点按）→鱼际（平面按揉）		
③下肢部	内庭（点按）		

刮痧选穴位置

精确取穴

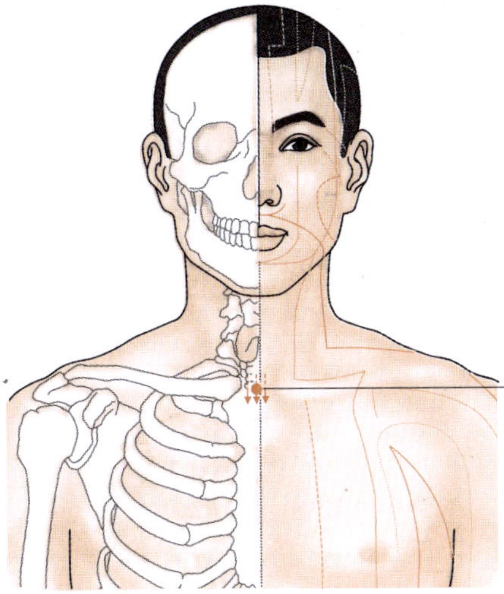

天突
胸骨上窝中央。

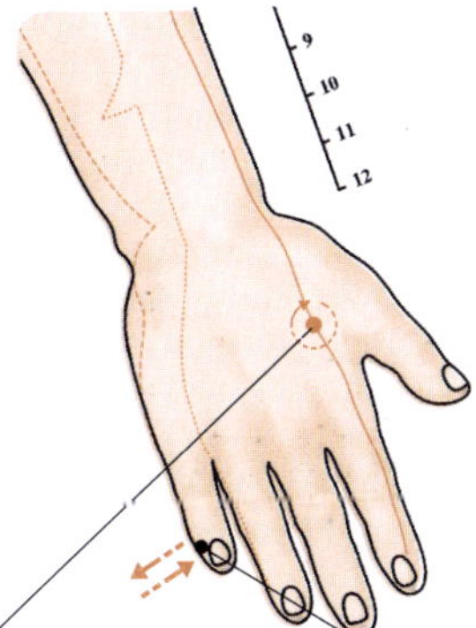

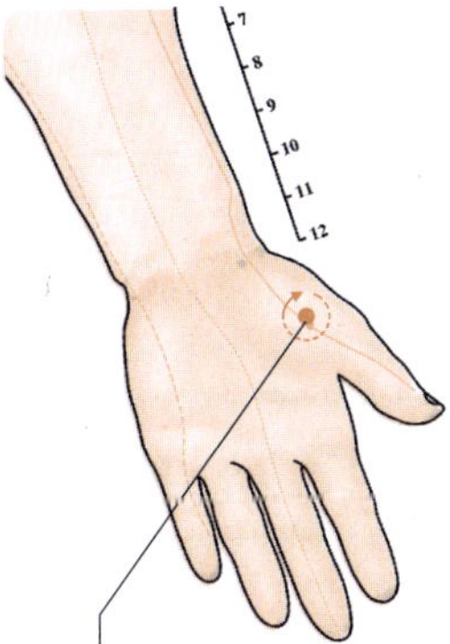

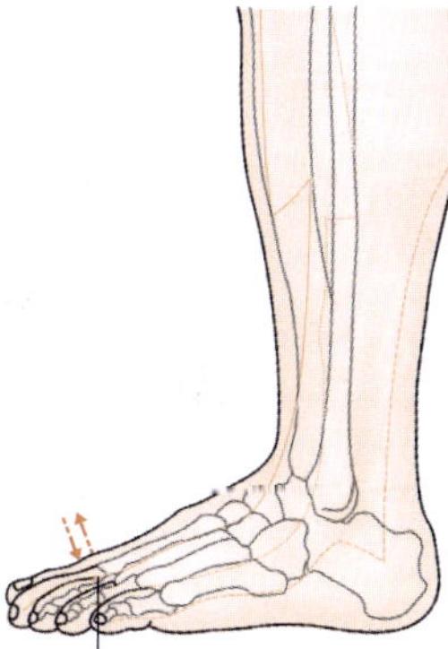

合谷
手背第 1 和第 2 掌骨间，第 2 掌骨桡侧的中点处。

少泽
小指尺侧指甲角旁 0.1寸。

鱼际
拇指本节第 1 掌指关节后凹陷处，约当第 1 掌骨中点桡侧，赤白肉际处。

内庭
足背第 2 和第 3 趾间缝纹端处即是。

辅助食疗

鱼腥草粥

鱼腥草 30 克，大米 100 克，白糖少许。将鱼腥草放入锅中，加适量清水，浸泡 5 分钟 ~ 10 分钟后，用水煎，去渣取汁，加大米煮成粥，粥成后放入白糖调味服用。或者将鱼腥草择洗干净，切细，先把大米熬成粥，再放入切细的鱼腥草，用白糖调味，再煮一、二沸即可。每日 1 剂，连续服用 3 天 ~ 5 天。

第
8
章

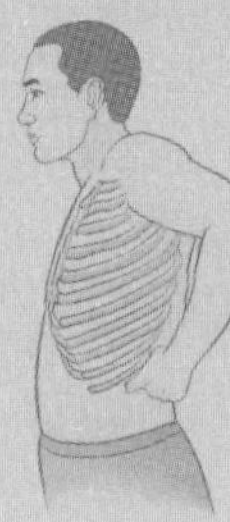

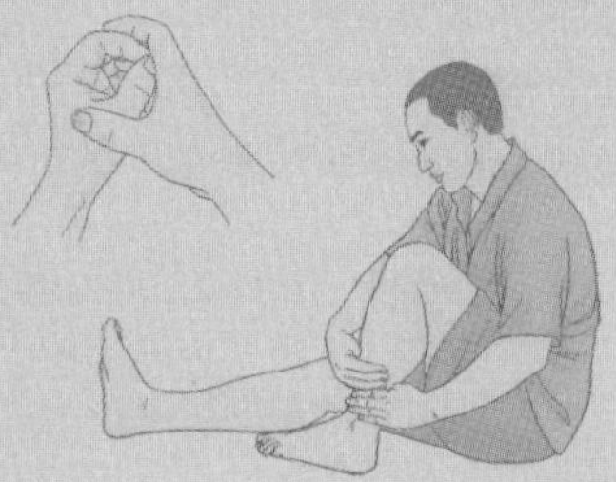

拔罐、刮痧为健康护航——对比治疗

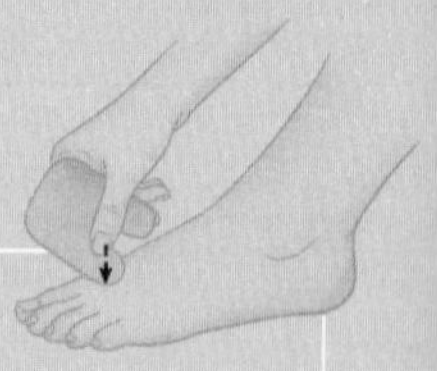

本章把同一种病症的拔罐、刮痧两种治疗方法比对进行展示，共介绍了27种疾病的拔罐、刮痧疗法和对于这些疾病的详细诊断，让您更直观地去理解拔罐、刮痧对于相同病症的治疗过程和所针对穴位的异同。这不仅有利于您对于不同穴位功效的把握，也能够避免因穴位过多而使您离开本书后进入操作的误区。

本章看点

支气管炎——闪火法、面刮法让炎症大幅度缓解

本节名词 ❶哮鸣音 ❷病程迁延 ❸阻塞性肺气肿

支气管炎是指气管、支气管黏膜及其周围组织的慢性非特异性炎症。支气管炎有急、慢性之分。两者都是由病毒和细菌感染，或因物理、化学因素的刺激而引起的急性炎症。急性支气管炎主要症状是咳嗽、胸骨后疼痛，偶尔也有哮鸣音[1]和气急。

诊断

慢性支气管炎与急性支气管炎两者较易区别，可根据下述三方面鉴别。

1.病史：急性支气管炎一般在发病前无支气管炎的病史，即无慢性咳嗽、咳痰及喘息等病史。而慢性支气管炎均有上述呼吸道病史。

2.病程及症状：急性支气管炎起病较快，开始为干咳，以后咳黏痰或脓性痰。常伴胸骨后闷胀或全身疼痛、发热等症状，多在3天～5天内好转，但咳嗽、咳痰症状常持续2周～3周才恢复。而慢性支气管炎则以长期、反复而逐渐加重的咳嗽为突出症状，伴有咳痰。咳痰症状和感染与否有关，时轻时重，还可伴有喘息，病程迁延[2]。

3.并发症：急性支气管炎多不伴有阻塞性肺气肿[3]及肺心病，而慢性支气管炎发展到一定阶段都伴有上述疾病。

刮痧治疗

刮拭要点	穴位与刮法	刺激程度	次 数
① 背部	风门（面刮）→ 肺腧（面刮）	轻度	20
② 胸腹部	天突（面刮）→ 膻中（面刮）		
③上肢部	尺泽（面刮）→ 太渊（平面按揉）		

拔罐治疗

● 急性支气管炎（每日1次） 大椎 风门 身柱 脾腧 膻中 中府 尺泽

让患者取适宜体位 → 用闪火法或者投火法将火罐按穴位吸拔，留罐20分钟

● 慢性支气管炎（每日1次） 大椎 风门 身柱 脾腧 膻中 中府 尺泽

让患者取适宜体位 → 对穴位皮肤进行消毒 → 用闪火法吸拔穴位，留罐15分钟，以穴位皮肤红紫为准

Words terms

名词解释

❶ 哮鸣音

也叫干啰音。哮鸣音的出现主要是由于肺内广泛的细支气管痉挛，在呼气时，气流通过狭窄的细支气管管腔而产生的一种病理性呼吸音，在呼气时最明显。

❷ 病程迁延

病程延后耽搁，延期。

❸ 阻塞性肺气肿

是终末细支气管远端部分（包括呼吸性细支气管、肺泡管、肺泡囊和肺泡）膨胀，并伴有气腔壁的破坏。近数十年来阻塞性肺气肿的发病率显著增高，这是由于大气污染、吸烟和肺部慢性感染等诱发慢性支气管炎，进一步演变成的。

拔罐、刮痧取穴法

精确取穴

大椎
位于人体的颈部下端，第 7 颈椎棘突下凹陷处。

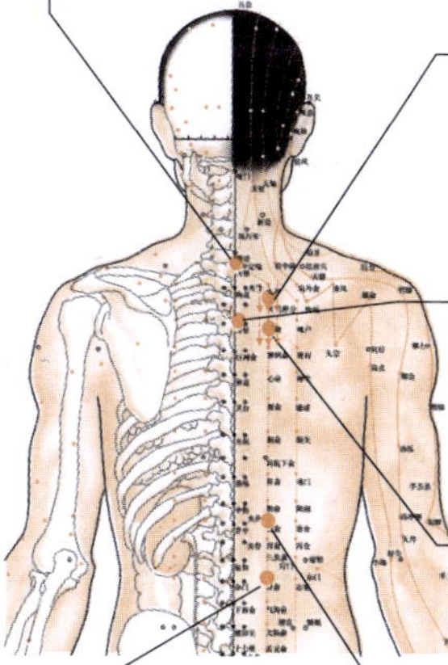

风门
位于人体背部，当第 2 胸椎棘突下，旁开 1.5 寸处。

身柱
位于人体背部，当后正中线上，第 3 胸椎棘突下凹陷中。

肺俞
位于人体背部，当第 3 胸椎棘突下，旁开 1.5 寸处。

肾俞
位于人体腰部，当第 2 腰椎棘突下，旁开 1.5 寸处。

脾俞
位于人体背部，当第 11 胸椎棘突下，旁开 1.5 寸处。

天突
胸骨上窝中央。

膻中
位于人体胸部，当前正中线上，平第 4 肋间，两乳头连线的中点。

中府
位于人体胸前壁的外上方，云门下 1 寸，平第 1 肋间隙，距前正中线 6 寸处。

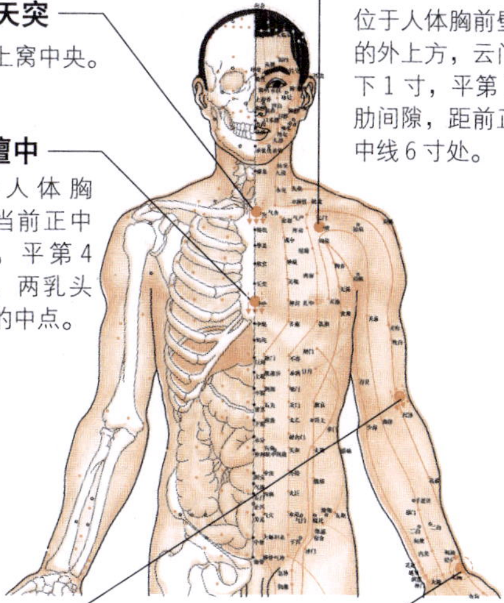

尺泽
肘横纹中，肱二头肌腱桡侧凹陷处。

太渊
腕掌侧横纹桡侧，桡动脉搏动处。

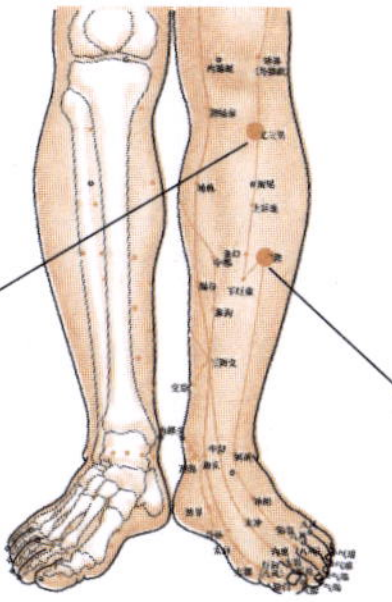

足三里
位于外膝眼下 3 寸，距胫骨前嵴 1 横指，当胫骨前肌上。

丰隆
位于人体外踝尖上 8 寸，条口穴外 1 寸，胫骨前嵴外 2 横指处。

图例
拔罐穴位　刮痧穴位
拔罐、刮痧共用穴位

取穴技巧速查索引（因某些穴位暂无取穴技巧，索引中所列仅为部分取穴技巧）

大椎（见第 250 页）	风门（见第 256 页）	身柱（见第 257 页）	肺俞（见第 270 页）
尺泽（见第 258 页）	丰隆（见第 263 页）	脾俞（见第 270 页）	肾俞（见第 270 页）
膻中（见第 252 页）	中府（见第 252 页）	足三里（见第 263 页）	

肺炎——刺络罐法、面刮法缓解炎症

本节名词 ❶间质性肺炎

肺炎是由细菌或病毒引起的急性肺部发炎，多由各种细菌、真菌、病毒或寄生虫引起；化学物质、过敏等因素也能引起肺炎。肺炎按照发病部位来区分，可分为大叶性肺炎、小叶性肺炎和间质性肺炎❶，尤其以大叶性肺炎居多。

Words terms
名词解释

❶ 间质性肺炎

是以弥漫性肺实质、肺泡炎和间质纤维化为病理基本改变，以活动性呼吸困难、X 线胸片示弥漫阴影、限制性通气障碍、弥散功能（DLCO）降低和低氧血症为临床表现的不同类疾病群构成的临床病理实体的总称。

预防

1.通过接种肺炎球菌疫苗“纽莫法23”来预防肺炎球菌感染。

2.预防感冒，及早治愈感冒。

3.防止血源感染，如皮肤软组织感染、败血症等。

4.注意锻炼，提高身体免疫力。

5.合理膳食，适时增减衣服。

刮痧治疗

刮拭要点	穴位与刮法	刺激程度	次 数
① 背部	身柱（面刮）→ 肺腧（面刮）	轻度	30
② 胸腹部	膻中（面刮）		
③上肢部	孔最（面刮）→ 太渊（平面按揉）		
④下肢部	丰隆（面刮）		

拔罐治疗

● 单纯火罐法（每日治疗1次，连续吸拔3次）　大椎 身柱 肺腧

用中等型号的玻璃火罐 → 用闪火法将罐吸拔在穴位上 → 留罐 10 ~ 15 分钟，以吸拔部位的皮肤变得红紫为准

● 刺络罐法（每日1次）　大椎 身柱 肺腧

让患者取俯卧位并对穴位皮肤进行消毒 → 用三棱针点刺或用梅花针扣刺穴位周围皮肤至微微出血的程度 → 用闪火法将罐吸拔在穴位上，并留罐 10 ~ 15 分钟

拔罐、刮痧取穴法

精确取穴

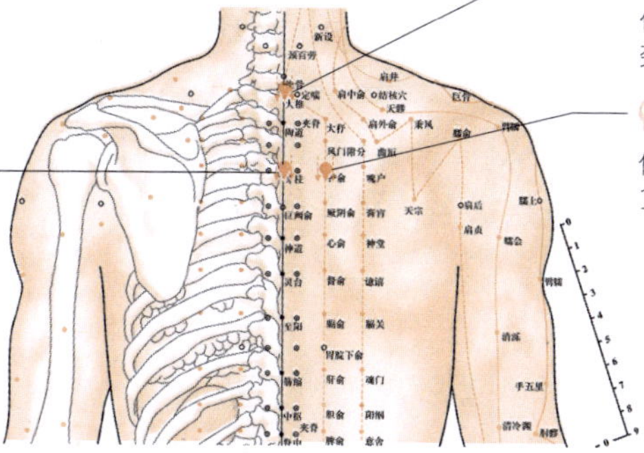

大椎

位于人体的颈部下端，第 7 颈椎棘突下凹陷处。

肺俞

位于第 3 胸椎棘突下，旁开 1.5 寸处。

身柱

位于人体背部，当后正中线上，第 3 胸椎棘突下凹陷处。

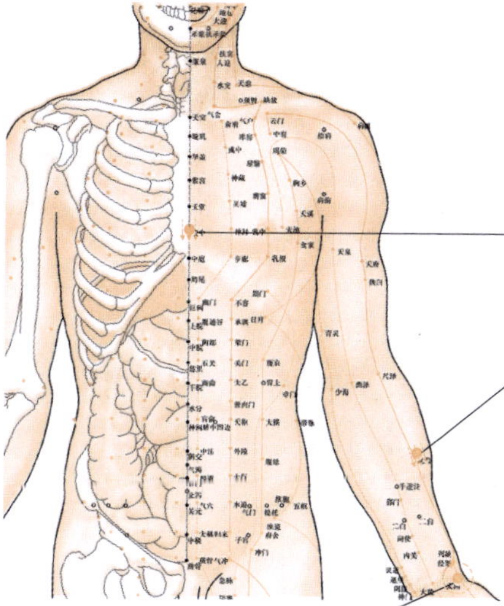

膻中

胸部，当前正中线上，平第 4 肋间，两乳头连线的中点。

孔最

太渊穴与尺泽穴连线上，太渊穴上 7 寸处。

太渊

腕掌侧横纹桡侧，桡动脉搏动处。

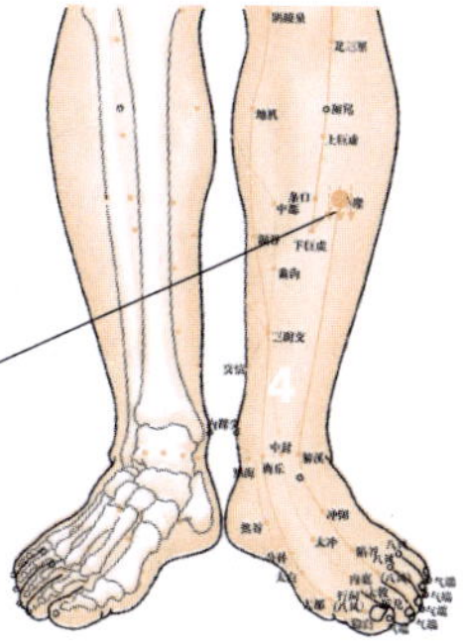

丰隆

小腿前外侧。

图例

拔罐穴位　刮痧穴位

拔罐、刮痧共用穴位

取穴技巧速查索引（因某些穴位暂无取穴技巧，索引中所列仅为部分取穴技巧）

大椎（见第 250 页）	肺俞（见第 270 页）	身柱（见第 257 页）	膻中（见第 252 页）
孔最（见第 258 页）	丰隆（见第 263 页）		

慢性胃炎——闪罐法、面刮法缓解疼痛，胃暖暖的

本节名词 ❶肥厚性胃炎

慢性胃炎，成因一般来自三个方面：一是由急性胃炎转变而来；二是由其他疾病引起的续发炎症，如溃疡病、胃癌、胃扩张、胃下垂等；三是由饮食无节制、爱吃生冷辛辣、长期饮酒、过度吸烟、精神刺激等因素诱发所致。

Words and Terms
名词解释

❶ **肥厚性胃炎**

上腹部痛类似溃疡病，亦可因进食或服碱性药物而疼痛暂时缓解，常有消化不良，有些患者可并发胃出血。属于慢性胃病。

诊断

1.上腹部不适或疼痛，进食后加重；常有口臭、口苦、嗳气、恶心、食欲不振等症状。

2.肥厚性胃炎❶，胃酸常增高，临床征象可似溃疡病，也可发生胃出血。萎缩性胃炎，后期可见营养不良、消瘦、贫血、舌萎缩，部分患者胃酸减低，有时出现腹泻，本病可恶变成胃癌。

3.胃液分析。

刮痧治疗

刮拭要点	穴位与刮法	刺激程度	次数
① 背部	膈腧（面刮）→肝腧（面刮）→胆腧（面刮）→脾腧（面刮）→胃腧（面刮）→三焦腧（面刮）→肾腧（面刮）→气海腧（面刮）→大肠腧	适度	60
② 胸腹部	中脘（面刮）→天枢（面刮）		
③下肢部	阴陵泉（面刮）		

拔罐治疗

● 单纯火罐法（2天治疗一次，5次为1个疗程）

胆腧 肝腧 脾腧 膈腧 胃腧 三焦腧 内关 足三里

让患者取俯卧位 → 用闪火法将罐吸拔在穴位上，留罐15分钟

● 刺络罐法（每次做1组穴位，每2天为1次治疗）

大椎 脾腧 胃腧 身柱 中脘 胃腧

让患者取俯卧位或坐位 → 对穴位皮肤进行常规消毒 → 用三棱针点刺穴位到出血的程度 → 再用闪火法将罐吸拔在点刺穴位上，留罐10分钟

● 闪罐法（每2日1次）

中脘 天枢 关元

让患者取俯卧位以暴露出腹部 → 用闪火法将玻璃火罐吸拔在穴位上 → 在每个穴位上连续闪罐20～30下，最后再留罐10分钟

拔罐、刮痧取穴法

精确取穴

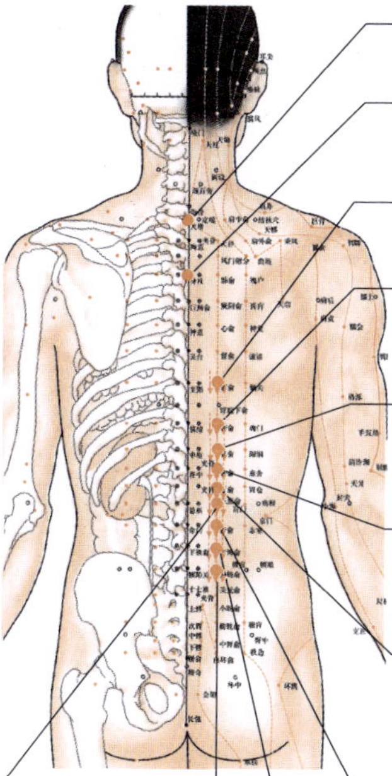

大椎
位于人体的颈部下端，第 7 颈椎棘突下凹陷处。

身柱
位于人体背部，当后正中线上，第 3 胸椎棘突下凹陷中。

膈腧
位于人体背部，当第 7 胸椎棘突下，旁开 1.5 寸处。

肝腧
位于人体背部，当第 9 胸椎棘突下，旁开 1.5 寸处。

胆腧
位于人体背部，当第 10 胸椎棘突下，旁开 1.5 寸处。

脾腧
位于人体背部，当第 11 胸椎棘突下，旁开 1.5 寸处。

胃腧
位于人体背部，当第 12 胸椎棘突下，旁开 1.5 寸处。

肾腧
背部，第 2 腰椎棘突下，旁开 1.5 寸。

三焦腧
位于人体腰部，当第 1 腰椎棘突下，旁开 1.5 寸。

气海腧
背部，第 3 腰椎棘突下，旁开 1.5 寸。

大肠腧
背部，第 4 腰椎棘突下，旁开 1.5 寸。

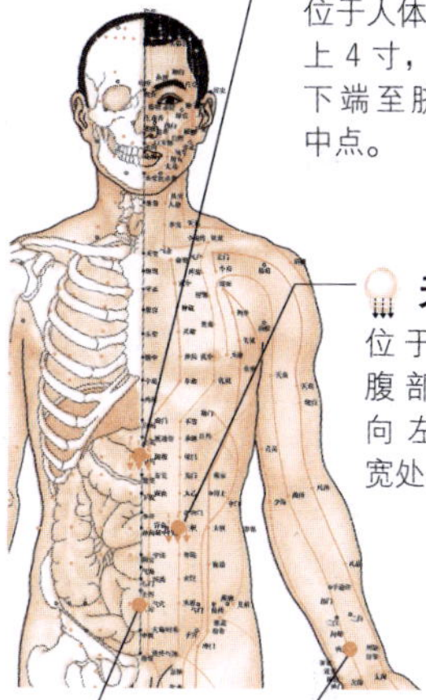

中脘
位于人体腹部，脐上 4 寸，即胸骨下端至脐连线之中点。

天枢
位于人体中腹部，肚脐向左右 3 指宽处。

关元
位于人体下腹部，前正中线上，当脐下 3 寸处。

内关
位于前臂正中，腕横纹上 2 寸，在桡侧屈腕肌腱同掌长肌腱之间。

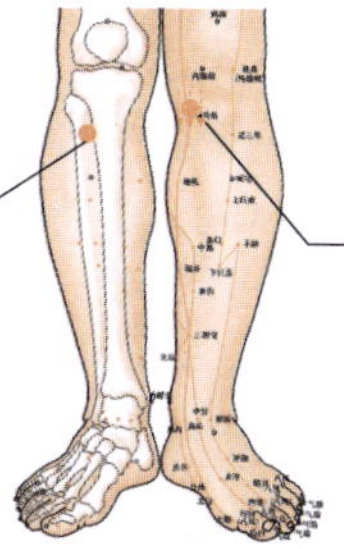

足三里
位于外膝眼下 3 寸，距胫骨前嵴 1 横指，当胫骨前肌上。

阴陵泉
胫骨内侧，髁后下方凹陷处。

图例
拔罐穴位　刮痧穴位
拔罐、刮痧共用穴位

取穴技巧速查索引

大椎（见第 250 页）	身柱（见第 257 页）	膈腧（见第 270 页）	肝腧（见第 270 页）
胆腧（见第 270 页）	脾腧（见第 270 页）	足三里（见第 263 页）	胃腧（见第 270 页）
三焦腧（见第 270 页）	中脘（见第 256 页）	天枢（见第 254 页）	内关（见第 261 页）
关元（见第 253 页）	阴陵泉（见第 264 页）	肾腧（见第 270 页）	气海腧（见第 270 页）
大肠腧（见第 270 页）			

癫痫——出针罐法、面刮法长期调理得大益

本节名词
❶抽搐

癫痫，俗称羊癫风，是一种发作性神经异常的疾病。当此病发作时，患者的主要表现为：突然性的意识丧失，全身出现抽搐[1]症状。

Words terms
名词解释

❶ 抽搐

是不随意运动的表现，是神经－肌肉疾病的病理现象，表现为横纹肌的不随意收缩。临床上常见的有如下几种：惊厥、强直性痉挛、肌阵挛、震颤、舞蹈样动作、手足徐动、扭转痉挛、肌束颤动、习惯性抽搐。中医认为引起抽搐的病因病机主要有热毒内盛、风阳扰动、风毒窜络、阴血亏损等方面。

诊断

1.癫痫小发作：患者突然瞪目直视、呆立或呆坐，面色苍白。无跌扑和抽搐，数秒钟即恢复正常。

2.癫痫大发作：突然发作，有时会大叫一声，随即意识丧失，全身抽搐，咬牙，皮肤紫绀，口吐白沫或因舌、唇破而出现血沫，眼红，瞳孔扩大，大小便失禁。这样持续数分钟后进入昏睡，经过半小时以上，神志才慢慢清醒。醒后感觉头痛，精神疲倦，浑身疼痛不适，对发病时情况记忆不清。

3.局限性癫痫：经常见于继发性癫痫，患者一般不会有意识障碍，仅一侧肢体或面部有麻木感或抽搐。

4.癫痫持续状态：癫痫连续性发作，期间患者神志不清，必须抢救，否则很可能导致死亡。

刮痧治疗

刮拭要点	穴位与刮法	刺激程度	次 数
① 头部	百会（面刮）→风府（面刮）	重度	30
② 背部	陶道（面刮）→身柱（面刮）		
③胸腹部	鸠尾（面刮）		
④下肢部	丰隆（面刮）→太冲（面刮）		

拔罐治疗

● 出针罐法（每2日1次） 大椎

让患者取俯卧位并对穴位皮肤进行常规消毒 → 用2寸毫针以30°角由大椎穴刺入约1.5寸深，当触电感传至四肢，当立即出针 → 用闪火法将罐吸拔在大椎穴上，留罐10分钟

● 刺络罐法（每日1次） 百会　印堂

让患者取仰卧位对穴位皮肤进行常规消毒 → 用三棱针点刺穴位以放血 → 用抽气罐吸拔穴位，留罐10分钟

拔罐、刮痧取穴法

精确取穴

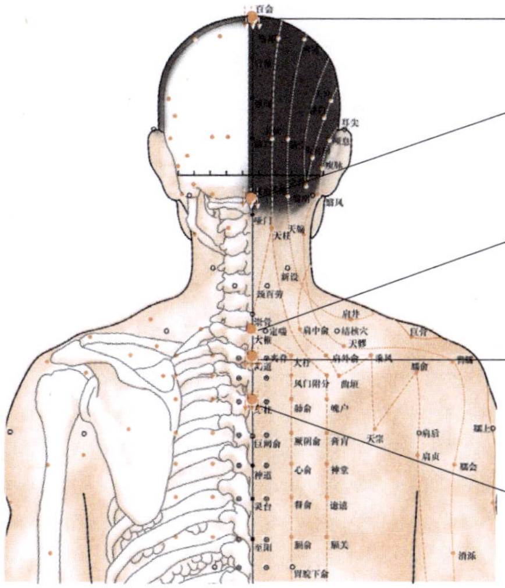

百会
头部，当前发际正中直上 5 寸或两耳尖连线中点处。

风府
后发际正中直上 1 寸，枕外隆凸直下凹陷中。

大椎
位于人体的颈部下端，第 7 颈椎棘突下凹陷处。

陶道
背部，当后正中线上，第 1 胸椎棘突下凹陷中。

身柱
背部，当后正中线上，第 3 胸椎棘突下凹陷中。

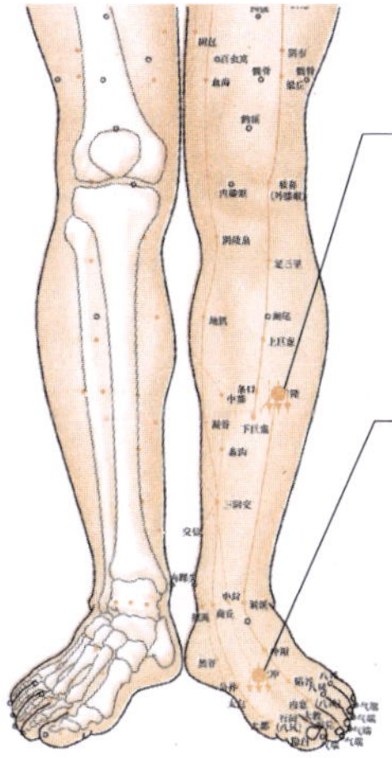

丰隆
外膝眼到外
点处。

太冲
人体脚背部第 1 和第 2 跖骨结合部之前凹陷处。

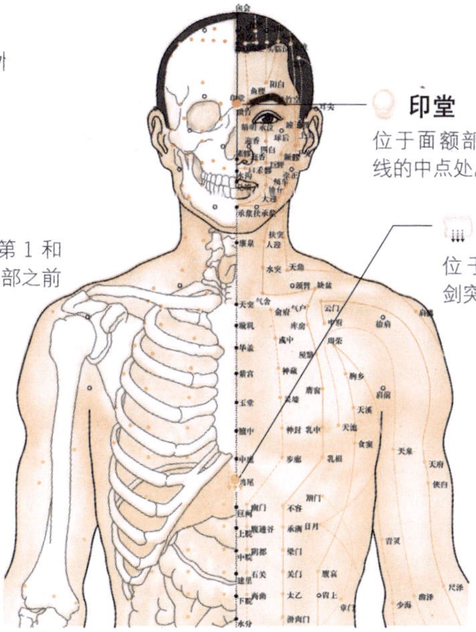

印堂
位于面额部，两眉头连线的中点处。

鸠尾
位于脐上 7 寸，剑突下 0.5 寸。

图例

拔罐穴位　刮痧穴位

拔罐、刮痧共用穴位

取穴技巧速查索引（因某些穴位暂无取穴技巧，索引中所列仅为部分取穴技巧）

百会（见第 249 页）	大椎（见第 250 页）	印堂（见第 251 页）	丰隆（见第 263 页）
太冲（见第 267 页）	风府（见第 252 页）	身柱（见第 257 页）	

糖尿病——闪火法、推刮法症状得到初步缓解

本节名词 ❶酮中毒

糖尿病，即尿中含糖的一种病症，是一种以糖代谢紊乱为主的慢性内分泌疾病。它的发病原因是人体中促使糖代谢的胰岛素分泌过少时，糖的代谢速度变慢，从而使患者血糖上升，尿中含糖。糖尿病在严重的时候，会出现酮中毒昏迷，有可能危及生命。

Words & Terms
名词解释

❶ 酮中毒

当胰岛素依赖型糖尿病人胰岛素治疗中断或剂量不足、非胰岛素依赖型糖尿病人遭受各种应激时，糖尿病代谢紊乱加重，脂肪分解加快，酮体生成增多超过利用而积聚，导致血中酮体堆积，称为酮血症，其临床表现称为酮症。

诊断

1.此病的主要特征：多饮、多食、多尿、消瘦。

2.皮肤容易反复感染，经常会生痈、疖。

3.小便检查：尿糖阳性，空腹血糖>6.1mmol/L，餐后2小时血糖> 11.1mmol/L。

4.酮中毒[1]：如有厌食、恶心、呕吐、腹痛等症状时，应考虑糖尿病酮中毒的可能。患者呼吸急促，严重的患者可出现昏迷、大口呼吸、血压下降、手足发冷、反射迟钝或消失。尿糖强阳性，尿醋酮强阳性。

刮痧治疗

刮拭要点	穴位与刮法	刺激程度	次 数
① 背部	大椎（推刮）→肝腧（推刮）→脾腧（推刮）	适度	30
② 胸腹部	中脘（推刮）→关元（推刮）		
③上肢部	太渊（平面按揉）→鱼际（平面按揉）		
④下肢部	太冲（垂直按揉）→太溪（平面按揉）		

拔罐治疗

● 单纯火罐法1（每日1次）

肺腧 脾腧 三焦腧 肾腧 足三里 三阴交 太溪

让患者取俯伏位 → 采用闪火法将罐吸拔在穴位上 → 留罐 10 分钟

● 单纯火罐法2（每日1次，10次为一个疗程）

肾腧 肺腧 胃腧 大肠腧 阳池

让患者取俯卧位以暴露出背部 → 用闪火法将罐吸拔在穴位上 → 留罐 15 ~ 20 分钟

拔罐、刮痧取穴法

精确取穴

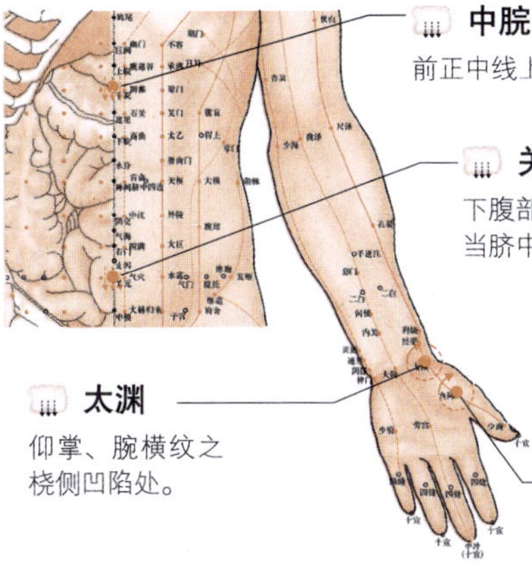

中脘
前正中线上，脐中上 4 寸。

关元
下腹部，前正中线上，当脐中下 3 寸。

太渊
仰掌、腕横纹之桡侧凹陷处。

鱼际
第 1 掌骨中点桡侧，赤白肉际处。

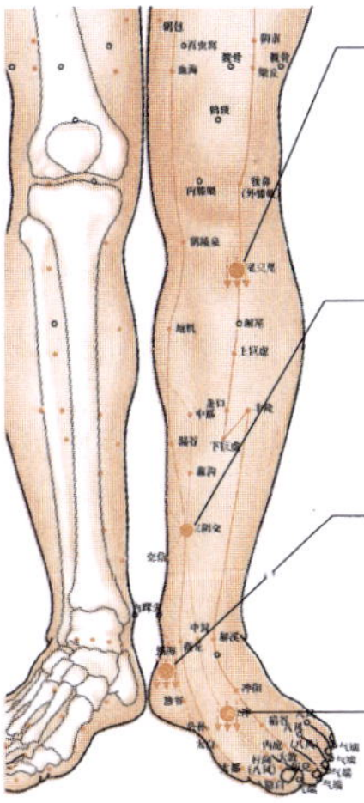

足三里
位于外膝眼下 3 寸，距胫骨前脊 1 横指，当胫骨前肌上。

三阴交
位于小腿内侧，足内踝尖上 3 寸，胫骨内侧缘后方。

太溪
位丁足内侧，内踝后方与脚跟骨肌腱之间的凹陷处。

太冲
人体脚背部第 1 和第 2 跖骨结合部之前凹陷处。

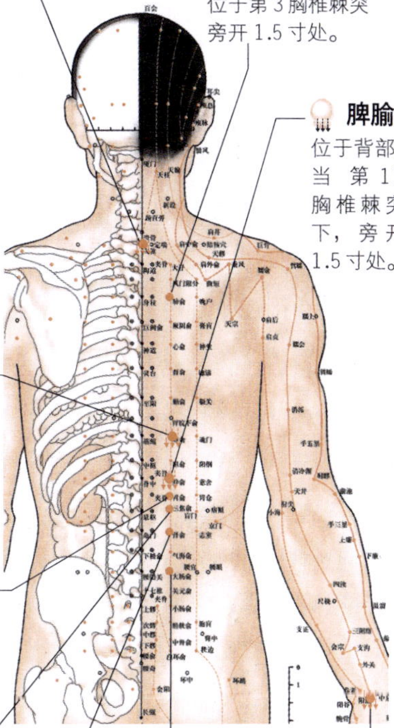

大椎
人体的颈部下端，第 7 颈椎棘突下凹陷处。

肺俞
位于第 3 胸椎棘突旁开 1.5 寸处。

脾俞
位于背部，当第 11 胸椎棘突下，旁开 1.5 寸处。

肝俞
背部，当第 9 胸椎棘突下，旁开 1.5 寸。

胃俞
位于背部，当第 12 胸椎棘突下，旁开 1.5 寸处。

阳池
位于腕背横纹上，前对中指、无名指指缝。或在腕背横纹中，当指伸肌腱的尺侧缘凹陷处。

三焦俞
位于腰部，当第 1 腰椎棘突下，旁开 1.5 寸处。

肾俞
位于腰部，当第 2 腰椎棘突下，旁开 1.5 寸处。

大肠俞
位于腰部，当第 4 腰椎棘突下，旁开 1.5 寸处。

图例
拔罐穴位　刮痧穴位
拔罐、刮痧共用穴位

取穴技巧速查索引（因某些穴位暂无取穴技巧，索引中所列仅为部分取穴技巧）

肺俞（见第 270 页）	脾俞（见第 270 页）	胃俞（见第 270 页）	三焦俞（见第 270 页）
肾俞（见第 270 页）	大肠俞（见第 270 页）	阳池（见第 262 页）	足三里（见第 263 页）
三阴交（见第 263 页）	太溪（见第 266 页）	太冲（见第 267 页）	大椎（见第 250 页）
肝俞（见第 270 页）	中脘（见第 256 页）	关元（见第 253 页）	鱼际（见第 259 页）

白癜风——药罐法、推刮法调理身体最重要

本节名词
❶精神创伤

白癜风，中医称“白癜”或者“白驳风”，是一种原发性色素脱失性皮肤病。虽然白癜风病没有什么肉体上的痛苦，但它却削弱了患者的健康皮肤和心灵，挫伤了人的精神，影响正常的生活、婚姻、工作和社会交往。本病可累及所有种族，一般肤色浅的人发病率较低，肤色较深的人发病率较高。现代医学认为，本病与遗传、自身免疫及黑色素细胞自身破坏有关。此外，精神创伤❶、神经功能障碍、内分泌失调等也可能导致本病发生。

Words & terms
名词解释

❶ **精神创伤**
（或心理创伤）是指那些由于生活中具有较为严重的伤害事件所引起的心理、情绪甚至生理的不正常状态。这种不正常的状态可能比较轻微，经过一段时间（通常在3个月之内）的自我调整就可以自动痊愈。但是也有一些精神创伤的影响会延续较长的时间，甚至常常是终身的。对于较为严重的精神创伤，在心理学和精神科的分类中被称为“创伤后应激障碍”。

诊断

1.人体各处皮肤均出现大小不等、单个或多处不规则的白色斑块。白癜风虽然都表现为白色斑块，但是色素脱失的程度却不一样，可以表现为浅白色、乳白色、云白色和瓷白色。

2.一般来说白斑和正常皮肤分界清楚，但是如果是处于进行期，白斑边缘也可以表现为模糊不清。白斑内毛发可呈白色，也可是正常颜色，还可黑白相间，毛发变白者疗效相对要差。一般来说白斑表面光滑，无鳞屑或结痂，感觉和分泌功能都正常；但也有少数病人感觉白斑处发痒，个别病人剧痒，这种情况在白斑发展和见效的时候可以见到；还有少数白癜风患者白斑部位分泌的汗液有异味。

刮痧治疗

刮拭要点	穴位与刮法	刺激程度	次 数
① 上肢部	侠白（推刮）→上廉（推刮）→下廉（推刮）	轻度	40
② 下肢部	复溜（推刮）		

拔罐治疗

● 刺络罐法（可3天治疗1次）　病损局部

对病损部位进行局部消毒 → 用三棱针在病损中心部位以梅花状分布进行点刺 → 用闪火法将火罐吸拔在点刺部位以拔出污血，留罐10分钟～15分钟

● 药罐法（每日1次，每侧穴位连续吸拔10次，然后再改取另一侧的穴位，进行交替的拔罐治疗）　皮损区　孔最　足三里　三阴交

将指肚大小的脱脂棉浸润到药液罐中 → 将脱脂棉取出贴在玻璃罐壁的中部 → 用火点燃并立即罩在上述穴位上（是单侧穴位而不是双侧），留罐10分钟～15分钟

附药液配方：木香、荆芥、川芎各10克，当归、赤芍、丹参、白蒺藜和牡丹皮各15克，鸡血藤20克，灵磁石30克。将之投入到浓度为950的酒精溶液中浸泡10日，然后去渣取汁200毫升，储存在玻璃瓶中密封备用。

拔罐、刮痧取穴法

精确取穴

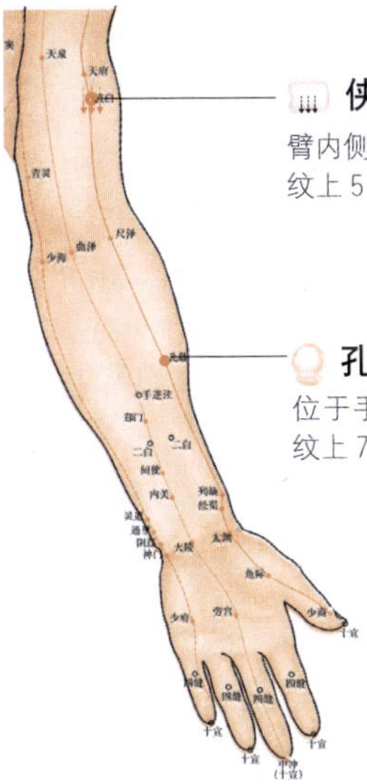

侠白
臂内侧面，肘横纹上 5 寸处。

孔最
位于手腕的横纹上 7 寸处。

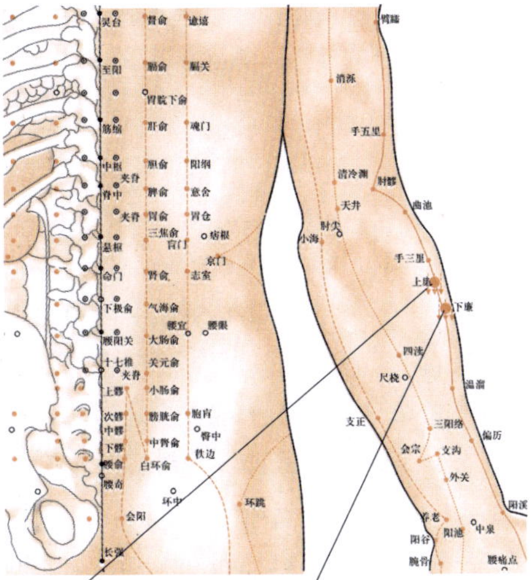

上廉
前臂背面桡侧，肘横纹下 3 寸。

下廉
前臂背面桡侧，肘横纹下 4 寸。

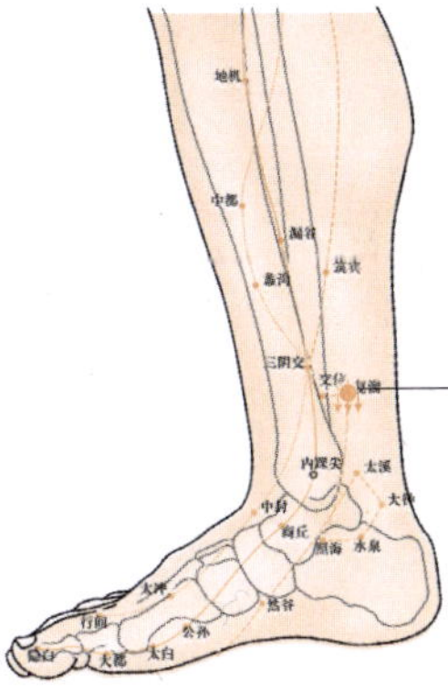

复溜
脚踝内侧中央上二指宽处，胫骨与跟腱间。

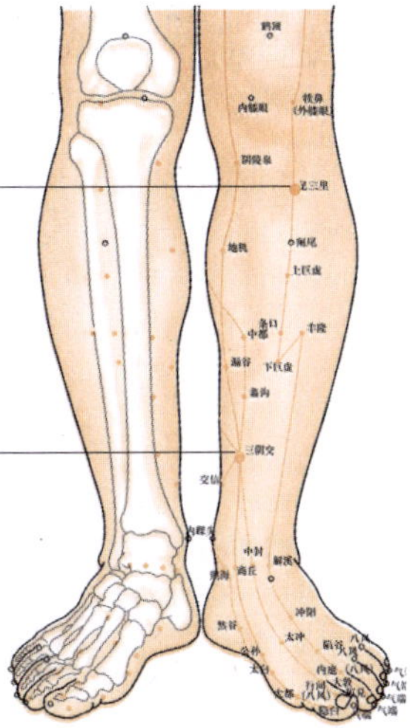

足三里
位于外膝眼下 3 寸，距胫骨前嵴 1 横指，当胫骨前肌上。

三阴交
位于小腿内侧，足内踝尖上 3 寸，胫骨内侧缘后方。

图例
拔罐穴位　刮痧穴位
拔罐、刮痧共用穴位

取穴技巧速查索引（因某些穴位暂无取穴技巧，索引中所列仅为部分取穴技巧）

孔最（见第 258 页）	足三里（见第 263 页）	三阴交（见第 263 页）	

肩周炎——刺络罐法、面刮法让您轻松跳蒙古舞

本节名词 ❶肩胛骨 ❷中渚穴

肩周炎，又称漏肩风、冻结肩，全称为肩关节周围炎。本病多发于50岁左右的中老年人，故又称“五十肩”。因患病以后，肩关节不能运动，仿佛被冻结或凝固一般，故称“冻结肩”、“肩凝症”。

Words terms

名词解释

❶ 肩胛骨

也叫胛骨、琵琶骨。位于胸廓的后面，是三角形扁骨，介于第2～7肋之间。分为两个面、3个角和3个缘。

❷ 中渚穴

掌心向下，中渚穴位于手背部位，小指与无名指根间下二厘米手背凹陷处，用力按压会有力量脱落的感觉。是人体手少阳三焦经上的重要穴位之一。可治疗目眩、站立时头昏眼花、耳鸣、肋间神经痛、后颈沉重感。

诊断

1.本病患者多为中老年人，左侧多于右侧，亦可两侧先后发病。好发肩周炎的年龄与肩关节产生严重退变的年龄相一致。

2.肩部疼痛是本病最明显的症状。开始时，肩部某一处出现疼痛，并与动作、姿势有明显关系。随病程延长，疼痛范围逐渐扩大，并牵涉到上臂中段，同时伴有肩关节活动受限。严重时患肢不能梳头、洗脸。这种疼痛可引起持续性肌肉痉挛，疼痛与肌肉痉挛甚至还会扩展到肩关节，也可向上延至后头部，向下可达腕及手指，也有的向后延到肩胛骨❶，向前到胸部。

刮痧治疗

刮拭要点	穴位与刮法	刺激程度	次数
① 肩背部	大椎（面刮）→肩井（面刮）→身柱（面刮）→天宗（面刮）	轻度	30
② 上肢部	合谷（平面按揉）→中渚❷（平面按揉）		
③ 下肢部	阳陵泉（平面按揉）		

拔罐治疗

● 单纯火罐法（每日1次，10次为1个疗程）　患侧部位压痛点

在患者身上找出压痛点 → 让患者取坐位或侧卧位 → 在痛处按揉一会儿 → 用闪火法将罐吸拔在痛处及肩部周围，并留罐10分钟～15分钟

● 刺络罐法（慢性肩周炎患者3日1次，5次为1个疗程）　天宗

让患者取坐位 → 对穴位皮肤进行常规消毒 → 用双手在穴位周围向穴位中央部分推按，以使血液聚集在针刺部位 → 用手捏紧穴位皮肤 → 用三棱针在穴位上刺入1～2分的深度，随即将针拔出 → 用闪火法将大号火罐吸拔在穴位上，留罐5分钟～10分钟，出血10毫升左右 → 起罐后，用棉球擦干净皮肤以免感染

拔罐、刮痧取穴法

精确取穴

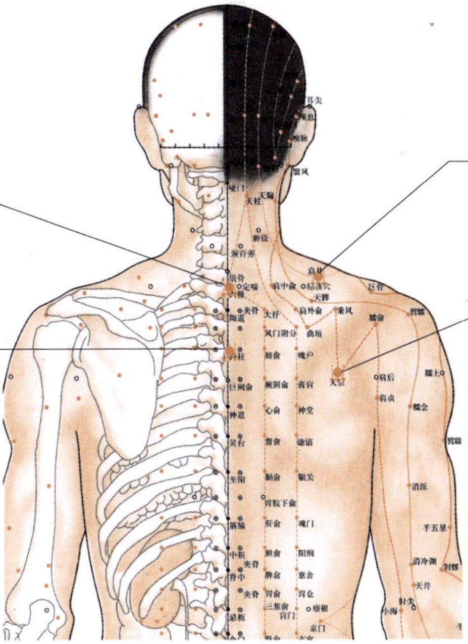

大椎

第 7 颈椎棘突下凹陷中。

身柱

第 3 胸椎棘突大凹陷中，约与肩胛骨内侧角相平。

肩井

大椎与肩峰端连线的中点，即乳头正上方与肩线交接处。

天宗

位于人体背部，肩胛骨冈下窝中央凹陷处，约肩胛冈下缘与肩胛下角之间的上 1/3 折点处。

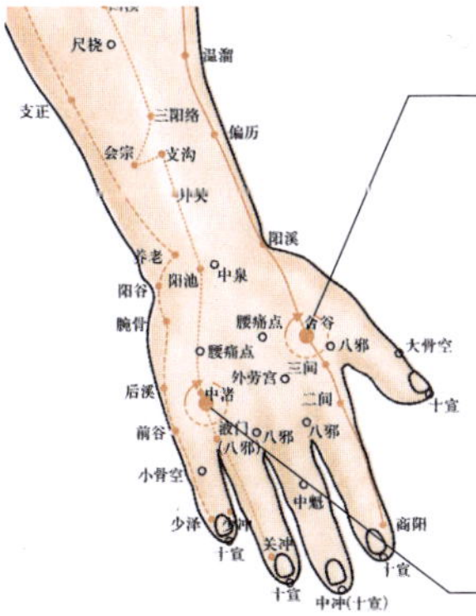

合谷

手背第 1 和第 2 掌骨间，第 2 掌骨桡侧的中点处。

中渚

在第 4 和第 5 掌骨小头，后方凹陷处。

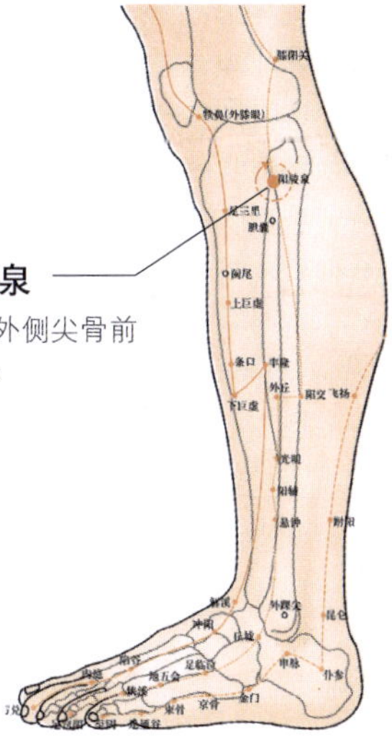

阳陵泉

膝下 1 寸外侧尖骨前的凹陷处。

图例

拔罐穴位　刮痧穴位

拔罐、刮痧共用穴位

取穴技巧速查索引（因某些穴位暂无取穴技巧，索引中所列仅为部分取穴技巧）

大椎（见第 250 页）	肩井（见第 257 页）	身柱（见第 257 页）	天宗（见第 257 页）
合谷（见第 260 页）	阳陵泉（见第 267 页）		

落枕——走罐法、面刮法让脖子更灵活

本节名词
❶条索

落枕或称“失枕”，是一种常见病，常发于青壮年，以冬春季多见。落枕的常见发病经过是入睡前并无任何症状，晨起后却感到项背部明显酸痛，颈部活动受限。这说明病起于睡眠之后，与睡枕及睡眠姿势有密切关系。

Words & terms
名词解释

❶ 条索

原指各类干茶具有的一定外形规格，如炒青条形、珠茶圆形、龙井扁形、红碎茶颗粒形等。在这里指像干茶一样缺少柔韧性。

诊断

1.落枕的临床表现为晨起突感颈后部、上背部疼痛不适，以一侧为多，或有两侧俱痛者，或一侧重，一侧轻。

2.多数患者是由于夜晚睡眠位置欠佳，或有受凉等因素。

3.由于疼痛，使颈项活动欠利，不能自由旋转，严重者俯仰也有困难，甚至头部强直于异常位置，使头偏向病侧。

4.检查时颈部肌肉有触痛，浅层肌肉有痉挛、僵硬，摸起来有“条索❶感”。

刮痧治疗

刮拭要点	穴位与刮法	刺激程度	次 数
① 头部	风府（平面按揉）→风池（平面按揉）	轻度	30
② 肩背部	肩井（面刮）→大椎（面刮）→天宗（面刮）		
③ 下肢部	光明（面刮）→悬钟（面刮）		

拔罐治疗

● 走罐法（每日1次） 患侧颈背

让患者取坐位，在患侧部位涂上风湿油 → 用闪火法将罐吸拔在疼痛处 → 进行推拉走罐，推拉程度以皮肤潮红为度 → 将罐留在痛处10～15分钟

● 留针罐法（每日1次，1～2次即可治愈） 承山

让患者取俯卧位并对穴位皮肤进行常规消毒 → 用2寸毫针直刺穴位 → 得气后，以针捻转提插穴位 → 用闪火法将罐吸拔在穴位上，留针、罐15～20分钟

注意事项

本病患者在拔罐治疗后，应积极进行活动，平时要注意保暖避免着凉。除此之外，患者在睡眠时要养成良好习惯，枕头不要过高。

拔罐、刮痧取穴法

精确取穴

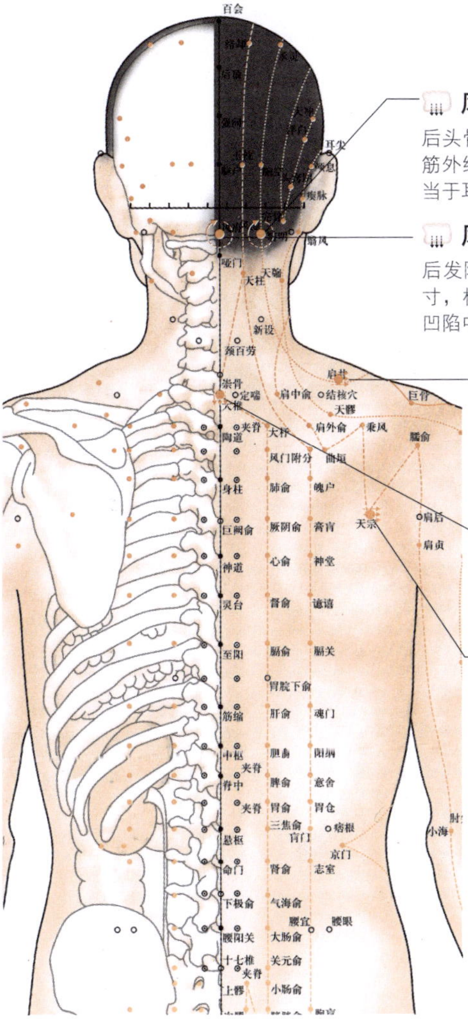

风池
后头骨下，两条大筋外缘陷窝中，相当于耳垂齐平。

风府
后发际正中直上 1 寸，枕外隆凸直下凹陷中。

肩井
大椎与肩峰端连线的中点，即乳头正上方与肩线交接处。

大椎
第 7 颈椎棘突下凹陷中。

天宗
肩胛部，当冈下窝中央凹陷处，与第 4 胸椎相平。

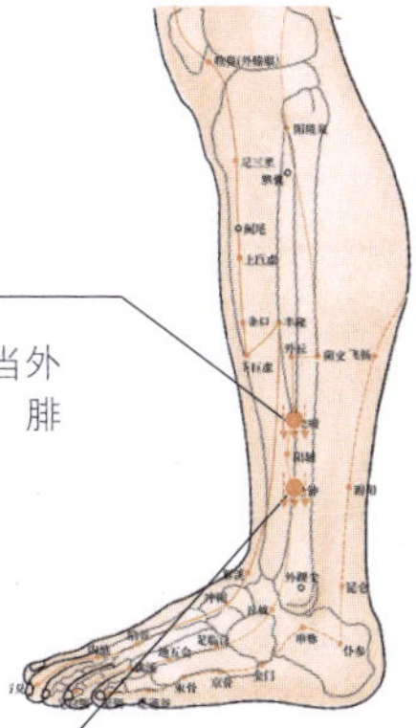

光明
小腿外侧，当外踝尖上 5 寸，腓骨前缘。

悬钟
在外踝高点上 3 寸，腓骨后缘。

承山
位于人体小腿后面正中，当伸直小腿和足跟上提时腓肠肌肌腱下出现的凹陷处。

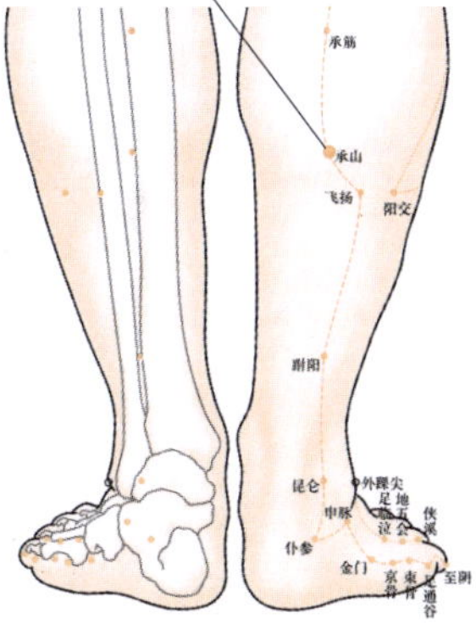

图例
拔罐穴位　刮痧穴位
拔罐、刮痧共用穴位

取穴技巧速查索引（因某些穴位暂无取穴技巧，索引中所列仅为部分取穴技巧）

风池（见第 248 页）	肩井（见第 257 页）	大椎（见第 250 页）	天宗（见第 257 页）
光明（见第 268 页）	承山（见第 266 页）		

颈椎病——刺络罐法、面刮法让您挺胸抬头更有范儿

本节名词 ❶退行性

颈椎病又称颈椎综合征，是一种以退行性[1]病理改变为基础的疾病，是颈椎骨关节炎、增生性颈椎炎、颈神经根综合征、颈椎间盘突出症的总称。

Words terms
名词解释

❶ 退行性

就是随着年龄的增长，人体的细胞、组织、器官所发生的一种异常改变。说白了，就是“老化”。人的生长发育要经历从幼年到成年再到老年的过程，一般在20岁左右发育成熟。这时，人体各个零部件（组织、器官等）也都发育成熟，然后随着年龄的增长或者负荷过重，它们就会一步步走向衰老。

诊断

1.颈椎病的主要症状是头、颈、肩、背、手臂酸痛，脖子僵硬，活动受限。颈肩酸痛可延至头枕部和上肢，有的伴有头晕，重者伴有恶心呕吐。有的一侧面部发热，有时有出汗的异常表现。肩背部有沉重感，上肢无力，手指发麻，肢体皮肤感觉减退，手握物无力，有时不自觉地握物落地。另一些病人下肢无力，行走不稳，双脚麻木，行走时如踏棉花的感觉。

2.当颈椎病累及交感神经时，可出现头晕、头痛、视力模糊，两眼发胀、发干、两眼张不开，耳鸣、耳堵，平衡失调，心跳过速，心慌，有的甚至出现胃肠胀气等症状。有少数人出现大小便失控，性功能障碍，甚至四肢瘫痪。也有吞咽困难、发音困难等症状。

刮痧治疗

刮拭要点	穴位与刮法	刺激程度	次 数
① 头部	风池（平面按揉）	适度	50
② 肩部	肩井（面刮）		
③ 上肢部	外关（面刮）		

拔罐治疗

● 刺络罐法1（2日1次，10次为1个疗程） 大椎

让患者在椅子上倒座以充分暴露背部，并对穴位皮肤进行消毒 → 用梅花针重叩穴位，以轻微出血为度 → 用闪火法将大号火罐吸拔在大椎穴位上，留罐10分钟～15分钟，以被拔部位充血发紫，并有少量淤血和黏液（5毫升～10毫升）拔出为度

● 刺络罐法2（2日1次，10次为1个疗程，每个疗程之间间隔1周时间） 大杼

让患者取坐位 → 用双手在大杼穴周围向中央部位挤压，以使血液聚集于针刺部位 → 对穴位皮肤进行常规消毒 → 捏紧穴位皮肤，将三棱针迅速刺入穴位1分～2分深 → 出针后用闪火法将罐吸拔在点刺穴位上，以渗血为度，留罐10分钟～15分钟

拔罐、刮痧取穴法

精确取穴

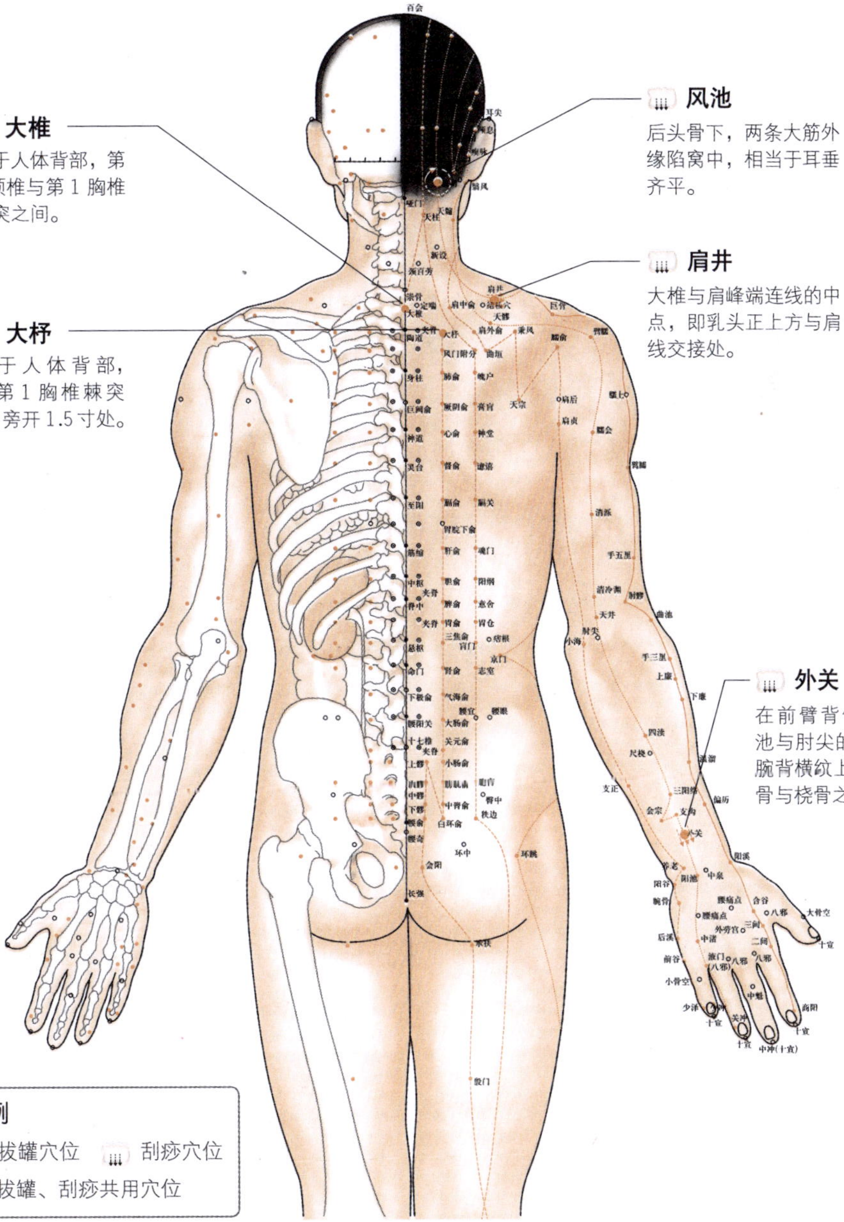

大椎
位于人体背部，第7颈椎与第1胸椎棘突之间。

大杼
位于人体背部，当第1胸椎棘突下，旁开1.5寸处。

风池
后头骨下，两条大筋外缘陷窝中，相当于耳垂齐平。

肩井
大椎与肩峰端连线的中点，即乳头正上方与肩线交接处。

外关
在前臂背侧，当阳池与肘尖的连线上，腕背横纹上2寸，尺骨与桡骨之间。

图例
拔罐穴位　刮痧穴位
拔罐、刮痧共用穴位

取穴技巧速查索引

大椎（见第250页）	风池（见第248页）	大杼（见第256页）	肩井（见第257页）
外关（见第262页）			

急性腰扭伤——刺络罐法、推刮法缓解疼痛最有效

本节名词 ❶骶棘肌

急性腰肌扭伤是腰部肌肉、筋膜、韧带等软组织，因外力作用，突然受到过度牵拉而引起的急性撕裂伤。常发生于搬抬重物、腰部肌肉强力收缩时。急性腰肌扭伤可使腰骶部肌肉的附着点、骨膜、筋膜和韧带等组织撕裂。

诊断

1.患者往往因搬抬重物导致此病。

2.轻者尚能工作，但休息后或次日疼痛加重，甚至不能起床。

3.伤后重者疼痛剧烈，当即不能活动。

4.检查时可见患者腰部僵硬，腰前突消失，有脊柱侧弯及骶棘肌[1]痉挛。

5.在损伤部位可找到明显压痛点。

刮痧治疗

刮拭要点	穴位与刮法	刺激程度	次 数
① 头部	风池（平面按揉）	适度	60
② 背腰部	肾腧（推刮）→大肠腧（推刮）→志室（推刮）		
③ 下肢部	委中（推刮）→承山（推刮）		

拔罐治疗

● 刺络罐法1（每日1次或者2日1次） 命门 肾腧

让患者取俯卧位 → 取上述穴位和腰部疼痛点 → 对穴位皮肤进行常规消毒后，先用三棱针对穴位进行点刺，随后即用闪火法将火罐吸拔在穴位上，留罐5分钟～10分钟

● 刺络罐法2（每日1次或者2日1次） 腰阳关 委中

让患者取俯卧位 → 对上述穴位和疼痛点进行常规消毒 → 用三棱针在穴位上进行点刺 → 用闪火法将罐具吸拔在穴位上，留罐15分钟～20分钟

● 刺络罐法3（急性患者每日1次，3～5次即可痊愈。慢性患者2～3日1次） 肾腧

让患者取坐位，并对穴位皮肤进行消毒 → 用双手在穴位周边向中央挤压，以使血液集中在针刺的部位，将三棱针迅速刺入穴位1分～2分深 → 出针后用闪火法吸拔在点刺穴位上，留罐20分钟～30分钟，以出血5毫升～10毫升为度

Words and terms

名词解释

❶ 骶棘肌

是沿脊柱两侧上行，为腰背筋膜所覆盖，肌束上行分组，自外向内为髂肋肌、最长肌和棘肌。摔跤运动中的一些技术动作如跪撑滚桥、抱提过胸、跪撑反抱大腿对抗等，这些技术动作主要靠腰部骶棘肌的收缩发力，如果骶棘肌力量不足就会造成骶棘肌的劳损。

拔罐、刮痧取穴法

精确取穴

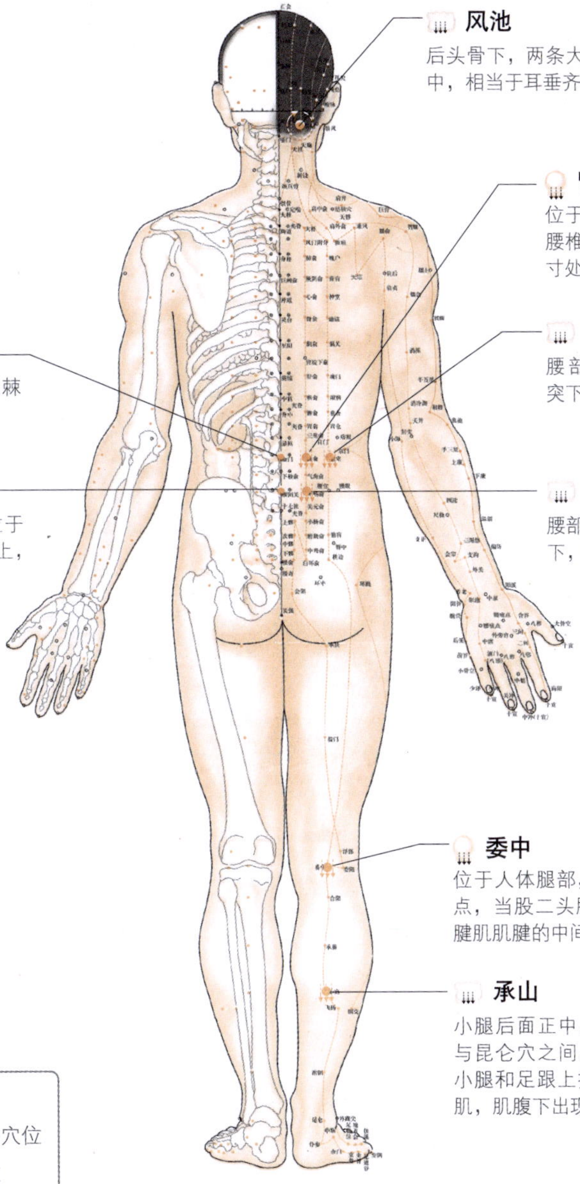

风池
后头骨下，两条大筋外缘陷窝中，相当于耳垂齐平。

肾腧
位于人体腰部，当第 2 腰椎棘突下，旁开 1.5 寸处。

志室
腰部，当第 4 腰椎棘突下，旁开 1.5 寸。

命门
位于人体腰部，第 2 腰椎棘突下，即肚脐正后方处。

腰阳关
别名脊阳关，背阳关。位于人体腰部，当后正中线上，第 4 腰椎棘突下凹陷处。

大肠腧
腰部，当第 2 腰椎棘突下，旁开 3 寸。

委中
位于人体腿部，横纹中点，当股二头肌腱与半腱肌肌腱的中间。

承山
小腿后面正中，委中穴与昆仑穴之间，当伸直小腿和足跟上提时腓肠肌，肌腹下出现凹陷处。

图例
拔罐穴位　刮痧穴位
拔罐、刮痧共用穴位

取穴技巧速查索引

风池（见第 248 页）	命门（见第 258 页）	腰阳关（见第 269 页）	肾腧（见第 270 页）
志室（见第 271 页）	大肠腧（见第 270 页）	委中（见第 264 页）	承山（见第 266 页）

痔疮——刺络罐法、角刮法让您坐得更稳更久

本节名词 ❶嵌顿

痔疮，是由肛门直肠底部及肛门黏膜的静脉丛发生曲张而形成的一个或多个柔软的静脉团的一种慢性疾病。通常当排便时持续用力，就易造成此处静脉内压力反复升高，静脉就会肿大。痔疮包括内痔、外痔和混合痔。内痔是长在肛门管起始处的痔。如果膨胀的静脉位于管下方，几乎是在肛管口上，这种就叫外痔。无论内痔还是外痔，都可能发生血栓。在发生血栓时，痔中的血液凝结成块，从而引起疼痛。

Words terms

名词解释

❶ 嵌顿

脱出于肛门外的内痔，受到括约肌的夹持，静脉回流受阻，而动脉血仍不断输入使痔核体积增大，直至动脉血管被压闭，血栓形成，出现痔核变硬、疼痛，难以送回肛门内。传统的看法称“绞窄性内痔”。但临床所见外痔，形成血栓的更多见，故多伴有疼痛，当痔核脱出不能送回时，亦称为“痔疮嵌顿”。

诊断

1.便时出血，血色鲜红，出血量一般不大，但有时也可较大量出血。便后出血自行停止。粪便干硬、饮酒及进食刺激性食物等是出血的诱因。

2.痔块脱出，痔发展到一定程度即能脱出肛门外，痔块由小变大，由可以自行回复变为须用手推回肛门内。

3.疼痛，肛门沉重、疼痛，常与排便不尽感觉同时存在。痔块脱出嵌顿[1]，出现水肿，感染时，局部疼痛剧烈。

4.痛痒，肛门周围痛痒，甚至导致皮肤湿疹，常使患者极为难受。

刮痧治疗

刮拭要点	穴位与刮法	刺激程度	次 数
① 头部	百会（历刮）	轻度	50
② 背腰部	膈腧（角刮）→肾腧（角刮）→关元腧（角刮）→长强（角刮）		
③ 下肢部	承山（角刮）		

拔罐治疗

● 刺络罐法1（每3日治疗1次，3次为1个疗程）　大肠腧

让患者取俯卧位，对身体两侧的大肠腧穴位皮肤进行消毒 → 用细三棱针快速刺入身体一侧的大肠腧中（一般刺入的深度为0.5分～1分） → 针刺入后要在身体内左右摇摆5次～6次，以使身体同侧下肢有明显的酸胀放射感 → 出针后用闪火法将大玻璃罐吸拔在穴位上，留罐20分钟 → 起罐后，用干棉球擦净血污

● 刺络罐法2（每日1次，5次为1个疗程）　长强

让患者取俯卧位，对穴位皮肤进行常规消毒 → 用手将穴位皮肤捏紧，用三棱针快速刺入穴位并挑破 → 以闪火法将罐吸拔在穴位上，留罐10分钟～15分钟

拔罐、刮痧取穴法

精确取穴

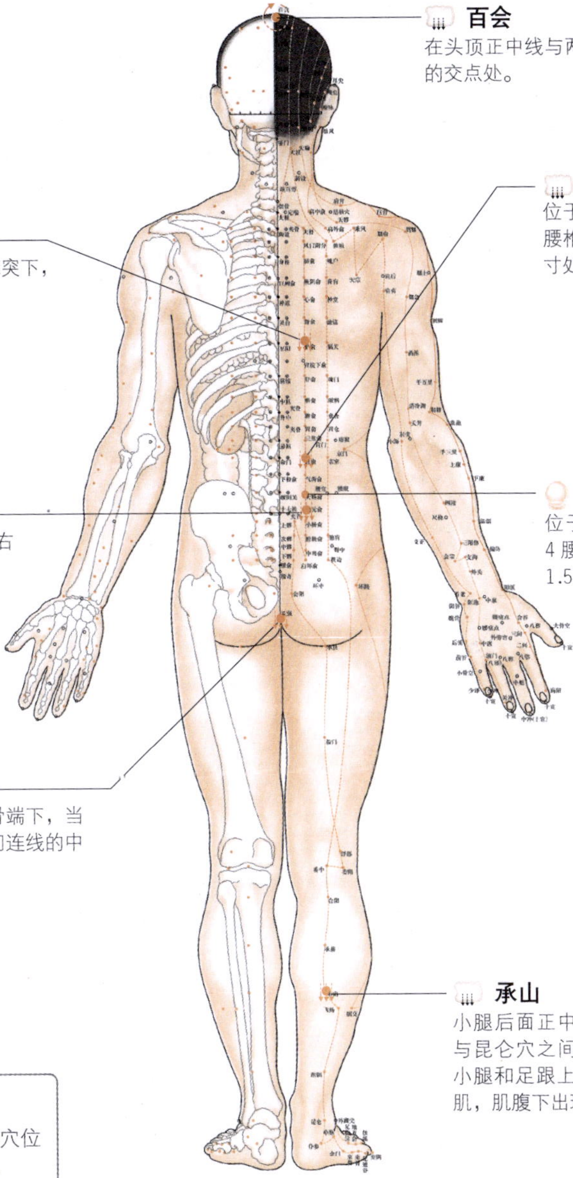

百会
在头顶正中线与两耳尖端连线的交点处。

肾腧
位于人体腰部，当第 2 腰椎棘突下，旁开 1.5 寸处。

膈腧
背部，当第 7 胸椎棘突下，旁开 1.5 寸。

关元腧
第 5 腰椎棘突下，左右旁开 2 指宽处即是。

大肠腧
位于人体腰部，当第 4 腰椎棘突下，旁开 1.5 寸处。

长强
位于人体尾骨端下，当尾骨端与肛门连线的中点处。

承山
小腿后面正中，委中穴与昆仑穴之间，当伸直小腿和足跟上提时腓肠肌，肌腹下出现凹陷处。

图例
拔罐穴位　刮痧穴位
拔罐、刮痧共用穴位

取穴技巧速查索引

百会（见第 249 页）	膈腧（见第 270 页）	肾腧（见第 270 页）	关元腧（见第 270 页）
大肠腧（见第 270 页）	长强（见第 267 页）	承山（见第 266 页）	

类风湿性关节炎——煮药罐法、推刮法需长期调理才见效

本节名词 ❶浆膜

类风湿性关节炎，又称类风湿，是一种病因尚未明了的慢性、全身性、炎症性疾病。类风湿性关节炎可能与患者自身内分泌、代谢、营养、地理、职业、心理和社会环境的差异、细菌和病毒感染及遗传因素等方面有关系。

Words & Terms
名词解释

❶ 浆膜

浆膜为衬在体腔壁和转折包于内脏器官表面的薄膜，贴于体腔壁表面的部分为浆膜壁层，壁层从腔壁移行折转覆盖于内脏器官表面，称为浆膜脏层。浆膜壁层和脏层之间的间隙叫做浆膜腔，腔内有浆膜分泌的少许浆液，起润滑作用。浆膜的组成成分为：间皮和结缔组织。

诊断

1.其突出的临床表现为：反复发作的、对称性的、多发性小关节炎，以手部指掌、腕、足趾等关节最常见。

2.早期呈现红、肿、热、痛和功能障碍，晚期关节可出现不同程度的强硬和畸形，并有骨和骨骼肌萎缩，是一种致残率较高的疾病。

3.从病理改变的角度看，类风湿性关节炎是一种主要涉及关节滑膜，其次为浆膜❶、心、肺及眼等结缔组织的广泛性炎症性疾病。因此病人除了有以上关节炎的表现外，还可有其他全身性表现，如发热、疲乏无力、体重减轻、心包炎、胸膜炎、眼病变、动脉炎等。

刮痧治疗

刮拭要点	穴位与刮法	刺激程度	次 数
① 背腰部	大椎（推刮）→肾俞（推刮）→腰眼（推刮）	适度	60
② 上肢部	曲泽（推刮）		
③ 下肢部	阳辅（推刮）→内庭（垂直按揉）		

拔罐治疗

● 单纯火罐法（如果是上肢有病症，那么就取①②组穴位；如果是下肢有病症，那么就取①③组穴位；如果是脊柱有病症，那么就取①④组穴位。每日1次）	①大椎 膈俞 脾俞 血海 气海 ②外关 ③环跳 昆仑 ④身柱 腰阳关

让患者取一定适当体位 ⟶ 对上述穴位均施以单纯火罐法，并留罐10分钟

● 煮药罐法 （如果是上肢有病症，那么就取①②组穴位；如果是下肢有病症，那么就取①③组穴位；如果是脊柱有病症，那么就取①④组穴位。每日1次）	①大椎 膈俞 脾俞 血海 气海 ②外关 ③环跳 昆仑 ④身柱 腰阳关

上药煎水煮罐1分钟～3分钟 ⟶ 取出竹罐并擦去水分 ⟶ 将罐吸拔在所选取的穴位上，留罐15分钟～20分钟

附药方：麻黄、祁艾、防风、川木瓜、川椒、竹茹、秦艽、透骨草、穿山甲、乳香、没药、土鳖虫、川乌、千年健、钻地风、羌活、苍术、防己、当归尾、刘寄奴、乌梅、甘草。上述草药各10克。

拔罐、刮痧取穴法

精确取穴

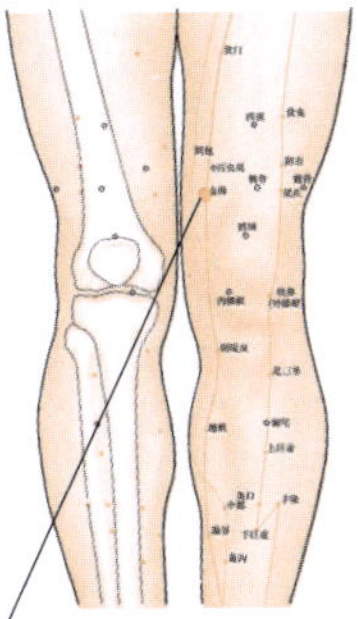

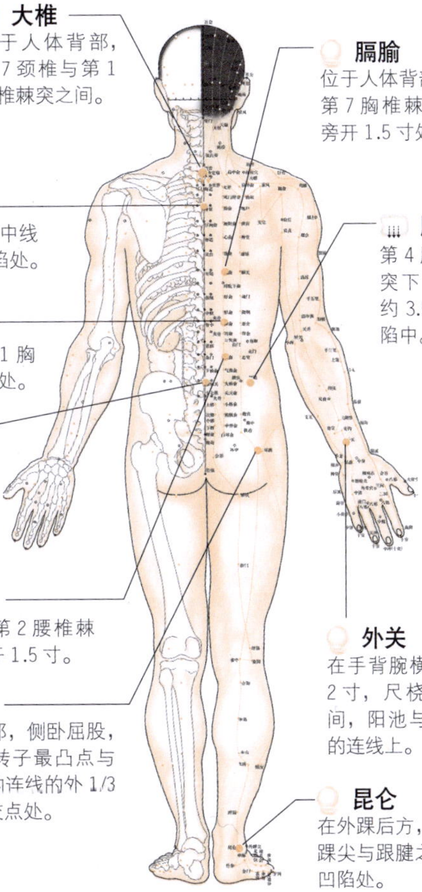

大椎
位于人体背部，第7颈椎与第1胸椎棘突之间。

膈腧
位于人体背部，当第7胸椎棘突下，旁开1.5寸处。

身柱
位于人体背部，当后正中线上，第3胸椎棘突下凹陷处。

腰眼
第4腰椎棘突下，旁开约3.5寸凹陷中。

脾腧
位于人体背部，当第11胸椎棘突下，旁开1.5寸处。

腰阳关
又称脊阳关、背阳关。位于人体腰部，当后正中线上，第4腰椎棘突下凹陷中。

血海
位于大腿内侧，髌底内侧端上2寸，当股四头肌内侧头的隆起处。

肾腧
腰部，当第2腰椎棘突下，旁开1.5寸。

外关
在手背腕横纹上2寸，尺桡骨之间，阳池与肘尖的连线上。

环跳
在股外侧部，侧卧屈股，当股骨大转子最凸点与骶骨裂孔的连线的外1/3与中1/3交点处。

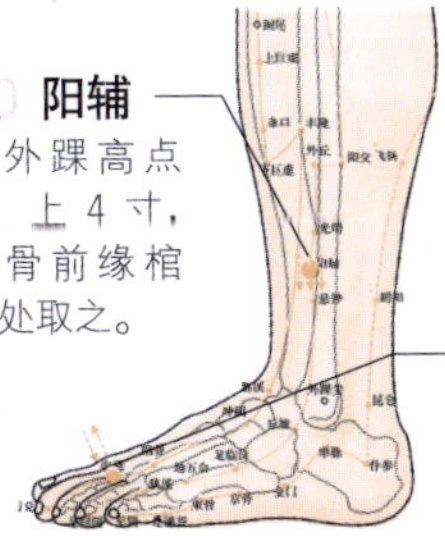

阳辅
在外踝高点直上4寸，腓骨前缘稍前处取之。

昆仑
在外踝后方，当外踝尖与跟腱之间的凹陷处。

内庭
足背，当第2和第3趾间，趾蹼缘后方赤白肉际处。

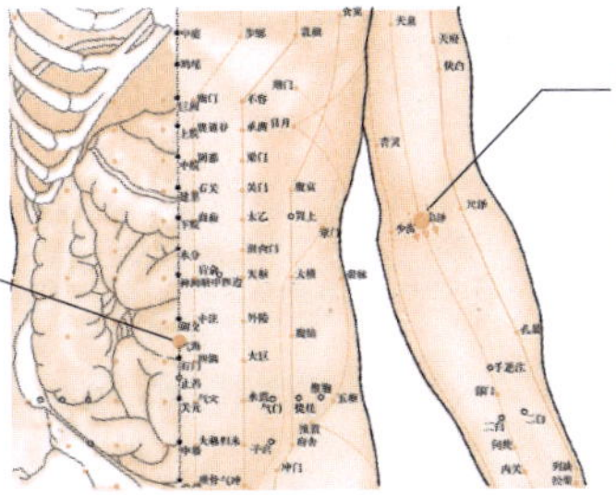

曲泽
仰掌屈肘，在肘横纹、肱二头肌腱尺侧凹陷中。

气海
位于下腹部，脐中下1.5寸，前正中线上。

图例
拔罐穴位　刮痧穴位
拔罐、刮痧共用穴位

取穴技巧速查索引（因某些穴位暂无取穴技巧，索引中所列仅为部分取穴技巧）

大椎（见第250页）	身柱（见第257页）	膈腧（见第270页）	脾腧（见第270页）
腰阳关（见第269页）	肾腧（见第270页）	腰眼（见第271页）	环跳（见第266页）
外关（见第262页）	昆仑（见第265页）	气海（见第255页）	血海（见第264页）

网球肘——刺络罐法、平面按揉法缓解疼痛

本节名词 ❶肌腱

Words terms
名词解释

❶ 肌腱

肌腱是肌腹两端的索状或膜状致密结缔组织，便于肌肉附着和固定。一块肌肉的肌腱分附在两块或两块以上的不同骨上，是由于肌腱的牵引作用才能使肌肉的收缩带动不同骨的运动。每一块骨骼肌都分成肌腹和肌腱两部分，肌腱把骨骼肌附着于骨骼。长肌的肌腱多呈圆索状，阔肌的肌腱阔而薄，呈膜状，又叫腱膜。

网球肘，是指手肘外侧的肌腱[1]发炎疼痛。疼痛的产生是由于负责手腕及手指背向伸展的肌肉重复用力而引起的。患者会在用力抓握或提举物体时感到肘部外侧疼痛，这是网球肘过劳性综合征的典型例子。

诊断

1.本病多数发病缓慢，患者自觉肘关节外上方活动时疼痛，有时可向上或向下放射，感觉酸胀不适，不愿活动。

2.手不能用力握物，握锹、提壶、拧毛巾、打毛衣等，这些运动都可使疼痛加重。

3.一般在肱骨外上髁处有局限性压痛点，有时压痛可向下放散，有时甚至在伸肌腱上也有轻度压痛及活动痛。

4.有少数患者在阴雨天时自觉疼痛加重。

刮痧治疗

刮拭要点	穴位与刮法	刺激程度	次 数
① 上肢部	天井（平面按揉）→少海（平面按揉）→外关（平面按揉）→后溪（平面按揉）→尺泽（平面按揉）→肘髎（平面按揉）→曲池（平面按揉）	轻度	60

拔罐治疗

● 刺络罐法1（每3日治疗1次） 压痛点

找到压痛点 → 对压痛点进行常规消毒 → 用三棱针刺入0.5分～1分处 → 出血后迅速出针 → 用闪火法将小号火罐吸拔在点刺部位，留罐10分钟～15分钟，并吸拔出血2毫升

● 刺络罐法2（每日1次） 曲池 手三里

让患者采取仰卧位 → 屈肘将手放在胸前以暴露患部 → 对所选穴位进行常规消毒 → 以毫针刺入穴位 → 用捻转手法进行中等刺激，并使针感向四周扩散 → 出针后，用皮肤针在患病部轻轻叩打，以微出血为度 → 用闪火法将罐吸拔在患部，留罐10分钟～15分钟

拔罐、刮痧取穴法

精确取穴

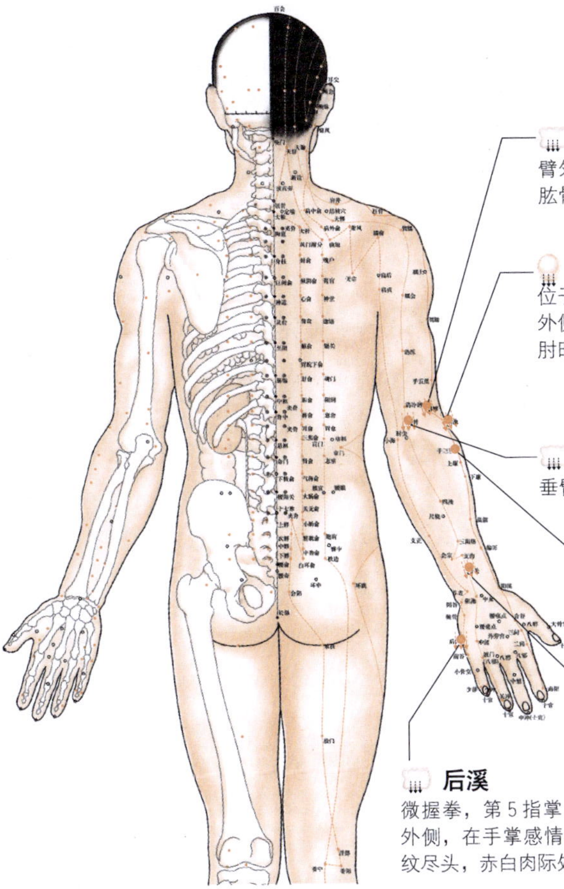

肘髎
臂外侧，屈肘，曲池穴上方 1 寸，当肱骨边缘处。

曲池
位于人体肘部，屈肘成直角，在肘横纹外侧端与肱骨外上髁连线中点。完全屈肘时，当肘横纹外侧端处。

天井
垂臂微屈肘、肘尖上 1 寸凹陷处。

手三里
位于前臂，手肘弯曲处向前 3 指幅，在阳溪与曲池连线上，用手按就痛之处。

外关
前臂背侧，当阳池与肘尖的连线上，腕背横纹上 2 寸，尺骨与桡骨之间。

后溪
微握拳，第 5 指掌关节后外侧，在手掌感情线的横纹尽头，赤白肉际处。

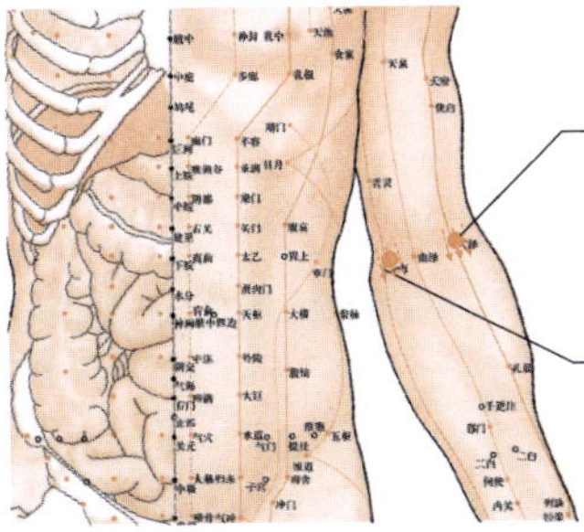

尺泽
手肘内侧，关节中央略偏拇指侧。

少海
肘内侧，大骨外，去肘端 0.5 寸处凹陷中。

图例
拔罐穴位　刮痧穴位
拔罐、刮痧共用穴位

取穴技巧速查索引（因某些穴位暂无取穴技巧，索引中所列仅为部分取穴技巧）

曲池（见第 260 页）	手三里（见第 262 页）	外关（见第 262 页）	尺泽（见第 258 页）
少海（见第 260 页）			

痛经——闪火法、面刮法让疼痛不再来

本节名词 ❶八髎

痛经是指经期前后或行经期间，出现下腹部痉挛性疼痛、恶心呕吐、全身不适的现象。痛经分为原发性痛经和继发性痛经两种。

Words & terms
名词解释

❶ 八髎

上髎、次髎、中髎、下髎左右（以脊柱为对称轴）共8个穴位，分别在第1、第2、第3、第4骶后孔中，合称“八穴”。

诊断

1.原发性痛经的诊断

①初潮后1年～2年内发病。

②在出现月经血时或在此之前几个小时开始痛，疼痛持续时间不超过48小时～72小时。

③疼痛性质属痉挛性或类似分娩产痛。

④妇科双合诊或肛诊阴性，可得出原发性痛经的诊断。

2.继发性痛经的诊断

①有反复盆腔炎症发作史、月经周期不规则、月经过多、放置宫腔节育器、不育等病史有助于继发性痛经的诊断；

②通过双合诊及三合诊，可发现一些导致痛经的病因，如子宫畸形、子宫肌瘤、卵巢肿瘤、盆腔炎块等。

刮痧治疗

刮拭要点	穴位与刮法	刺激程度	次数
① 背部	肾俞（面刮）→八髎[1]（面刮）	轻度	40
② 腹部	水道（面刮）→归来（面刮）		
③ 下肢	太溪（平面按揉）		

拔罐治疗

● 单纯火罐法1（每日1次，7次为1个疗程） 次髎 关元 归来 三阴交 足三里

治疗时间选取在患者经期前2日～3日或者来月经时 → 采用闪火法将火罐吸拔在上述穴位上，留罐15分钟～20分钟

● 单纯火罐法2（每日1次，2～4次为1个疗程） 中极

让患者取仰卧位以充分暴露穴位 → 用转火法进行吸拔，使患者皮肤局部有抽紧感 → 如果在施治5分钟后疼痛并没有减轻，那么施治者可用手握住罐底上下提拉，注意提拉罐具时不可离开皮肤。提拉火罐时间以半分钟为宜，这样可以有效改善疼痛处的肌肉血流情况，以使疼痛得以缓解，最后留罐15分钟

拔罐、刮痧取穴法

精确取穴

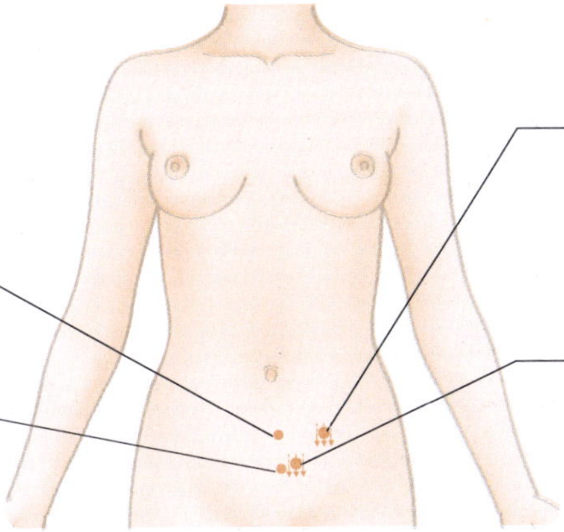

关元
位于下腹部，前正中线上，当脐中下 3 寸之处。

中极
位于下腹部，前正中线上，当脐中下 4 寸之处。

水道
脐中下 3 寸，距前正中线 2 寸。

归来
位于人体的下腹部，当脐中下 4 寸，距前正中线 2 寸之处。

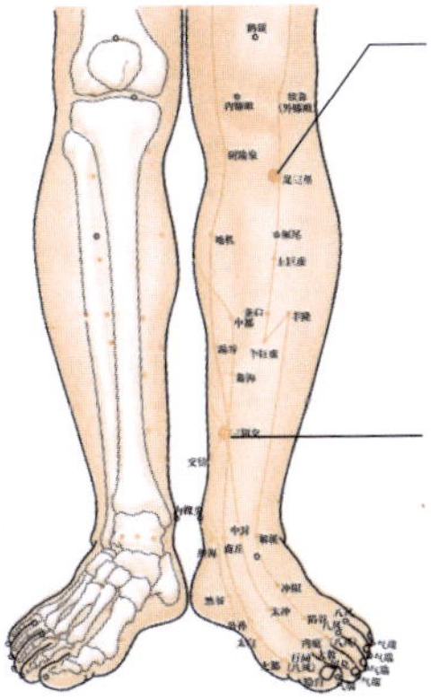

足三里
位于外膝眼下 3 寸，距胫骨前嵴 1 横指，当胫骨前肌上。

三阴交
位于小腿内侧，足内踝尖上 3 寸，胫骨内侧缘后方。

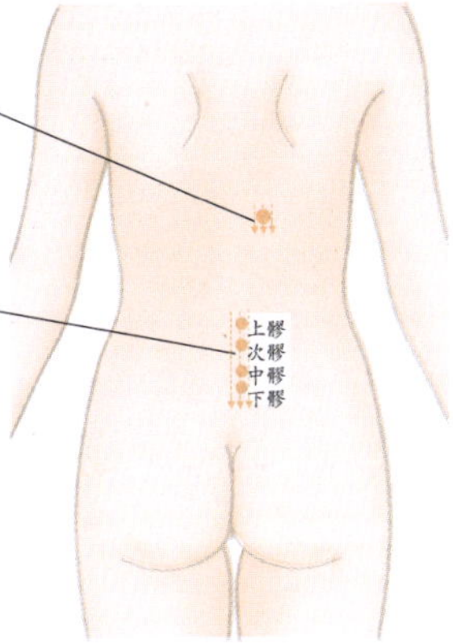

肾俞
腰部，当第 2 腰椎棘突下，旁开 1.5 寸。

八髎
左右共 8 个穴位，分别在第 1、第 2、第 3、第 4 骶后孔中，合称"八穴"。

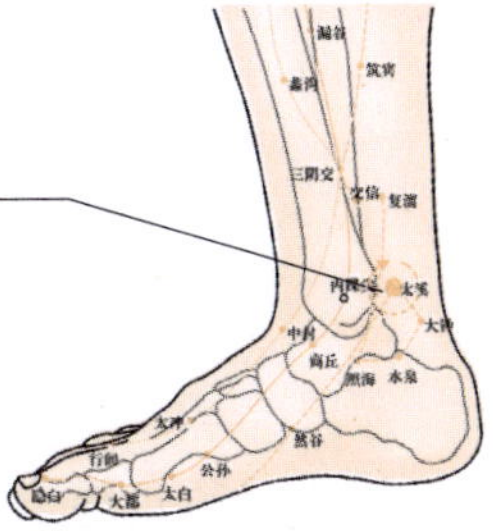

太溪
足内侧，内踝后方与脚跟骨筋腱之间的凹陷处。

图例
拔罐穴位　刮痧穴位
拔罐、刮痧共用穴位

取穴技巧速查索引（因某些穴位暂无取穴技巧，索引中所列仅为部分取穴技巧）

关元（见第 253 页）	中极（见第 254 页）	归来（见第 251 页）	肾俞（见第 270 页）
八髎（见第 269 页）	太溪（见第 266 页）	足三里（见第 263 页）	三阴交（见第 263 页）

带下病——刺络罐法、面刮法缓解病症需坚持

本节名词 ❶霉菌

白带是指妇女阴道内白色或淡黄色分泌物。在青春期、月经期、妊娠期时，白带可能增多，这些都属正常现象。如果白带比平时增多，颜色异常，有特别的腥臭味，并且伴有阴部瘙痒的症状，则是带下。

Words Terms
名词解释

❶ **霉菌**

是丝状真菌的俗称，意即"发霉的真菌"，它们往往能形成分枝繁茂的菌丝体，但又不像蘑菇那样产生大型的子实体。在潮湿温暖的地方，很多物品上长出一些肉眼可见的绒毛状、絮状或蛛网状的菌落，那就是霉菌。

诊断

1.由滴虫性阴道炎引起的带下症症状：黄白色泡沫状白带，有酸臭味，大多外阴瘙痒或刺痛，有爬虫感，白带多。做阴道检查时可发现阴道壁充血，有时可有红点，在显微镜下白带中可找到滴虫。

2.由霉菌性阴道炎引起的带下症症状：乳白色凝块状白带，有时外阴剧痒或刺痛，白带多。做阴道检查时可发现阴道壁上有一层白膜，不易擦去，擦去后可见阴道壁充血，在显微镜下白带中可找到霉菌[1]。

3.由慢性宫颈炎引起的带下症症状：黏稠，黄脓样分泌物，有时有赤带。做阴道检查时可发现患者下腹部会胀痛不适，腰酸或无症状，宫颈有不同程度的糜烂或增生肥大，有小囊肿、息肉。

4.由老年性阴道炎引起的带下症症状：常带血性，外阴部及阴道灼热不适，白带多。做阴道检查时可发现患者阴道萎缩，皱襞消失，穹窿部狭窄，黏膜面微红，有小出血点。

刮痧治疗

刮拭要点	穴位与刮法	刺激程度	次 数
① 背部	肾腧（面刮）→膀胱腧（面刮）→百环腧（面刮）	轻度	40
② 上肢部	间使（面刮）		
③ 下肢部	太溪（平面按揉）		

拔罐治疗

● **刺络罐法**（每隔3日～4日做1次这样的治疗，7次为1个疗程）

腰阳关 腰眼 八髎（指人体双侧上髎、次髎、中髎、下髎之合称）

让患者取俯卧位并对穴位皮肤进行常规消毒 → 用三棱针迅速刺入穴中 → 出针后立即用闪火法将火罐吸拔在穴位上，留罐10分钟～15分钟

● **艾灸罐法**（每隔1～3日1次）

关元 曲骨 足三里 丰隆

让患者取仰卧位 → 用艾灸每个穴位10分钟 → 灸后再以闪火法将火罐吸拔在穴位上，留罐10分钟～15分钟

拔罐、刮痧取穴法

精确取穴

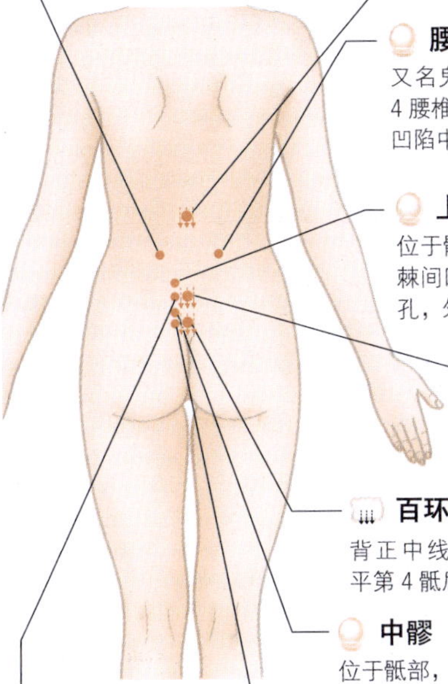

腰阳关
原名阳关，近称腰阳关，别名脊阳关、背阳关。位于腰部，当后正中线上，第4腰椎棘突下凹陷中。

肾腧
腰部，当第2腰椎棘突下，旁开1.5寸。

腰眼
又名鬼眼，位于腰部，当第4腰椎棘突下，旁开约3.5寸凹陷中。

上髎
位于骶部后正中线与髂后上棘间凹陷处，适对第1骶后孔，外与小肠腧相平。

膀胱腧
背正中线旁开1.5寸，平第2骶后孔。

百环腧
背正中线旁开1.5寸，平第4骶后孔。

中髎
位于骶部，当次髎下内方，适对第3骶后孔处。

次髎
位于骶部，髂后上棘内下方1寸许，适对第2骶后孔凹陷处，外与膀胱腧相平。

下髎
位于骶部，当中髎下内方，适对第4骶后孔处。

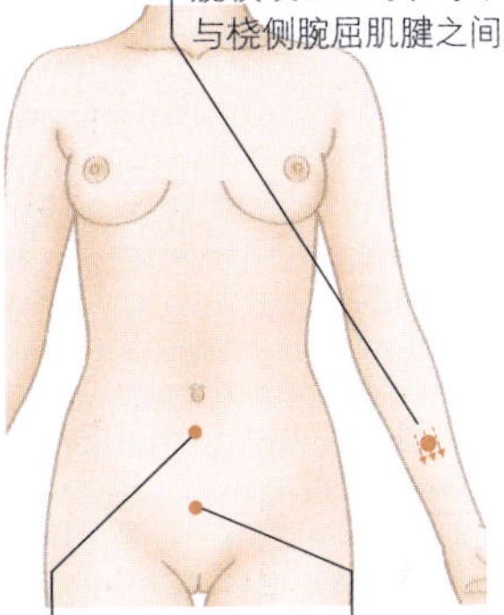

间使
腕横纹上3寸，掌长肌腱与桡侧腕屈肌腱之间。

关元
位于下腹部，前正中线上，当脐中下3寸之处。

曲骨
位于人体的下腹部，当前正中线上，耻骨联合上缘的中点处。

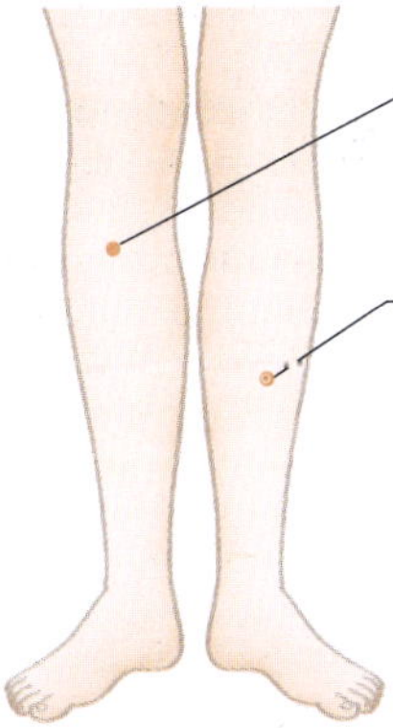

足三里
位于外膝眼下3寸，距胫骨前嵴1横指，当胫骨前肌上。

丰隆
位于小腿前外侧，外踝尖上8寸，胫骨前缘外2横指(中指 处。内与条口相平，当外膝眼（犊鼻）与外踝尖连线的中点。

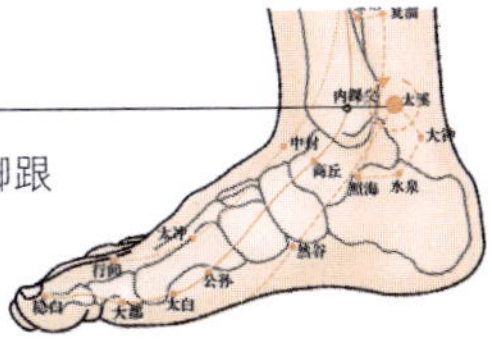

太溪
足内侧，内踝后方与脚跟骨筋腱之间的凹陷处。

图例
拔罐穴位　刮痧穴位
拔罐、刮痧共用穴位

取穴技巧速查索引（因某些穴位暂无取穴技巧，索引中所列仅为部分取穴技巧）

腰阳关（见第269页）	腰眼（见第271页）	上髎（见第269页）	次髎（见第269页）
中髎（见第269页）	下髎（见第269页）	太溪（见第266页）	足三里（见第263页）
丰隆（见第263页）	关元（见第253页）	曲骨（见第253页）	肾腧（见第270页）
膀胱腧（见第270页）	百环腧（见第270页）		

更年期综合征——刺络罐法、面刮法让心情平静脾气好

本节名词 ❶植物神经

由雌激素水平下降而引起的一系列症状。更年期妇女，由于卵巢功能减退，垂体功能亢进，分泌过多的促性腺激素，引起植物神经[1]功能紊乱，从而出现一系列程度不同的症状，如月经变化、面色潮红、心悸、失眠、乏力、抑郁、多虑、情绪不稳定、易激动、注意力难以集中等，统称为“更年期综合征”。

Words & terms

名词解释

❶ 植物神经

植物神经是脊神经由脊髓发出的，主要分布于躯干、四肢，司理运动与感觉。由脑和脊髓发出的内脏神经，主要分布在内脏，控制与调协内脏、血管、腺体等功能。因不受人意志支配，故称自主神经，也称植物神经。

诊断

1.年龄45岁～55岁的妇女，除月经失调外，烘热汗出为典型症状，或伴有烦躁易怒、心悸失眠、胸闷头痛、情志异常、记忆力减退、腰腿酸痛等。

2.内分泌测定：雌二醇（E2）降低，促卵泡激素（FSH）、促黄体生成激素（LH）增高。

3.应排除精神、神经性疾病，甲状腺机能亢进，心血管疾病等。

刮痧治疗

刮拭要点	穴位与刮法	刺激程度	次 数
① 头部	四神聪（厉刮）	轻度	40
② 背部	肾俞（面刮）		
③ 腹部	膻中（平面按揉）→天枢（面刮）→气海（面刮）		
④ 下肢部	足三里（面刮）		

拔罐治疗

● 刺络罐法（每日1次，10次为1个疗程） 胸至骶段脊柱两旁全程膀胱经循行线

让患者取俯卧位并暴露背部，对穴位皮肤进行常规消毒 → 用皮肤针从上到下轻叩胸至骶段脊柱两旁全程的膀胱经循行线（以皮肤潮红为度） → 施以疏排罐法，将罐吸拔在穴位上，留罐15分钟～20分钟

● 点按罐法（每日1次，5次为1个疗程） 心俞 膈俞 肾俞 肝俞 内关

让患者取俯卧位 → 在患者所选穴位上点压按摩3分钟～5分钟 → 用闪火法将罐吸拔在相应的穴位上，留罐20分钟～25分钟

拔罐、刮痧取穴法

精确取穴

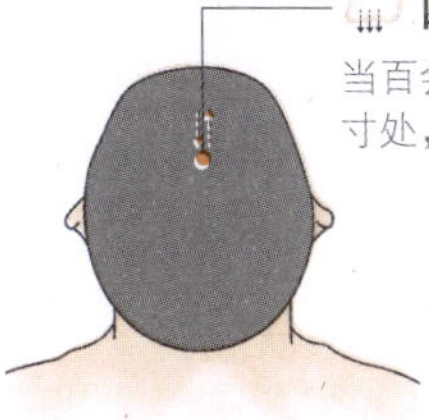

四神聪
当百会前后左右各1寸处，共4个穴位。

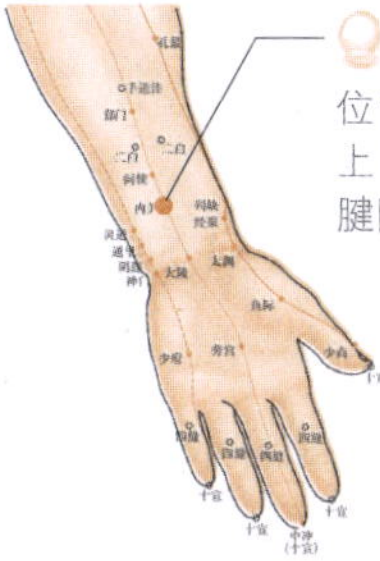

内关
位于前臂正中，腕横纹上2寸，在桡侧屈腕肌腱同掌长肌腱之间。

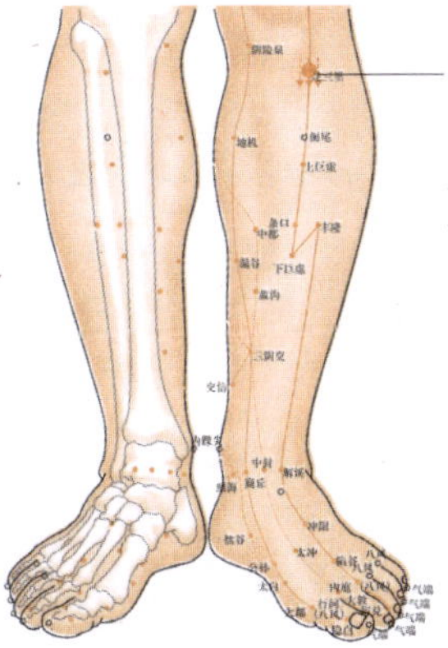

足三里
外膝眼下3寸，距胫骨前嵴1横指，当胫骨前肌上。

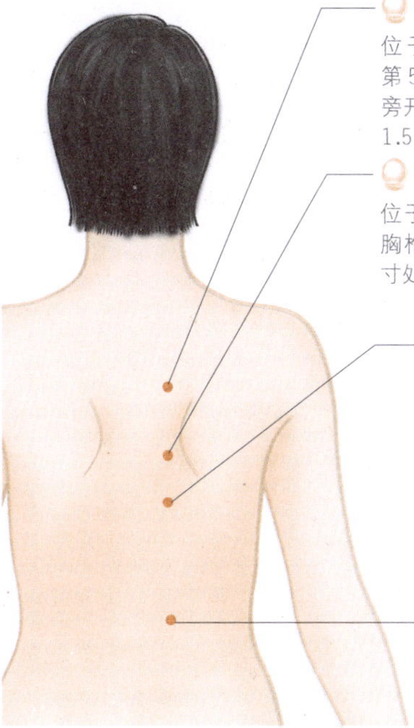

心俞
位于人体的背部，当第5胸椎棘突下，左右旁开二指宽处或左右约1.5寸处。

膈俞
位于人体背部，当第7胸椎棘突下，旁开1.5寸处。

肝俞
位于背部脊椎旁，第9胸椎棘突下，左右二指宽处或第9胸椎凸骨下，左右旁开1.5寸处。

肾俞
位于腰部，当第2腰椎棘突下，旁开1.5寸处。

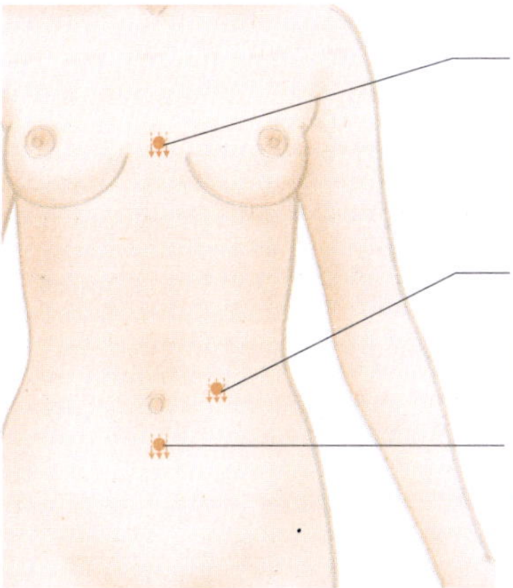

膻中
胸部，当前正中线上，平第4肋间，两乳头连线的中点。

天枢
腹中部，平脐中，距脐中2寸处。

气海
位于体前正中线，脐下1.5寸。

图例
拔罐穴位　刮痧穴位
拔罐、刮痧共用穴位

取穴技巧速查索引（因某些穴位暂无取穴技巧，索引中所列仅为部分取穴技巧）

内关（见第261页）	心俞（见第270页）	膈俞（见第270页）	肝俞（见第270页）
肾俞（见第270页）	膻中（见第252页）	天枢（见第254页）	气海（见第255页）
足三里（见第263页）			

闭经——刺络罐法、角刮法配合食疗效果更佳

本节名词 ❶五心烦热

闭经是指女子年满18岁，月经尚未初潮，或已来月经又中断达3个月以上的月经病。气血亏虚者月经来潮后关闭，头晕耳鸣，腰膝酸软；阴虚内热使月经逐渐变少，最后闭经，五心烦热❶，潮热盗汗；气滞血淤闭经还会伴有胸肋小腹胀痛。

Words & terms

名词解释

❶ **五心烦热**

指两手两足心发热，并自觉心胸烦热。见《太平圣惠方·治骨蒸烦热诸方》。多由阴虚火旺、心血不足，或病后虚热不清及火热内郁所致。是虚损劳瘵等病的常见症之一。

诊断

1.子宫检查

①宫腔镜检查。②腹腔镜检查。③子宫轴卵管碘油造影。④药物试验检查。

2.卵巢功能检查

①阴道黏液结晶检查：了解雌激素水平。②宫颈黏液结晶检查：了解雌激素水平及有无孕激素影响。③基础体温测定：了解有无排卵及黄体功能。④雌孕激素水平测定：了解卵巢功能。

3.垂体功能检查

①测定血中PSH、LH含量。②垂体兴奋试验。③血中催乳素（PRL）测定。④蝶鞍X线片、核磁共振等检查。

刮痧治疗

刮拭要点	穴位与刮法	刺激程度	次 数
① 背部	肝腧（角刮）→肾腧（角刮）	轻度	40
② 腹部	神阙（角刮）→中极（角刮）		
③ 下肢部	太冲（垂直按揉）→行间（垂直按揉）		

拔罐治疗

● **单纯火罐法**（每日1次，每次1组穴，交替使用）

①大椎、肝腧、脾腧
②身柱、肾腧、气海、三阴交

患者选择适当体位，常规消毒穴位皮肤后 → 用闪火法将罐吸拔在穴位上，取以上各组穴，留罐15分钟 → 每日1次，每次1组穴，交替使用

● **刺络罐法**（每次1组穴，每日1次）

①大椎、肝腧、脾腧 ②身柱、肾腧、气海、三阴交
③命门、关元

患者选择适当体位，常规消毒穴位皮肤后 → 先用三棱针在穴位上点刺 → 然后用闪火法将罐吸拔在穴位上，留罐15分钟

拔罐、刮痧取穴法

精确取穴

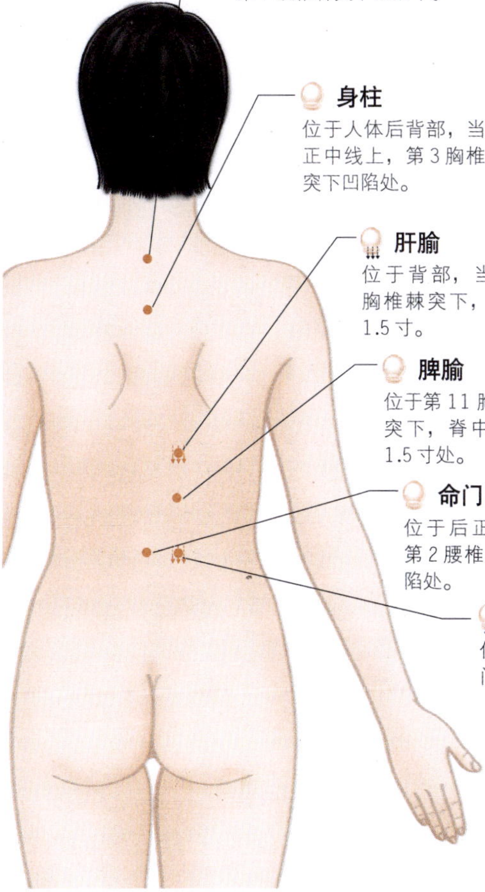

大椎
位于人体颈部后正中线上，第 7 颈椎棘突下凹陷中。

身柱
位于人体后背部，当后正中线上，第 3 胸椎棘突下凹陷处。

肝俞
位于背部，当第 9 胸椎棘突下，旁开 1.5 寸。

脾俞
位于第 11 胸椎棘突下，脊中旁开 1.5 寸处。

命门
位于后正中线上，第 2 腰椎棘突下凹陷处。

肾俞
位于第 2 腰椎棘突下，命门旁开 1.5 寸处。

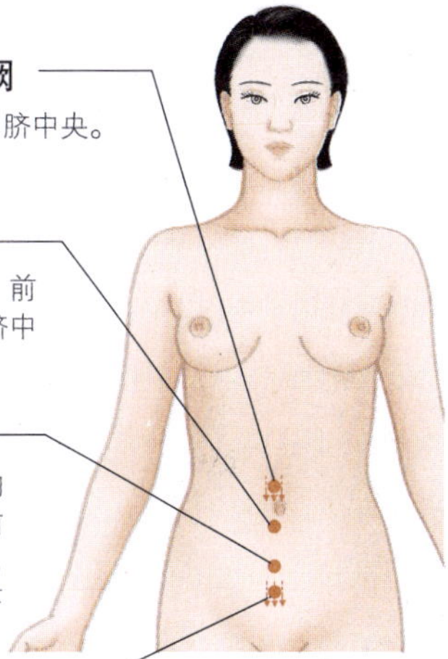

神阙
腹中部，脐中央。

气海
位于下腹部，前正中线上，脐中下 1.5 寸。

关元
位于人体的下腹部，前正中线上，从肚脐往下 3/5 处。

中极
下腹部，前正中线上，当脐中下 4 寸。

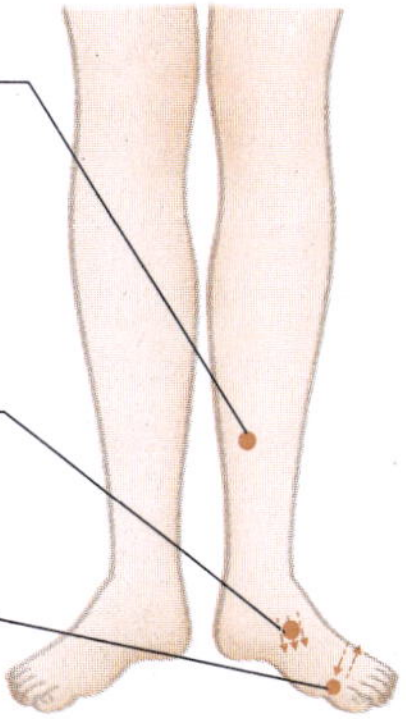

三阴交
位于人体小腿内侧，足内踝上缘 3 指宽，踝尖正上方胫骨边缘凹陷中。

太冲
脚背部第 1 和第 2 跖骨结合部之前凹陷处。

行间
脚大拇趾、二趾合缝后方赤白肉分界处凹陷中。

图例
拔罐穴位　刮痧穴位
拔罐、刮痧共用穴位

取穴技巧速查索引（因某些穴位暂无取穴技巧，索引中所列仅为部分取穴技巧）

大椎（见第 250 页）	脾俞（见第 270 页）	身柱（见第 257 页）	气海（见第 255 页）
三阴交（见第 263 页）	肝俞（见第 270 页）	关元（见第 253 页）	肾俞（见第 270 页）
神阙（见第 254 页）	中极（见第 254 页）	太冲（见第 267 页）	命门（见第 258 页）

盆腔炎——挑刺罐法、面刮法缓解炎症

本节名词 ❶八髎 ❷腰骶部

盆腔炎是妇科的常见疾病，它是指子宫、输卵管、卵巢、盆腔腹膜及盆腔结缔组织的炎性病变。盆腔炎多发生在性活跃期或有月经的妇女，初潮前、绝经后或未婚者很少发生盆腔炎。若发生盆腔炎也往往是邻近器官炎症的扩散。盆腔炎可以在某一部分或几个部分同时发生，临床上往往难以区分，故统称为盆腔炎。盆腔炎可分为急性盆腔炎和慢性盆腔炎两种。

诊断

1.阴道分泌物增多。

2.最近有分娩或流产病史。

3.有怕冷、发热、头痛等症状。

4.下腹部疼痛、有压痛及反跳痛。

5.阴道检查：子宫颈有触痛，子宫体有压痛，一侧或双侧附件增厚或有肿块，有压痛。

刮痧治疗

刮拭要点	穴位与刮法	刺激程度	次 数
① 背部	心腧（面刮或平面按揉）→脾腧（面刮或平面按揉）→肾腧（面刮或平面按揉）→八髎❶（面刮或平面按揉）	轻度	40
② 上肢部	内关（面刮或平面按揉）		
③ 下肢部	血海（面刮或平面按揉）		

拔罐治疗

● 温水罐法（每日一次，10次为一个疗程。）

肾腧 腰眼 腰阳关 八髎 关元 曲骨 气海 归来 三阴交 足三里

让患者取侧卧位并露出腰骶部❷ → 选用内置半罐温水的中号玻璃罐 → 用投火法迅速将罐吸拔在各穴上（一般都是先拔左侧再拔右侧）→ 罐拔后让患者身体改为俯卧位，留罐15分钟 → 起罐后，也用上述方法吸拔腹部穴位并留罐15分钟

● 挑刺罐法（这样的治疗每周1～2次，挑刺治疗完每个穴位为1个疗程，在两个疗程之间间隔10日再做）

肾腧 腰眼 腰阳关 八髎 关元 曲骨 气海 归来 三阴交 足三里

让患者取一定适宜体位并对穴位皮肤进行常规消毒（每次仅选2～4个穴位）→ 用三棱针先在所选穴位上挑刺至出血 → 用闪火法将火罐吸拔在挑刺的穴位上 → 在其他穴位上再施以单纯火罐法，留罐10分钟～15分钟

Words terms
名词解释

❶ 八髎

位置：骶椎。又称上髎、次髎、中髎和下髎，左右共8个穴位，分别在第1、第2、第3、第4骶后孔中，合称“八穴”。

❷ 腰骶部

指臀部上缘水平面的脊椎及以下的所有脊椎骨。包括5块腰椎、1块骶骨和尾骨，是脊柱正中，皮带下部位。腰骶部疼痛多指第4、第5腰椎和第1骶椎疼痛。腰骶部疼痛多见于腰椎间盘突出症，这一病症多伴有一侧下肢放射性疼痛。

拔罐、刮痧取穴法

精确取穴

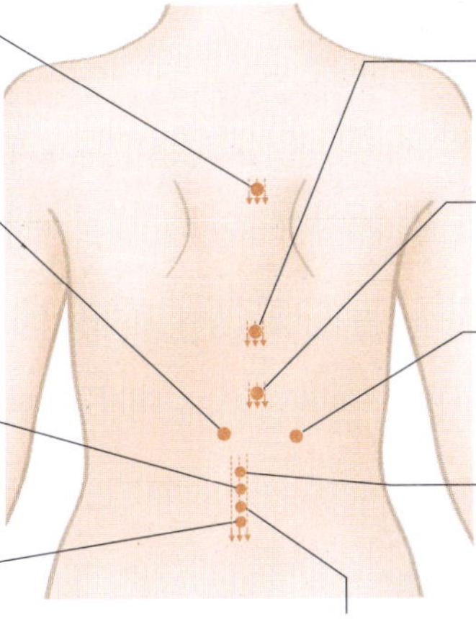

心腧
背部，当第 5 胸椎棘突下，旁开 1.5 寸。

腰阳关
原名阳关，近称腰阳关，别名脊阳关、背阳关。位于腰部，当后正中线上，第 4 腰椎棘突下凹陷中。

次髎
位于骶部，髂后上棘内下方 1 寸许，适对第 2 骶后孔凹陷处，外与膀胱腧相平。

脾腧
背部，当第 11 胸椎棘突下，旁开 1.5 寸。

肾腧
腰部，当第 2 腰椎棘突下，旁开 1.5 寸。

腰眼
又名鬼眼，位于腰部，当第 4 腰椎棘突下，旁开约 3.5 寸凹陷中。

上髎
位于骶部后正中线与髂后上棘间凹陷处，适对第 1 骶后孔，外与小肠腧相平。

下髎
位于骶部，当中髎下内方，适对第 4 骶后孔处。

中髎
位于骶部，当次髎下内方，适对第 3 骶后孔处。

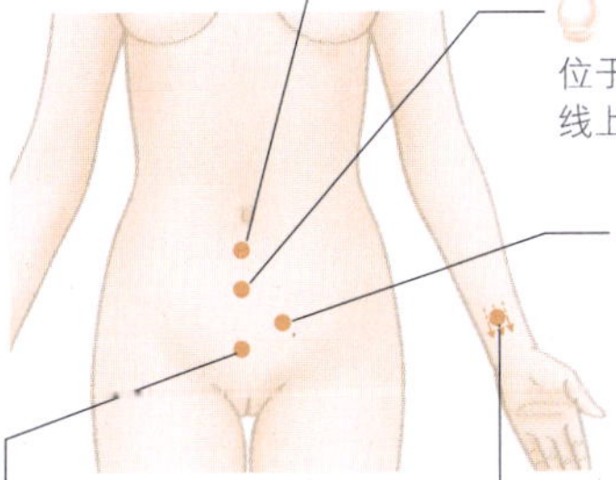

气海
位于人体的下腹部，前正中线上，当脐中下 1.5 寸处。

关元
位于人体的下腹部，前正中线上，从肚脐往下 3/5 处。

归来
位于人体的下腹部，当脐中下 4 寸，距前正中线 2 寸之处。

曲骨
位于人体的下腹部，当前正中线上，耻骨联合上缘的中点处。

内关
前臂正中，腕横纹上 2 寸，在桡侧屈腕肌腱同掌长肌腱之间。

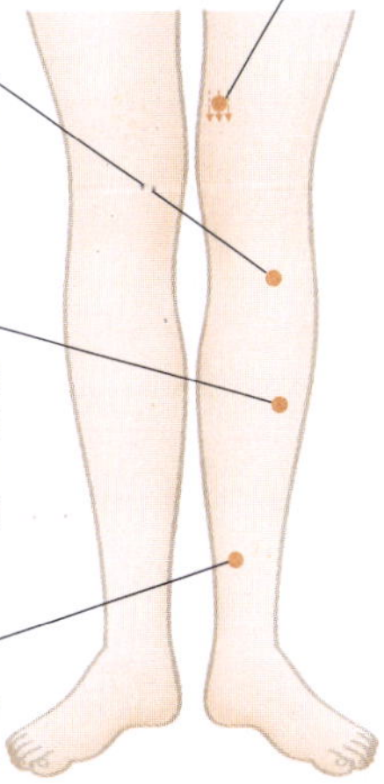

血海
大腿内侧，髌底内侧端上 2 寸，股四头肌内侧头的隆起处。

足三里
位于外膝眼下 3 寸，距胫骨前嵴 1 横指，当胫骨前肌上。

丰隆
位于小腿前外侧，外踝尖上 8 寸，胫骨前缘外 2 横指（中指）处。内与条口相平，当外膝眼（犊鼻）与外踝尖连线的中点。

三阴交
位于人体小腿内侧，足内踝上缘 3 指宽，踝尖正上方胫骨边缘凹陷中。

图例
拔罐穴位　刮痧穴位
拔罐、刮痧共用穴位

取穴技巧速查索引（因某些穴位暂无取穴技巧，索引中所列仅为部分取穴技巧）

心腧（见第 270 页）	腰阳关（见第 269 页）	脾腧（见第 270 页）	肾腧（见第 270 页）
腰眼（见第 271 页）	次髎（见第 269 页）	上髎（见第 269 页）	中髎（见第 269 页）
下髎（见第 269 页）	关元（见第 253 页）	曲骨（见第 253 页）	内关（见第 261 页）
血海（见第 264 页）	足三里（见第 263 页）	丰隆（见第 263 页）	

乳腺炎——刺络罐法、面刮法缓解炎症

本节名词 ❶脓肿

乳腺炎是由细菌感染所致的急性乳房炎症，常在短期内形成脓肿❶，多由金葡球菌或链球菌沿淋巴管入侵所致。该病多见于产后2周～6周哺乳期妇女，尤其是初产妇。病菌一般从乳头破口或皲裂处侵入，也可直接侵入引起感染。本病虽然有特效治疗，但发病后痛苦，乳腺组织破坏引起乳房变形，影响哺乳。

Words terms
名词解释

❶ 脓肿

是急性炎症中，器官或组织内出现的局限性化脓性炎症，属渗出性炎症中的化脓性炎。主要特征是组织发生液化性坏死，形成充满脓液的腔。

诊断

1.患侧乳房疼痛，炎症部位红肿、变硬、压痛，以后形成脓肿。脓肿常位于乳晕下、乳管内、乳腺内或乳腺后，深部脓肿波动不显著。

2.局部红、肿、热痛，触及痛性硬块，脓肿形成后可有波动感。

3.同侧腋窝淋巴结肿大，常在数天内化脓、压痛。

4.可有寒战、高热、倦怠及食欲不佳等症状。血白细胞增多。大多数有乳头损伤、皲裂或积乳病史。

刮痧治疗

刮拭要点	穴位与刮法	刺激程度	次 数
① 背部	肝俞（面刮）→脾俞（面刮）→胃俞（面刮）	轻度	50
② 胸部	中脘（面刮）→天枢（面刮）		
③ 下肢部	行间（垂直按揉）		

拔罐治疗

● 刺络罐法1（每日1次） 肩井 乳根

让患者取坐位 → 对穴位进行常规消毒 → 用三棱针在穴位及压痛点处点刺出血 → 用闪火法将罐具吸拔在相应的穴位上，留罐15分钟

● 刺络罐法2（每日1次，一般3次即可痊愈） 膻中

让患者取仰卧位 → 对穴位皮肤进行消毒 → 用三棱针对准穴位进行数次点刺 → 用闪火法使小号火罐吸拔膻中穴，使其出血5～15毫升

拔罐、刮痧取穴法

精确取穴

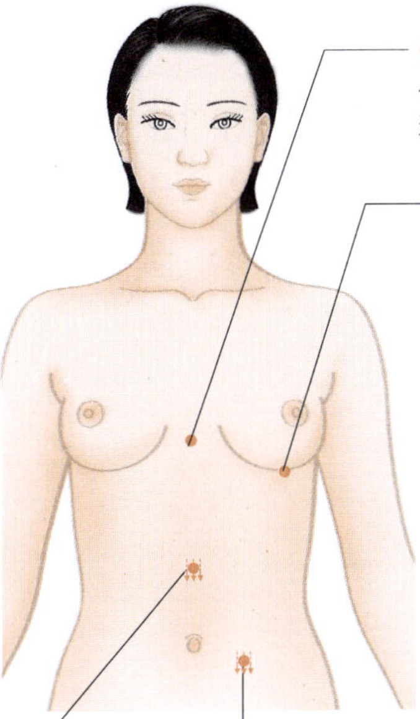

膻中
位于胸部，当前正中线上，平第 4 肋间，两乳头连线的中点。

乳根
位于胸部，当乳头直下乳房根部，第 5 肋间隙，距前正中线 4 寸。

中脘
前正中线上，脐中上 4 寸。

天枢
腹中部，平脐中，距脐中 2 寸处。

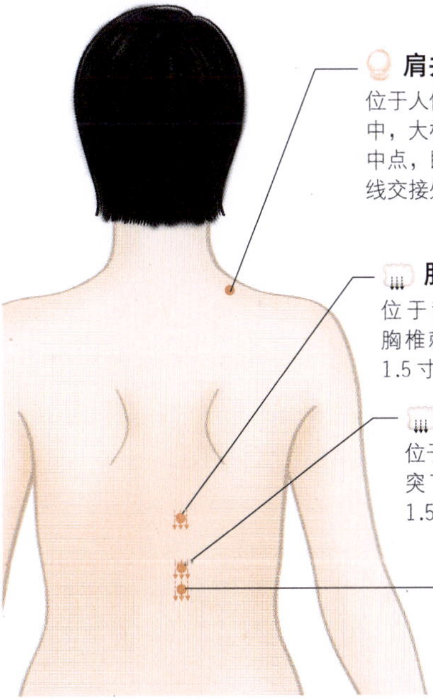

肩井
位于人体的肩上，前直乳中，大椎与肩峰端连线的中点，即乳头正上方与肩线交接处。

肝腧
位于背部，当第 9 胸椎棘突下，旁开 1.5 寸。

脾腧
位于第 11 胸椎棘突下，脊中旁开 1.5 寸处。

胃腧
背部，第 12 胸椎棘突下，旁开 1.5 寸。

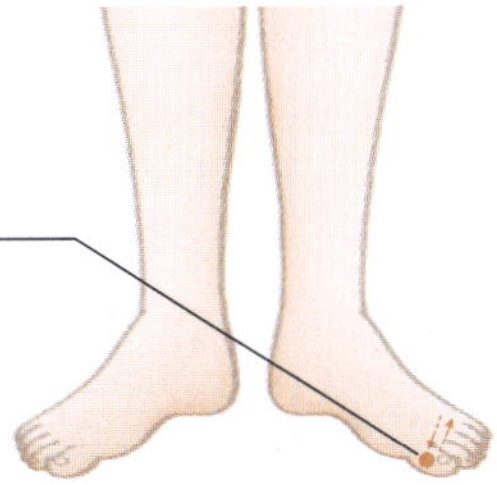

行间
脚大拇趾、二趾合缝后方赤白肉分界处凹陷中。

图例
拔罐穴位　刮痧穴位
拔罐、刮痧共用穴位

取穴技巧速查索引（因某些穴位暂无取穴技巧，索引中所列仅为部分取穴技巧）

膻中（见第 252 页）	乳根（见第 253 页）	中脘（见第 256 页）	天枢（见第 254 页）
肩井（见第 257 页）	肝腧（见第 270 页）	脾腧（见第 270 页）	胃腧（见第 270 页）

小儿消化不良——温水罐法、面刮法让消化不再是问题

本节名词 ❶免疫系统

小儿消化不良，是一种常见的消化道疾病，主要发生在2岁以下的婴幼儿身上。此病的临床表现主要是小儿的大便次数增多且呈黄绿色，大便稀薄并带有不消化的乳食和黏液。现代医学一般认为，此病与小儿自身免疫系统[1]及饮食有关。除此之外，小儿不良的生活习惯和气候突变也有可能导致本病发生。

Words Terms 名词解释

❶ 免疫系统

是人体抵御病原菌侵犯最重要的保卫系统。这个系统由免疫器官（骨髓、胸腺、脾脏、胸腺等）、免疫细胞（淋巴细胞、单核吞噬细胞、中性粒细胞、血小板（因为血小板里有IGG）等），以及免疫分子（补体、免疫球蛋白、干扰素、白细胞介素、肿瘤坏死因子等细胞因子等）组成。

诊断

1.单纯性消化不良：一天腹泻在10次以下，大便呈黄色或带绿色，水分不多；腹部胀气，偶有呕吐；有时发热，但不太高；病儿食欲不振但精神尚好。

2.中毒性消化不良：病情较严重，发病突然，热度较高，每天排便一般在20次左右，甚者次数更多。大便常呈水状或蛋花汤状，无里急后重（下坠）感。呕吐频繁，每天可在10次以上，易产生严重脱水。患儿甚至抽风，意识消失，如不及早治疗，可造成死亡。

刮痧治疗

刮拭要点	穴位与刮法	刺激程度	次 数
① 腹部	中脘（面刮或平刮）→天枢（面刮或平刮）	中度	40
② 背部	脾腧（面刮或平刮）→胃腧（面刮或平刮）		
③ 下肢部	三阴交（面刮或平刮）		

拔罐治疗

● 单纯火罐法（每日1次） 水分 天枢 气海 关元 大肠腧 气海腧 关元腧

让患儿取仰卧位 → 以闪火法将罐吸拔在腹部穴位上，留罐2分钟～5分钟 → 改为俯卧位 → 以闪火法将罐吸拔在背部诸穴上，留罐2分钟～5分钟

● 温水罐法（每日治疗1次） 神阙

让患儿取侧卧位 → 在火罐中加入1/3的混入姜汁或蒜汁的温水 → 用闪火法将罐吸拔在神阙穴上，留罐5分钟

注意事项

患儿在治疗期间应调整饮食以减少肠胃负担，多喝水以防脱水。

拔罐、刮痧取穴法

精确取穴

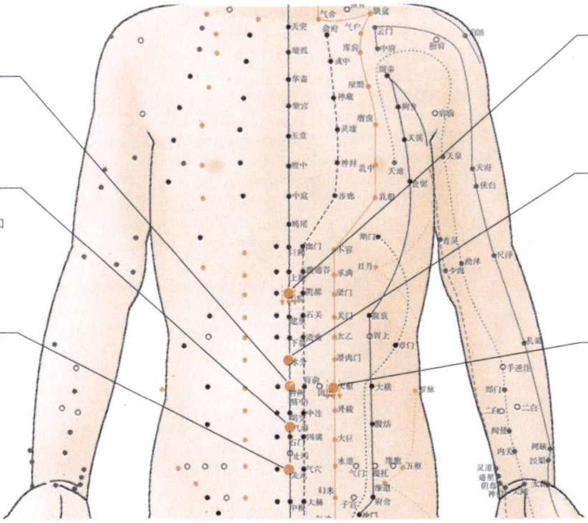

神阙
位于人体的腹中部，脐中央。

气海
位于人体的下腹部，前正中线上，当脐中下 1.5 寸处。

关元
位于人体下腹部，前正中线上，当脐中下 3 寸处。

中脘
前正中线上，脐中上 4 寸。

水分
位于人体上腹部，前正中线上，当脐中上 1 寸处。

天枢
腹中部，平脐中，距脐中 2 寸处。

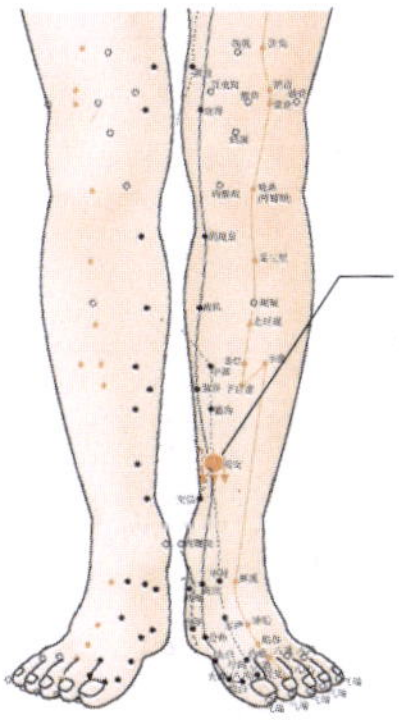

三阴交
位于人体小腿内侧，足内踝上缘 3 指宽，踝尖正上方胫骨边缘凹陷中。

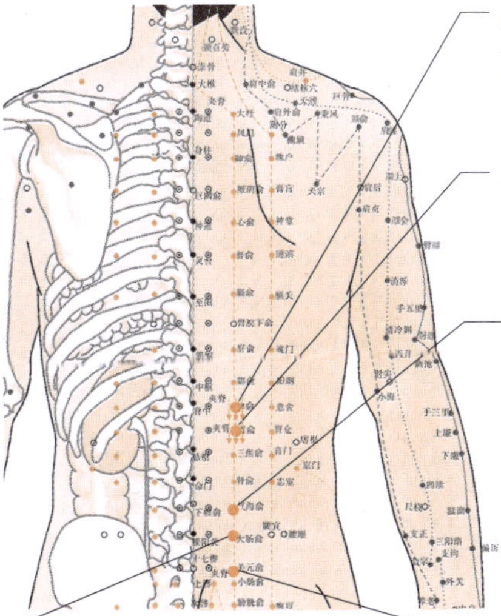

脾俞
位于第 11 胸椎棘突下，脊中旁开 1.5 寸处。

胃俞
背部，第 12 胸椎棘突下，旁开 1.5 寸。

气海俞
位于人体背部，第 3 腰椎棘突旁开 1.5 寸处。

大肠俞
位于人体腰部，当第 4 腰椎棘突下，旁开 1.5 寸处。

关元俞
位于人体腰部，当第 5 腰椎棘突下，旁开 1.5 寸处。

图例
拔罐穴位　刮痧穴位
拔罐、刮痧共用穴位

取穴技巧速查索引（因某些穴位暂无取穴技巧，索引中所列仅为部分取穴技巧）

神阙（见第 254 页）	气海（见第 255 页）	关元（见第 253 页）	中脘（见第 256 页）
天枢（见第 254 页）	脾俞（见第 270 页）	胃俞（见第 270 页）	气海俞（见第 270 页）
大肠俞（见第 270 页）	关元俞（见第 270 页）	三阴交（见第 263 页）	

小儿百日咳——出针罐法、面刮法有效缓解病症

本节名词 ❶痉咳

百日咳，俗称“鸡咳”“鸬鹚咳”，是一种儿童常见的传染病，多为嗜血性百日咳杆菌引起的急性呼吸道传染病，经由飞沫传染。临床上以阵发性痉挛性咳嗽、鸡鸣样吸气吼声为特征，病程可长达2～3个月，因此起名为“百日咳”。小孩由于声门狭小，痉咳[1]时可发生呼吸暂停，并可因脑缺氧而抽搐，甚至死亡，因此应对这种病症给予足够的重视。

Words terms
名词解释

❶ 痉咳

指邪毒由表入里，邪郁化火，痰火交结，阻塞气道。症候特点为咳嗽持续，每次发作连咳十数声或数十声；咳后有高调鸡鸣样吼声，最后呕吐出痰涎或胃内容物，方才暂止。痰浊者，痰涎较稀薄，面唇苍白，舌质不红，苔白腻；痰火者，痰涎稠黏，面赤唇红，舌红苔黄腻。

诊断

1.炎症期：初起现象为微热、咳嗽、流涕等，类似感冒，为期7天左右。

2.痉咳期：咳嗽逐渐加重，且呈阵发性咳嗽，尤以夜间为多。发作时以短咳形式连续咳十余声至数十声，形成不断的呼气。咳毕有特殊的鸡鸣样回声，易引起呕吐。病程常延长到2～3个月。

3.减退期：阵咳逐渐减轻，次数减少，趋向痊愈。为期约2周～3周。

刮痧治疗

刮拭要点	穴位与刮法	刺激程度	次 数
① 胸腹部	天突（面刮）→中府（面刮）	中度	50
② 上肢部	尺泽（面刮）→经渠（面刮）		
③ 下肢部	蠡沟（面刮）		

拔罐治疗

● 出针罐法1（每日或者每两日治疗1次。） 大椎 身柱 肺腧

让患儿取俯卧位，对穴位皮肤进行消毒 → 用1寸毫针点刺上述穴位 → 得气后出针 → 采用闪火法将罐吸拔在被刺后的穴位上，留罐5分钟

● 出针罐法2（每日治疗1次，2～5次后一般可以治愈。） 双侧肺腧穴 风门

让患儿取俯卧位以暴露背部，对穴位进行常规消毒 → 用毫针刺穴位，并捻转毫针轻轻刺激穴位 → 出针后用闪火法将罐吸拔在穴位上，留罐5分钟

注意事项

因为本病具有传染性，所以患病的小孩子应该隔离4周～7周。患病期间不能从精神上刺激患儿，应加强对患儿的营养，并要尽量带患儿去户外活动。

拔罐、刮痧取穴法

精确取穴

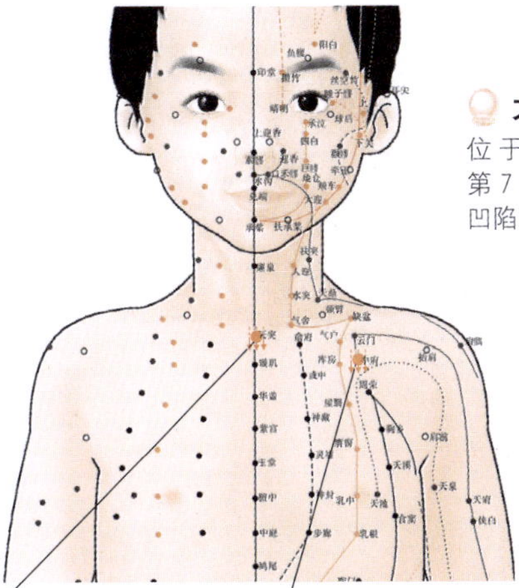

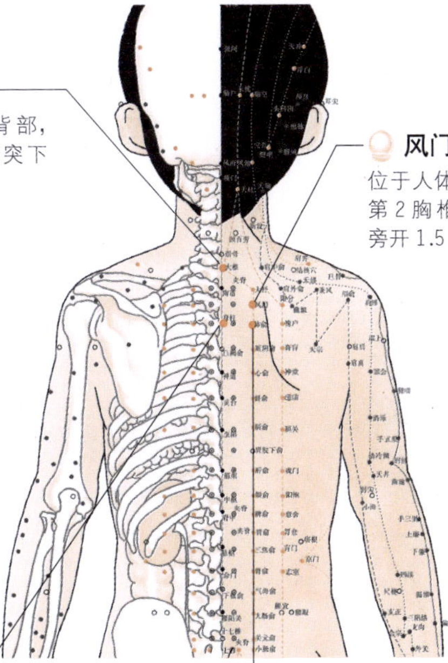

大椎
位于人体背部，第 7 颈椎棘突下凹陷中。

风门
位于人体背部，当第 2 胸椎棘突下，旁开 1.5 寸处。

天突
喉结靠下胸骨上方前的凹陷处。

中府
前正中线旁开 6 寸，平第 1 肋间隙处。

身柱
位于人体背部，第 3 胸椎棘突下凹陷中。

肺俞
位于人体背部，当第 3 胸椎棘突下，旁开 1.5 寸处。

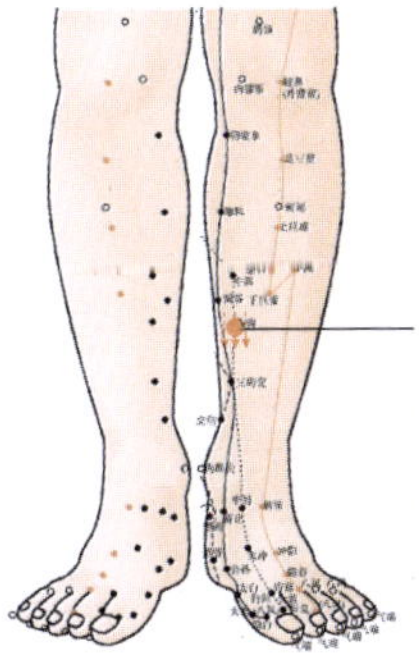

蠡沟
足内踝尖上 5 寸，胫骨内侧面的中央。

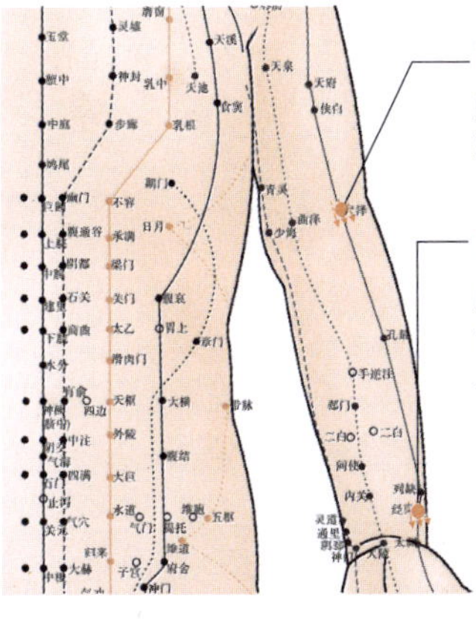

尺泽
肘横纹中，肱二头肌腱桡侧凹陷处。

经渠
腕横纹上 1 寸，桡骨茎突内侧与桡动脉之凹陷处。

图例
拔罐穴位　刮痧穴位
拔罐、刮痧共用穴位

取穴技巧速查索引（因某些穴位暂无取穴技巧，索引中所列仅为部分取穴技巧）

中府（见第 252 页）	大椎（见第 250 页）	风门（见第 256 页）	身柱（见第 257 页）
肺俞（见第 270 页）	尺泽（见第 258 页）		

小儿腹泻——出针罐法、面刮法有效改善症状

本节名词 ❶上呼吸道感染

小儿腹泻病是婴幼儿最常见的疾病，多发病于2岁以下的小儿，以腹泻为主要症状。一般来说，由饮食不当、气候影响而致泻的，病情较轻，病程较短；由胃肠道感染引起的腹泻，病情较重，历时较长；由肠道外感染，比如上呼吸道感染[1]、中耳炎、泌尿道感染等引起的腹泻，在原来的疾病治愈之后，腹泻是很容易治好的。

Words & terms

名词解释

❶ 上呼吸道感染

是指自鼻腔至喉部之间的急性炎症的总称，是最常见的感染性疾病。90％左右由病毒引起，细菌感染常继发于病毒感染之后。该病四季、任何年龄均可发病，通过含有病毒的飞沫、雾滴，或经污染的用具进行传播。

诊断

1.轻症：腹泻物呈稀糊状、蛋花汤样或水样，可有少许黏冻，但无脓血，每日数次到十多次。患儿大便前可能啼哭，似有腹痛状，亦可有轻度恶心呕吐。不发热或低热，一般情况好。

2.重症：患儿一天可以腹泻十多次，甚至20次以上。伴有呕吐、高热、体倦、嗜睡等现象，间有烦躁，眼眶与前囟凹陷，皮肤弹性减弱或消失，黏膜干燥，少尿或无尿。

刮痧治疗

刮拭要点	穴位与刮法	刺激程度	次 数
① 腹部	天枢（面刮）	中度	30
② 背部	身柱（面刮）→大肠俞（面刮）		
③ 下肢部	足三里（面刮）		

拔罐治疗

● 出针罐法 （每日1次） 神阙 双侧天枢 长强

对穴位进行常规消毒 → 用1寸毫针在双侧天枢穴各刺1针（深约1厘米） → 在长强穴和脐部各斜刺入1针（深约2厘米）

在上述穴位上均捻转2分钟 → 出针后，在神阙穴上拔罐，以使局部充血

拔罐、刮痧取穴法

精确取穴

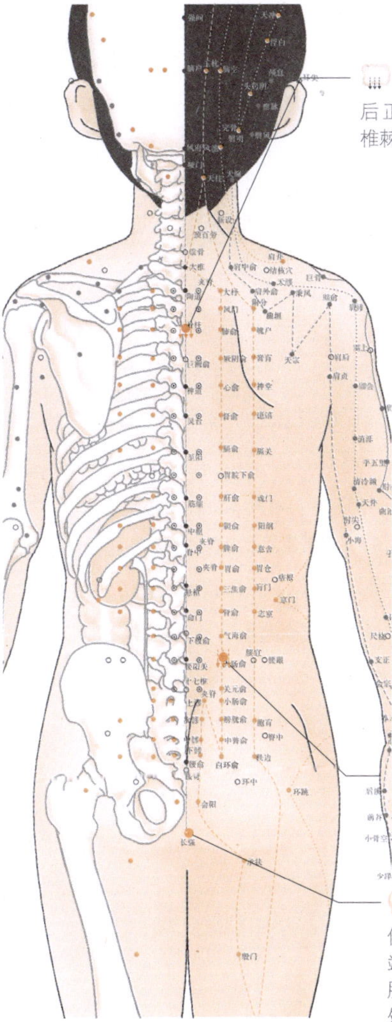

身柱
后正中线上，第 3 胸椎棘突下凹陷中。

大肠腧
腰部，当第 4 腰椎棘突下，旁开 1.5 寸。

长强
位于人体的尾骨端下，当尾骨端与肛门连线的中点处。

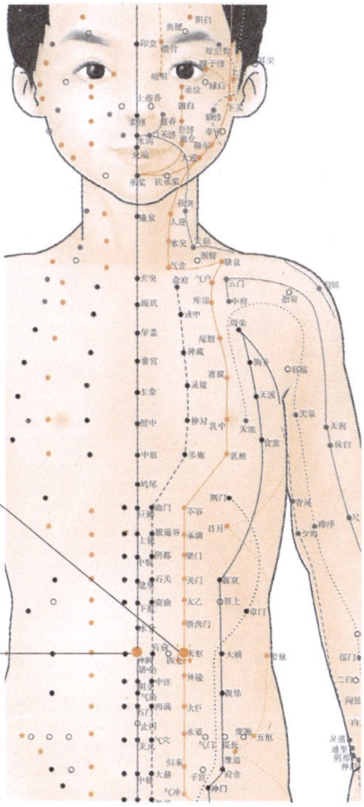

天枢
位于人体中腹部，脐中旁开 2 寸处。

神阙
位于人体的腹中部，脐中央。

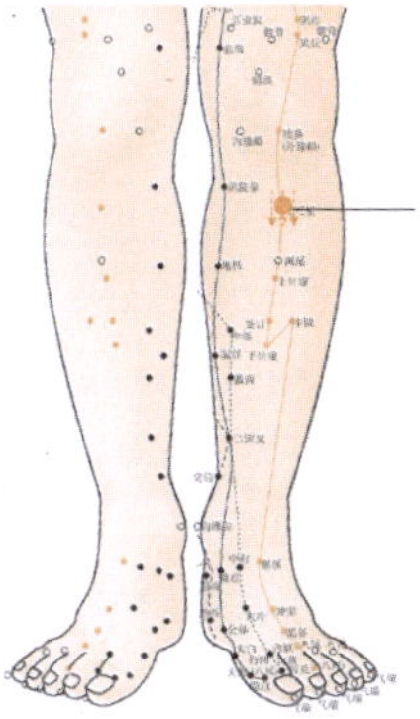

足三里
外膝眼下 3 寸，距胫骨前嵴 1 横指，当胫骨前肌上。

图例
拔罐穴位　刮痧穴位
拔罐、刮痧共用穴位

取穴技巧速查索引

身柱（见第 257 页）	天枢（见第 254 页）	神阙（见第 254 页）	大肠腧（见第 270 页）
长强（见第 267 页）	足三里（见第 263 页）		

小儿流行性腮腺炎——刺络罐法、角刮法有效缓解不适感

本节名词 ❶颊车 ❷三间

流行性腮腺炎简称流腮，春季常见，是儿童和青少年中常见的呼吸道传染病。它是由腮腺炎病毒侵犯腮腺引起的急性呼吸传染病，并可侵犯各种腺组织或神经系统及肝、肾、心脏、关节等器官。病人是传染源，飞沫的吸入是主要传播途径，接触病人后2～3周发病。腮腺炎主要表现为一侧或两侧耳垂下肿大，肿大的腮腺常呈半球形，以耳垂为中心，边缘不清，表面发热有绞痛，张口或咀嚼时局部感到疼痛。

Words terms

名词解释

❶ 颊车

在面颊部，下颌角前上方，耳下大约一横指处，咀嚼时肌肉隆起时出现的凹陷处。左右各一。

❶ 三间

手阳明大肠经穴。微握拳，在手食指本节（第2掌指关节）后，桡侧凹陷处。别名少谷，有泄热止痛、利咽的功效。主治下齿龋痛、嗜卧、胸腹满、肠鸣洞泄、寒热疟疾、唇焦口干、气喘、伤寒气热、身寒结水等病症。

诊断

1.潜伏期：患儿大概有8天～30天的潜伏期。起病大多较急，有发热、畏寒、头痛、咽痛、食欲不振、恶心、呕吐、全身疼痛等症状。发病数小时后，腮腺便肿痛，并逐渐明显，体温可达39℃以上。

2.此病最大的特征是腮腺肿胀：一般以耳垂为中心，向前、后、下发展，状如梨形，边缘不清；局部皮肤紧张，发亮但不发红，触之坚韧有弹性，有轻触痛；言语、咀嚼时刺激唾液分泌，导致疼痛加剧；症状严重者，腮腺周围组织高度水肿，使容貌变形，并可出现吞咽困难。腮腺肿胀大多于1天～3天到达高峰，持续4天～5天逐渐消退并恢复正常，全程约10天～14天。

刮痧治疗

刮拭要点	穴位与刮法	刺激程度	次 数
① 头部	角孙（平面按揉）→翳风（平面按揉）→颊车❶（平面按揉）	轻度	30
② 上肢部	手三里（面刮）→三间❷（平面按揉）→少商（角刮）		

拔罐治疗

● 单纯火罐法（每日1次） 患病部位

在患病部位上涂抹凡士林 → 视患病部位大小选取大小适宜的火罐 → 用闪火法将火罐吸拔在患病部位上，留罐5～10分钟

● 刺络罐法（每日或者两日治疗1次） 大椎 肺腧 肝腧 身柱 心腧 脾腧

让患儿取适当体位 → 对穴位皮肤进行常规消毒 → 用三棱针点刺穴位 → 用闪火法将罐吸拔在点刺的穴位上，留罐5～10分钟

拔罐、刮痧取穴法

精确取穴

大椎
位于人体背部，第 7 颈椎棘突下凹陷中。

身柱
位于人体背部，第 3 胸椎棘突下凹陷中。

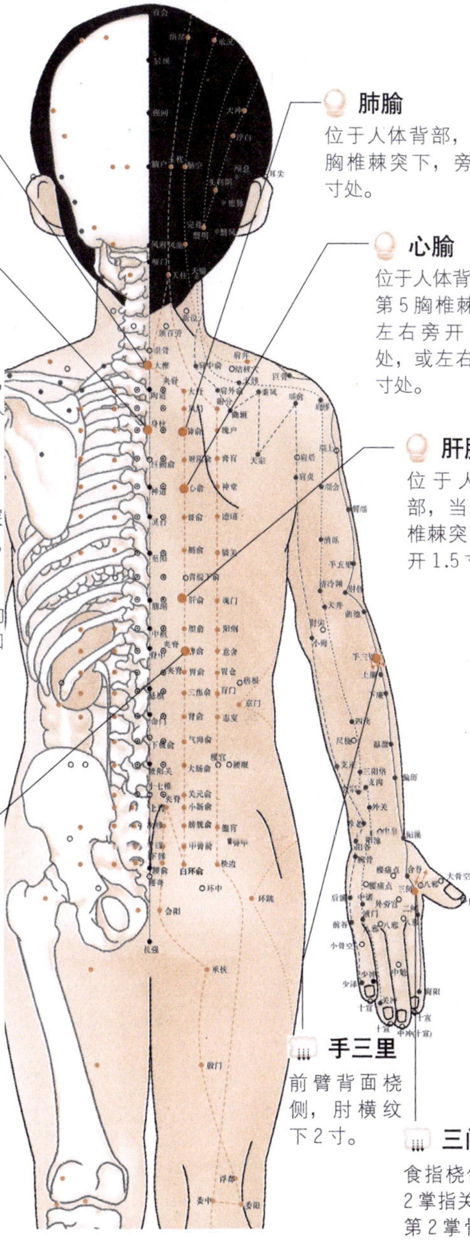

角孙
折耳廓向前，当耳尖直上入发际处。

翳风
耳垂后，乳突前下方凹陷中。

颊车
鼻子斜方向约 1 厘米处的凹陷中。

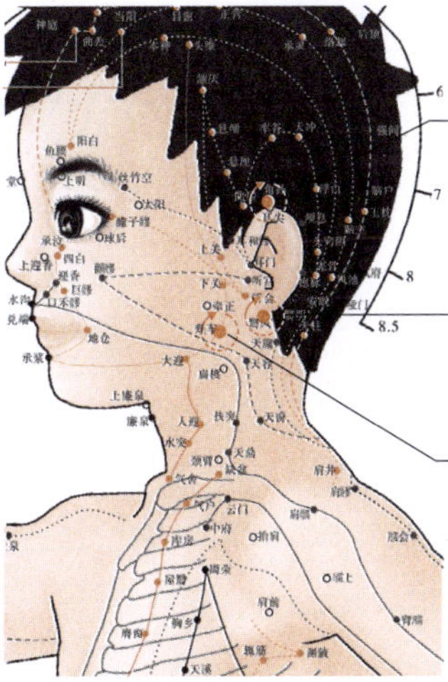

少商
双手拇指末节桡侧，距指甲角 0.1 寸处。

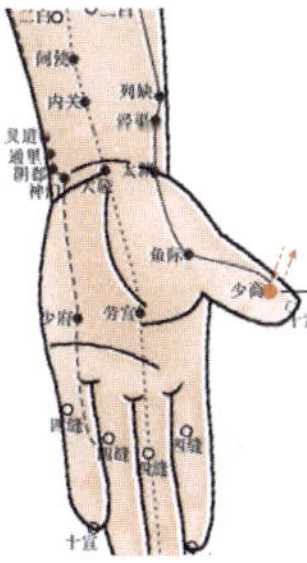

肺腧
位于人体背部，当第 3 胸椎棘突下，旁开 1.5 寸处。

心腧
位于人体背部，当第 5 胸椎棘突下，左右旁开 2 指宽处，或左右约 1.5 寸处。

肝腧
位于人体背部，当第 9 胸椎棘突下，旁开 1.5 寸处。

脾腧
位于人体背部，当第 11 胸椎棘突下，旁开 1.5 寸处。

手三里
前臂背面桡侧，肘横纹下 2 寸。

三间
食指桡侧，第 2 掌指关节后，第 2 掌骨小头上方处。

图例
拔罐穴位　刮痧穴位
拔罐、刮痧共用穴位

取穴技巧速查索引（因某些穴位暂无取穴技巧，索引中所列仅为部分取穴技巧）

颊车（见第 249 页）	少商（见第 259 页）	大椎（见第 250 页）	身柱（见第 257 页）
肺腧（见第 270 页）	心腧（见第 270 页）	肝腧（见第 270 页）	脾腧（见第 270 页）
手三里（见第 262 页）			

慢性鼻炎——挑刺罐法、厉刮法改善病症

本节名词 ❶内分泌失调

慢性鼻炎是鼻腔黏膜和黏膜下层的慢性炎症。比较早期的慢性鼻炎常表现为鼻黏膜的慢性充血肿胀，称慢性单纯性鼻炎；若发展为鼻黏膜和鼻甲骨的增生肥厚，则称慢性肥厚性鼻炎。慢性鼻炎也可由急性鼻炎反复发作或治疗不彻底而演变形成。其他相关引发因素还有长期慢性疾病如内分泌失调❶等。缺乏维生素A或C、烟酒过度、长期服用降压药物都可能导致鼻炎的产生。

Words & Terms

名词解释

❶ **内分泌失调**

人体有内分泌系统，分泌各种激素和神经系统一起调节人体的代谢和生理功能。正常情况下各种激素是保持平衡的，如因某种原因使这种平衡打破了（某种激素过多或过少）这就造成内分泌失调，会引起相应的临床表现。男性和女性都可能出现内分泌失调。

诊断

1.鼻塞：可呈现交替性，即左侧卧时左鼻腔阻塞，右侧卧时右鼻腔阻塞。

2.鼻涕多：黏液性、黏液脓性或脓性分泌。

3.可有嗅觉减退，头涨头昏，咽部不适的症状。

4.检查鼻腔发现：鼻黏膜弥漫性充血、鼻甲肿胀、黏膜表面或仅于鼻腔底部有分泌物积聚，而中鼻道及嗅沟没有脓液。这是与副鼻窦炎的区别所在。

刮痧治疗

刮拭要点	穴位与刮法	刺激程度	次 数
① 头部	上星（厉刮）→迎香（平面按揉）	重度	60
② 背部	风门（角刮）		
③ 上肢部	曲池（角刮）→手三里（角刮）→合谷（平面按揉）		

拔罐治疗

● **单纯火罐法**（每日1次，10次为一个疗程）

①中脘 肺俞 膈俞 ②风池 脾俞 足三里

让患者取坐位 → 以闪火法将火罐吸拔在穴位上 → 留罐 5 ~ 20 分钟

● **挑刺罐法**（这样的治疗每周2次，待症状缓解后改为每周1次，5次为1个疗程，在2个疗程之间应间隔1周）

①大椎 合谷 ②肺俞 足三里 ③风池 曲池

让患者取坐位 → 对穴位皮肤进行常规消毒 → 用三棱针对穴位进行挑刺直至出血 → 用闪火法将罐吸拔在穴位上，留罐 15 ~ 20 分钟

拔罐、刮痧取穴法

精确取穴

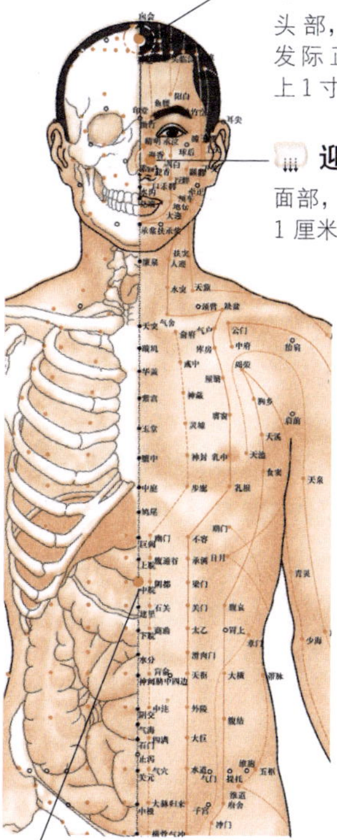

上星
头部，当前发际正中直上1寸。

迎香
面部，在鼻翼旁开约1厘米皱纹中即是。

大椎
位于颈部下端，第7颈椎棘突下凹陷处。

肺俞
位于背部，当第3胸椎棘突下，左右旁开二指宽处。

膈俞
位于人体背部，当第7胸椎棘突下，旁开1.5寸处。

脾俞
位于人体背部，当第11胸椎棘突下，左右旁开2指宽处。

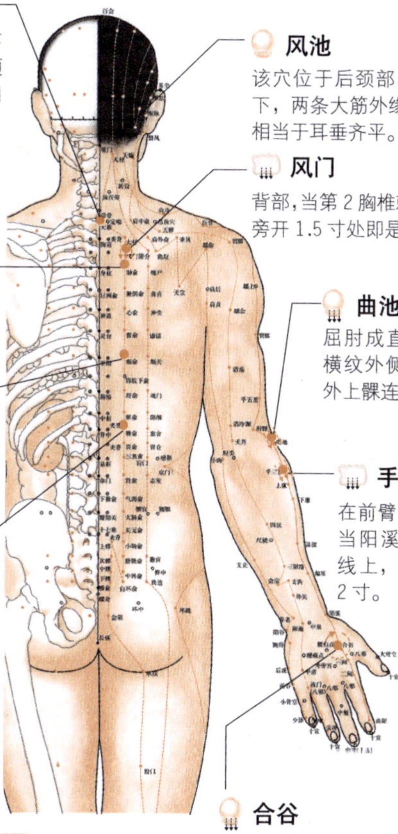

风池
该穴位于后颈部，后头骨下，两条大筋外缘陷窝中，相当于耳垂齐平。

风门
背部，当第2胸椎棘突下，旁开1.5寸处即是。

曲池
屈肘成直角，在肘横纹外侧端与肱骨外上髁连线中点处。

手三里
在前臂背面桡侧，当阳溪与曲池连线上，肘横纹下2寸。

中脘
位于人体腹部，脐上4寸，即胸骨下端至脐连线之中点处。

合谷
位于手背部，第1和第2掌骨间，当第2掌骨桡侧的中点处。

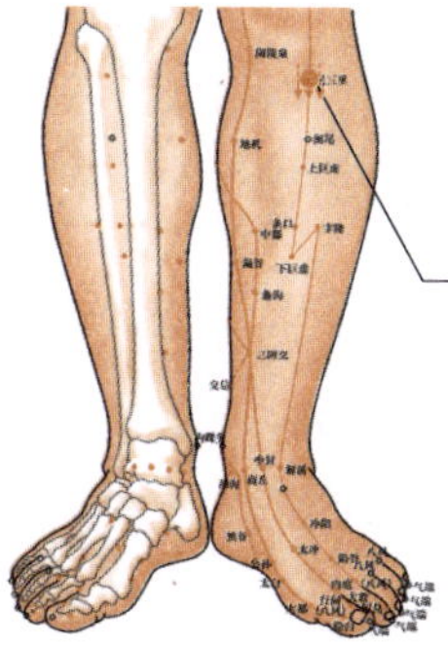

足三里
位于外膝眼下3寸，距胫骨前嵴1横指，当胫骨前肌上。

图例
拔罐穴位　刮痧穴位
拔罐、刮痧共用穴位

取穴技巧速查索引（因某些穴位暂无取穴技巧，索引中所列仅为部分取穴技巧）

风门（见第256页）	曲池（见第260页）	大椎（见第250页）	合谷（见第260页）
肺俞（见第270页）	膈俞（见第270页）	脾俞（见第270页）	中脘（见第256页）
手三里（见第262页）	足三里（见第263页）		

神经性皮炎——综合药罐法、面刮法长期坚持效果佳

本节名词 ❶腘窝

神经性皮炎，又称慢性单纯性苔藓，是一种慢性的以剧烈瘙痒为主要表现的皮肤性疾病。这种疾病多发于颈部、四肢、腰骶，常为对称性分布。神经性皮炎为常见多发性皮肤病，多见于青年和成年人，儿童一般不发病；夏季多发或季节性不明显。现代医学认为，本病的发生与精神因素有关，情绪波动、精神紧张、劳累过度均可促使本病发生或加剧。

Words & Terms
名词解释

❶ **腘窝**

为膝后区的菱形凹陷。外上界为股二头肌腱，内上界主要为半腱肌和半膜肌，下内和下外界分别为腓肠肌内、外侧头。**腘**窝底自上而下为：股骨**腘**面、膝关节囊后部及**腘**斜韧带、**腘**肌及其筋膜。

诊断

1.皮疹好发于颈部、四肢伸侧及腰骶部、腘窝[❶]、外阴等部位。

2.自觉剧痒，病程慢性，可反复发作或迁延不愈。

3.常先有局部瘙痒，经反复搔抓摩擦后，局部出现粟粒状绿豆大小的圆形或多角形扁平丘疹，呈皮色、淡红或淡褐色，稍有光泽，随后皮疹数量增多且融合成片，成为典型的苔藓样皮损，皮损大小形态不一，四周可有少量散布的扁平丘疹。

4.临床上分为局限型和播散型。

刮痧治疗

刮拭要点	穴位与刮法	刺激程度	次 数
① 颈背部	风池（面刮）→天柱（面刮）→肺腧（面刮）	轻度	30
② 上肢部	曲池（面刮）		
③ 下肢部	委中（面刮）		

拔罐治疗

● 刺络罐法（每2日1次） 大椎 身柱 肺腧和病灶处

让患者采用适当体位 → 对相应穴位及病灶处皮肤进行常规消毒 → 用三棱针点刺相应穴位 → 用皮肤针对病灶处叩刺出血 → 用闪火法将火罐吸拔在穴位及病灶处，留罐10分钟～15分钟

● 综合药罐法（每日1次，10次为1个疗程） 病灶部位

在病灶部分可用敷蒜罐（即先将蒜捣烂敷在病灶处再拔罐）或涂药罐（即先在病灶处涂上5%或10%的碘酒再拔罐），如病灶处面积较大，可在其上多拔几个药罐，留罐10分钟～15分钟 → 起罐后在病灶处再用艾条温和灸大约15分钟

拔罐、刮痧取穴法

精确取穴

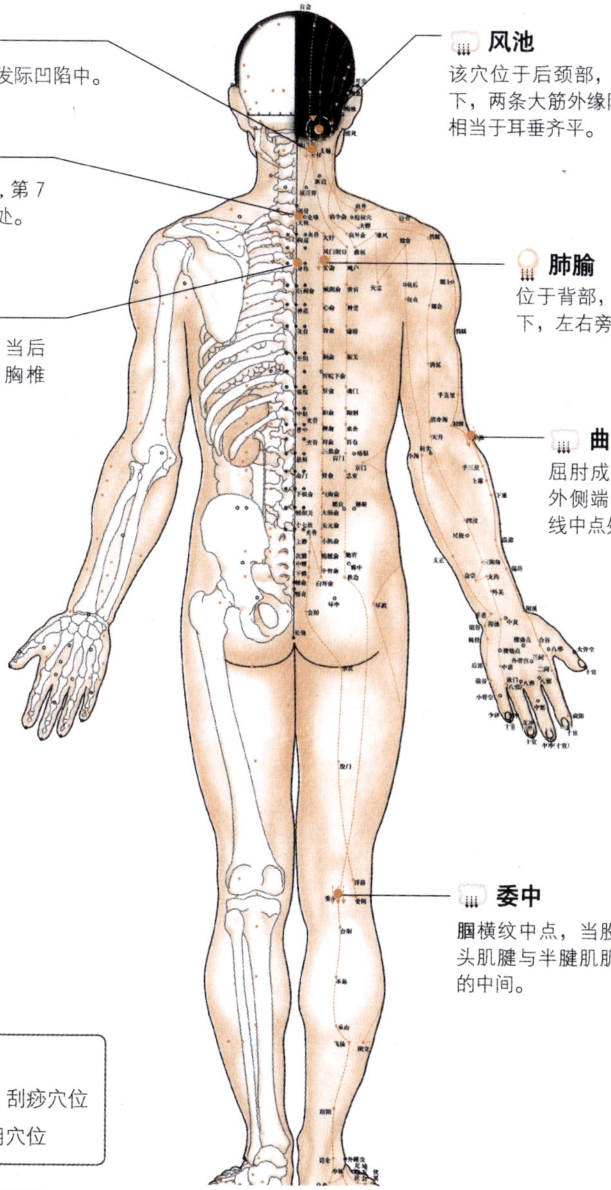

天柱
斜方肌外缘的后发际凹陷中。

大椎
位于颈部下端，第7颈椎棘突下凹陷处。

身柱
位于人体背部，当后正中线上，第3胸椎棘突下凹陷中。

风池
该穴位于后颈部，后头骨下，两条大筋外缘陷窝中，相当于耳垂齐平。

肺腧
位于背部，当第3胸椎棘突下，左右旁开二指宽处。

曲池
屈肘成直角，在肘横纹外侧端与肱骨外上髁连线中点处。

委中
腘横纹中点，当股二头肌腱与半腱肌肌腱的中间。

图例
拔罐穴位　刮痧穴位
拔罐、刮痧共用穴位

取穴技巧速查索引（因某些穴位暂无取穴技巧，索引中所列仅为部分取穴技巧）

大椎（见第250页）	身柱（见第257页）	风池（见第248页）	肺腧（见第270页）
曲池（见第260页）	委中（见第264页）		

痤疮——刺络罐法、面刮法让痤疮变小变淡

本节名词 ❶窦道 ❷内庭

痤疮，又叫青春痘、粉刺、毛囊炎等，是由于毛囊及皮脂腺阻塞、发炎所引发的一种皮肤病。青春期时，体内的荷尔蒙会刺激毛发生长，促进皮脂腺分泌更多油脂，毛发和皮脂腺因此堆积许多物质，使油脂和细菌附着，引发皮肤红肿的反应。由于这种症状常见于青年男女，所以才称它为“青春痘”。其实，青少年不一定都会长青春痘，而青春痘也不一定只长在青少年的身上。

Words & terms

名词解释

❶ 窦道

由于坏死形成的开口于表面的深在性盲管称为窦道，一般只有外口。

❷ 内庭

足阳明胃经穴。在足背第2和第3趾间，趾蹼缘后方赤白肉际处。主治急慢性胃炎、急慢性肠炎、齿龈炎、扁桃体炎、趾跖关节痛等。配合合谷穴则主治牙龈肿痛；配合太冲穴、曲池穴、大椎穴则主治热病。

诊断

1.发病人群以15～30岁为主，因为随着皮肤油脂分泌量的下降，皮肤会慢慢由油转干，青春痘的程度自然减轻。发病部位以面部为多，亦可见于胸背上部及肩胛处，还有胸前、颈后、臀部等处。

2.聚合性痤疮病程长，多发于男性，常见丘疹、结节、囊肿、脓肿、窦道❶、瘢痕等多种损害混合在一起。

3.怀孕时，受荷尔蒙的影响，皮肤的皮脂腺分泌量会增加，所以孕妇多长痤疮也是一种正常的生理现象。大多数孕妇会觉得脸变油、鼻子变大。

刮痧治疗

刮拭要点	穴位与刮法	刺激程度	次数
① 背部	肝腧（面刮）→肾腧（面刮）	轻度	40
② 上肢部	曲池（面刮）		
③ 下肢部	厉兑（面刮）→内庭❷（面刮）		

拔罐治疗

● 刺络罐法1（每4日1次，10次为1个疗程）　大椎　肺腧　曲池

让患者取俯卧位 → 对穴位皮肤进行常规消毒 → 用三棱针点刺或者用皮肤针叩刺所选穴位 → 用闪火法将罐吸拔在穴位上，并留罐10分钟～15分钟

● 刺络罐法2（每3日治疗1次，10次为1个疗程，在每个疗程之间间隔5日）　身柱　心腧　外关

让患者取俯伏位 → 对穴位进行常规消毒 → 用皮肤针用力叩刺穴位皮肤至出血的程度 → 用闪火法将罐吸拔在所选穴位上，并留罐10分钟～15分钟

拔罐、刮痧取穴法

精确取穴

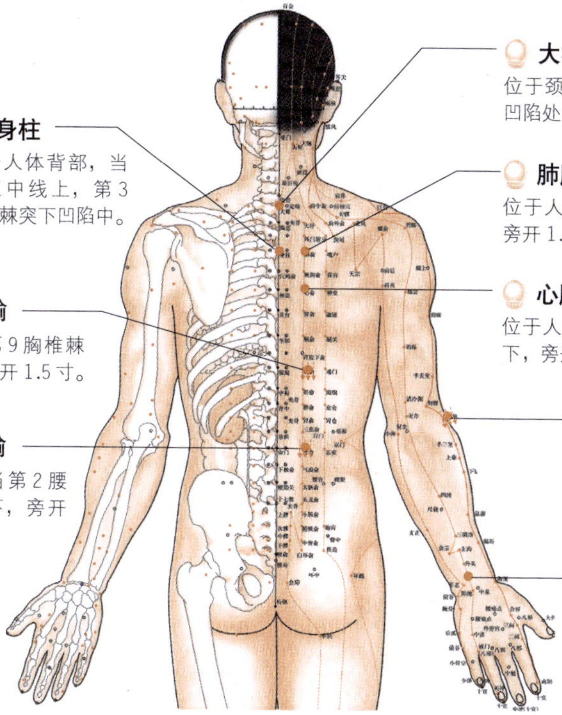

身柱
位于人体背部，当后正中线上，第 3 胸椎棘突下凹陷中。

大椎
位于颈部下端，第 7 颈椎棘突下凹陷处。

肺俞
位于人体背部，第 3 胸椎棘突下旁开 1.5 寸处即是。

肝俞
背部，第 9 胸椎棘突下，旁开 1.5 寸。

心俞
位于人体背部，当第 5 胸椎棘突下，旁开 1.5 寸处。

曲池
屈肘成直角，在肘横纹外侧端与肱骨外上髁连线中点。完全屈肘时，当肘横纹外侧端处。

肾俞
背部，当第 2 腰椎棘突下，旁开 1.5 寸。

外关
位于手背腕横纹上 2 寸，尺桡骨之间，阳池与肘尖的连线上。

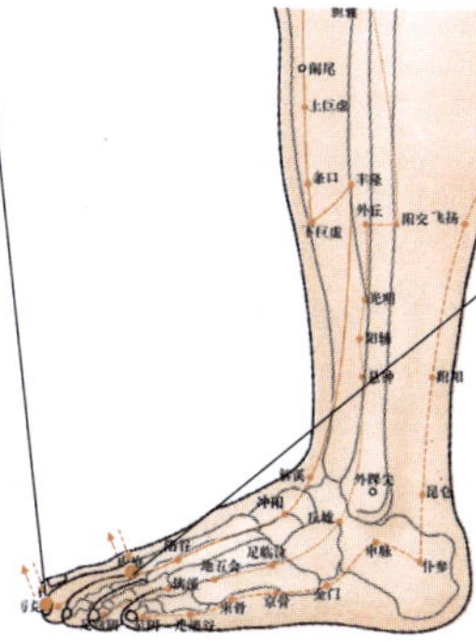

厉兑
足部，第 2 趾末节外侧，距趾甲角 0.1 寸处。

内庭
足背，当第 2 和第 3 趾间，趾蹼缘后方赤白肉际处。

图例
拔罐穴位　刮痧穴位
拔罐、刮痧共用穴位

取穴技巧速查索引（因某些穴位暂无取穴技巧，索引中所列仅为部分取穴技巧）

大椎（见第 250 页）	身柱（见第 257 页）	肺俞（见第 270 页）	心俞（见第 270 页）
肝俞（见第 270 页）	肾俞（见第 270 页）	曲池（见第 260 页）	外关（见第 262 页）

慢性咽炎——刺络罐法、平刮法让您再也不怕多说话

本节名词 ❶新陈代谢 ❷淋巴滤泡

慢性咽炎是一种病程发展缓慢的慢性炎症，常与邻近器官或全身性疾病并存，如反复发作的急性咽炎、鼻炎、副鼻窦炎、扁桃体炎等。有时过度吸烟、饮酒等会刺激鼻咽部，也会引起慢性咽炎。各种慢性病，如贫血、便秘、下呼吸道慢性炎症，心血管疾病，新陈代谢[1]障碍，肝脏及肾脏病等都可引发本症。中医将慢性咽炎分为三种类型：一，阴虚火炎型。二，痰阻血淤型。三，阴虚津枯型。

诊断

1.咽部干燥不适，有异物感，或胀痛感。

2.检查发现：咽部充血呈深红色，软腭、咽侧壁肥厚，咽后壁有血管扩张，淋巴滤泡[1]增生；后期可致黏膜干燥，无光泽，有痂皮附着于咽后壁。

刮痧治疗

刮拭要点	穴位与刮法	刺激程度	次数
① 颈胸部	扶突（平面按揉）→天突（平刮）	重度	60
② 上肢部	太渊（平面按揉）→合谷（平面按揉）		
③ 下肢部	三阴交（平刮）→太溪（平面按揉）		

拔罐治疗

● 刺络罐法1（每日1次，10次为1个疗程）　大椎 肺腧 曲池 照海

让患者取坐位或者俯卧位 → 对穴位皮肤进行常规消毒 → 用三棱针点刺所选各穴 → 用闪火法将罐吸拔在点刺的穴位上，留罐10分钟～15分钟

● 刺络罐法2（每2日治疗1次，10次为1个疗程）　大杼 风池 肺腧 肾腧

让患者取俯卧位 → 对穴位皮肤进行常规消毒 → 用三棱针点刺各穴直至出血 → 用闪火法将火罐吸拔在穴位上，留罐15分钟～20分钟

注意事项

本病患者要预防感冒，在平时应忌食烟酒、辛辣等刺激性食物及减少粉尘刺激。除此以外，平时还要用生理盐水漱口，以保持口腔卫生。

Words & Terms 名词解释

❶ **新陈代谢**

生物体与外界环境之间的物质和能量交换以及生物体内物质和能量的转变过程。

❷ **淋巴滤泡**

是人体的淋巴组织。咽部的扁桃体、增殖体等都是淋巴组织。正常情况下淋巴滤泡不明显，而当咽部有慢性炎症之后，出现增生、肥大。这就是临床上经常说的淋巴滤泡增生了。

拔罐、刮痧取穴法

精确取穴

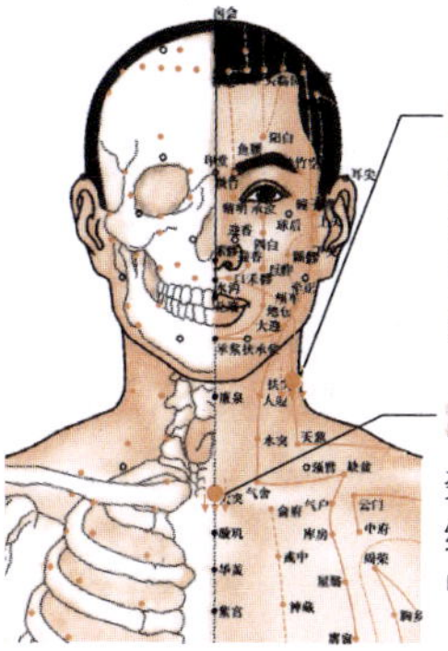

扶突
颈外侧部，结喉旁，当胸锁乳突肌前、后缘之间处即是。

天突
颈部，当前正中线上，胸骨上窝中央。

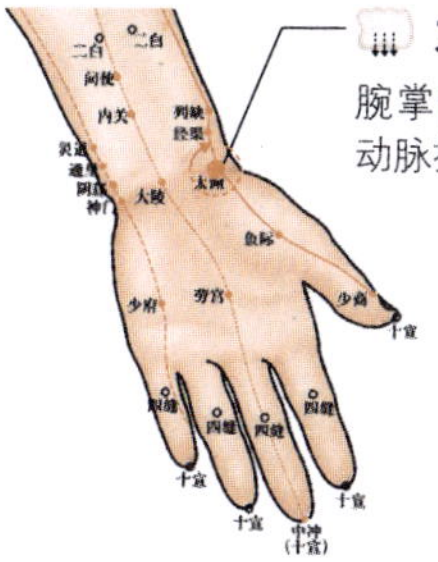

太渊
腕掌侧横纹桡侧，桡动脉搏动处即是。

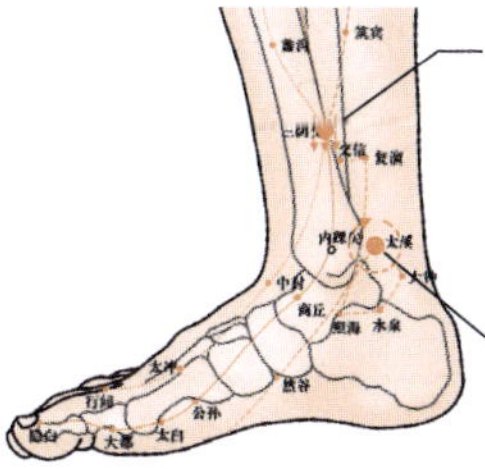

三阴交
小腿内侧，足内踝尖上3寸，胫骨内侧缘后方。

太溪
足内侧，内踝后方与脚跟骨筋腱之间的凹陷处。

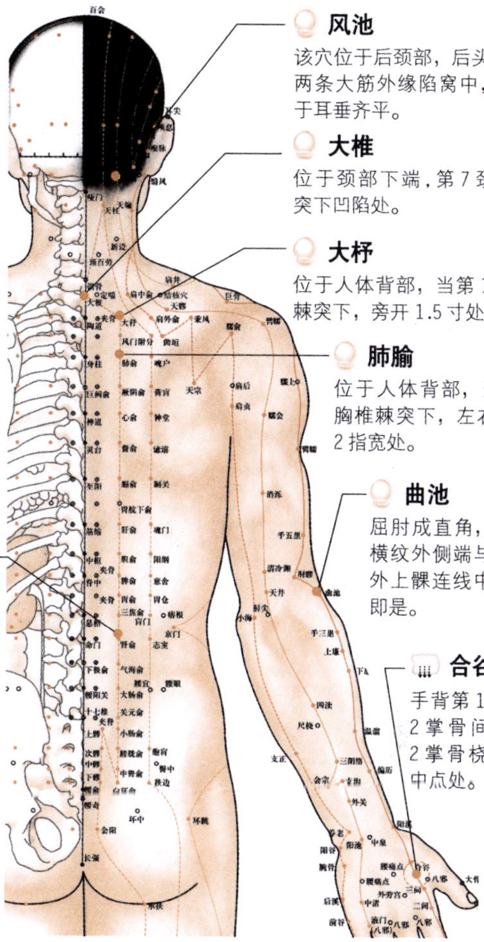

风池
该穴位于后颈部，后头骨下，两条大筋外缘陷窝中，相当于耳垂齐平。

大椎
位于颈部下端，第7颈椎棘突下凹陷处。

大杼
位于人体背部，当第1胸椎棘突下，旁开1.5寸处。

肺俞
位于人体背部，当第3胸椎棘突下，左右旁开2指宽处。

肾俞
位于人体腰部，第2腰椎棘突下，旁开1.5寸处。

曲池
屈肘成直角，在肘横纹外侧端与肱骨外上髁连线中点处即是。

合谷
手背第1和第2掌骨间，第2掌骨桡侧的中点处。

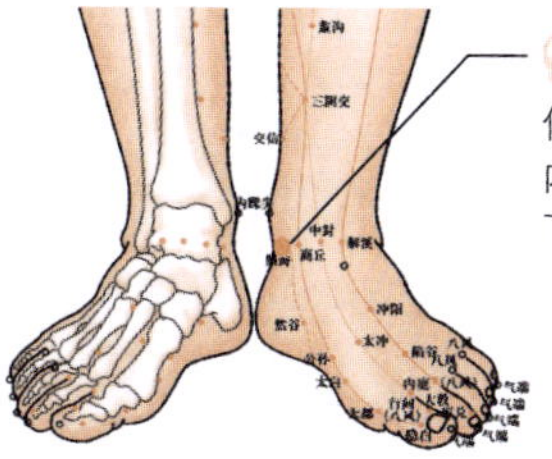

照海
位于人体的足内侧，内踝尖下方凹陷处。

图例
拔罐穴位　刮痧穴位
拔罐、刮痧共用穴位

取穴技巧速查索引（因某些穴位暂无取穴技巧，索引中所列仅为部分取穴技巧）

三阴交（见第263页）	太溪（见第266页）	风池（见第248页）	大椎（见第250页）
大杼（见第256页）	肺俞（见第270页）	曲池（见第260页）	肾俞（见第270页）
合谷（见第260页）	照海（见第268页）		

附录 取穴有妙招

头面颈项部

风池穴

主治：具有醒脑明目、快速止痛、保健调理的功效；对感冒、头痛、头晕、中风、咽喉疾患、腰痛等疾患，具有很好的调理保健效能。

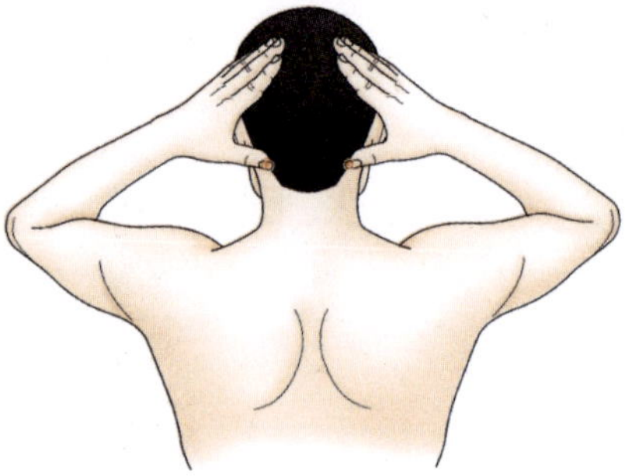

正坐，举臂抬肘，肘约与肩同高，屈肘向头，双手置于耳后，掌心向内，指尖朝上，四指轻扶头（耳上）两侧。大拇指指腹位置的穴位即是。

四白穴

主治：对眼睛保健、治疗近视较有疗效；还可以有效治疗目赤痛、目翳、眼睑动、口眼㖞斜、头痛眩晕等疾病。

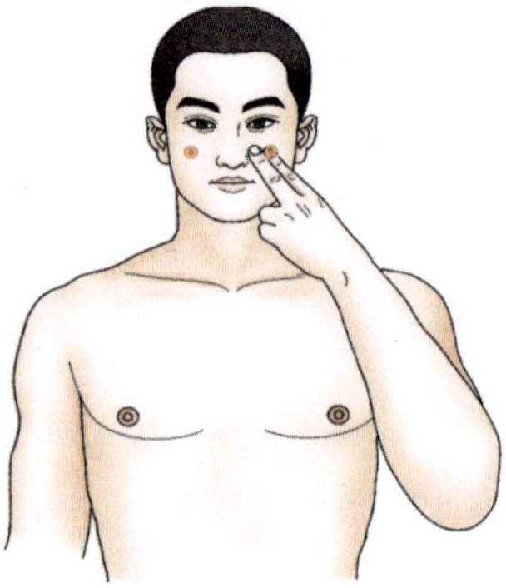

先以两手中指和食指并拢伸直，不要分开，然后中指指肚贴两侧鼻翼，食指指尖所按的位置即是。

丝竹空穴

主治：能够有效治疗各种头痛、头晕、目眩、目赤疼痛等疾患；对眼球充血、睫毛倒生、视物不明、眼睑跳动等症状，也具有明显的疗效。

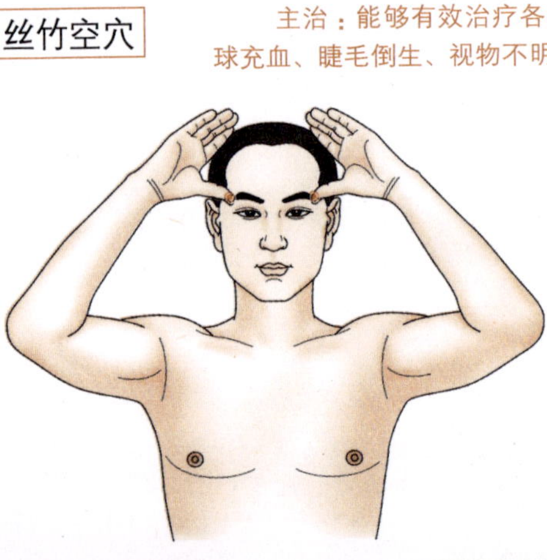

正坐，举双手，四指指尖朝上，掌心向内，大拇指指腹，向内按两边眉毛外端凹陷之穴位即是。

颊车穴

主治：对于口眼㖞斜具有特殊的疗效；对于治牙关不开、颜面神经麻痹、声嘶沙哑、颌颊炎、颈部痉挛等病都有良好的效果。

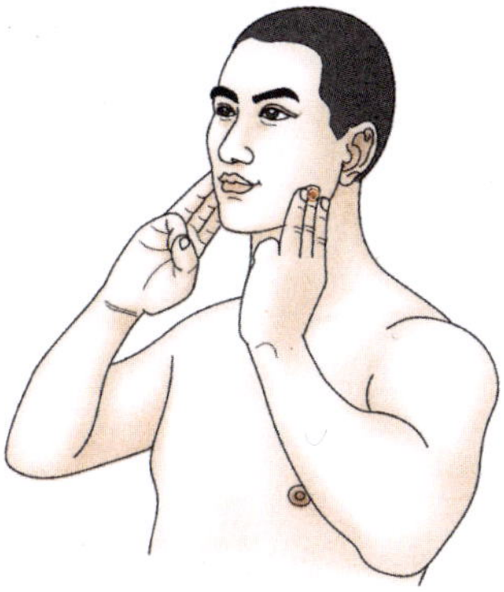

正坐或仰卧，轻咬牙，双手大、小指稍曲，中间三指伸直，中间三指放于下巴颊部，中指指腹压在咬肌隆起处即是。

百会穴

主治：具有开窍宁神的作用。能治疗失眠、神经衰弱；有平肝息风的作用，能治疗头痛、眩晕、休克、高血压、中风失语、脑贫血、鼻孔闭塞等疾患。

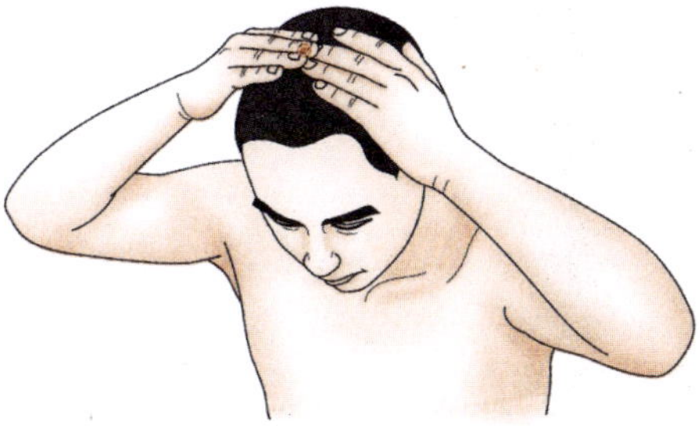

正坐，举双手，虎口张开，大拇指指尖碰触耳尖，掌心向头，四指朝上。双手中指在头顶正中相碰触所在穴位即是。

下关穴

主治：此处穴位具有消肿止痛、聪耳通络、疏风清热、通关利窍的作用。能够有效治疗耳聋、耳鸣、聤耳等疾病；对于齿痛、口歪、面痛、牙关紧闭都有良好的疗效。

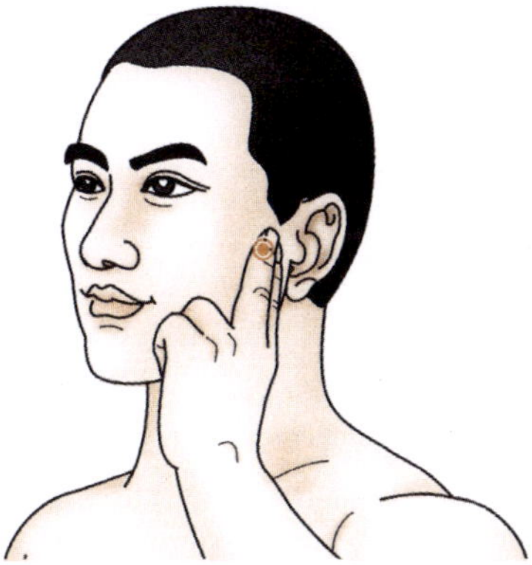

正坐或仰卧、仰靠，闭口，手掌轻握拳，食指和中指并拢，食指贴于耳垂旁，中指指腹所在位置即是。

取穴有妙招

攒竹穴

主治：能够治疗癫痫、头晕、头顶痛、目赤肿痛、小儿惊风等疾病；在现代中医临床中，经常利用这个穴位治疗高血压、鼻炎、中风后引起的偏瘫等疾病。

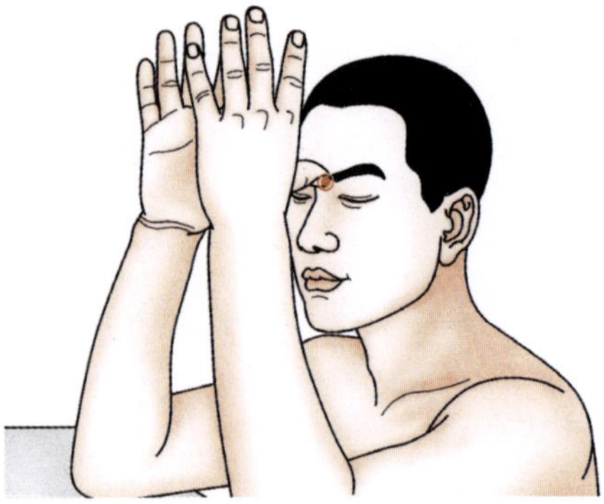

正坐轻闭双眼，两手肘撑在桌面，双手手指交叉，指尖向上，将两大拇指指腹由下往上置于眉棱骨凹陷处，则拇指指腹所在的位置即是该穴。

大椎穴

主治：有解表通阳、清脑宁神的作用。能够快速退烧；还能够治疗肩背痛、气喘、支气管炎等疾患；还能够有效治疗体内寄生虫、扁桃体炎、尿毒症等。

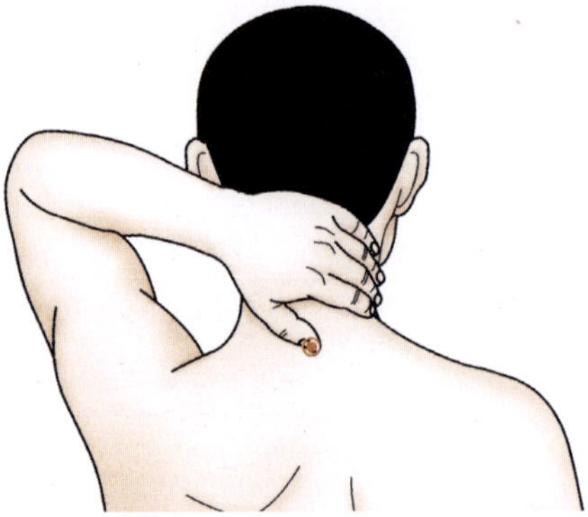

正坐或俯卧，伸左手由肩上反握对侧颈部，虎口向下，四指扶右侧颈部，指尖向前，大拇指腹所在位置的穴位即是。

太阳穴

主治：此穴有清肝明目，通络止痛的作用。可以治疗眼睛疲劳、牙痛等疾病；还可以治疗偏正头痛、神经血管性头痛、三叉神经痛、目赤肿痛等。

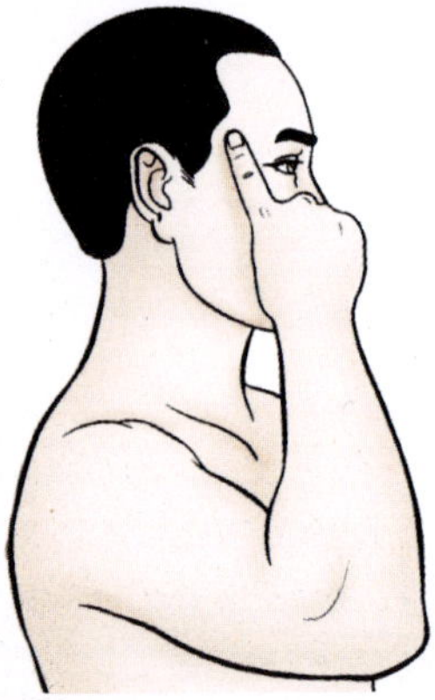

该穴位位于耳廓前面，前额两侧，外眼角延长线的上方。在两眉梢后的凹陷处。

印堂穴

主治：此穴有清头明目，通鼻开窍作用。可以治疗头痛、头晕、鼻炎、目赤肿痛、三叉神经痛；还可治疗头痛、失眠、高血压、鼻部疾病、眼部疾病等。

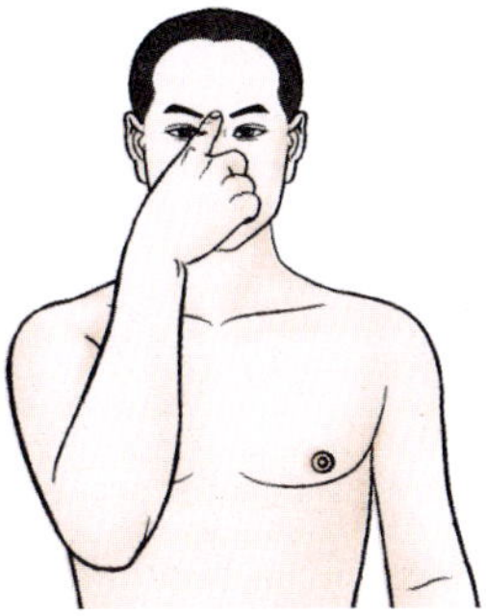

采正坐、仰靠或仰卧姿势，面部两眉头连线中点即是。

胸腹肋部

归来穴

主治：此穴能够治疗疝气、月经不调、不孕、带下、阳痿、阴茎病、男女生殖器等病症；对腹痛、虚弱、畏寒等病症，具有良好的调理保健功能。

仰卧，左手五指并拢，拇指贴于肚脐处，其余四指位于肚脐下，找到肚脐正下方小指所在的位置，并以此为基点，翘起拇指，并拢其余四指，手指朝下，则小指所在的位置即是左穴。以同样方法找到右穴。

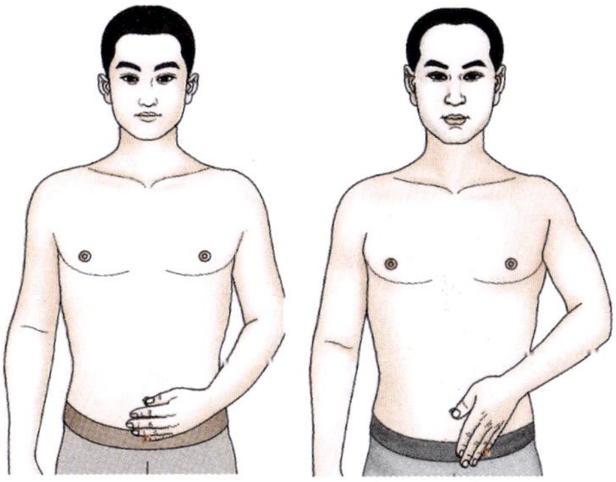

大横穴

主治：这个穴位具有清热降温的功效。对腹痛、泄泻、便秘、肠炎、腹中积聚等不适症状，具有显著的疗效。

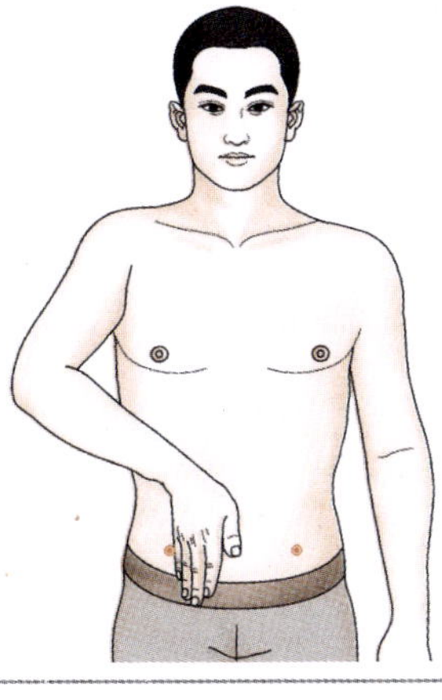

正坐或仰卧，右手五指并拢，手指朝下，将拇指放于肚脐处，则小指边缘与肚脐所对的位置即是。再依此法找出左边穴位。

取穴有妙招

肩髃穴

主治：具有祛风湿、通经络的作用。这个穴位对臂痛不能举、胁肋疼痛等症状，具有明显的缓解和治疗作用；还可以治疗肩关节周围炎、中风偏瘫等疾患。

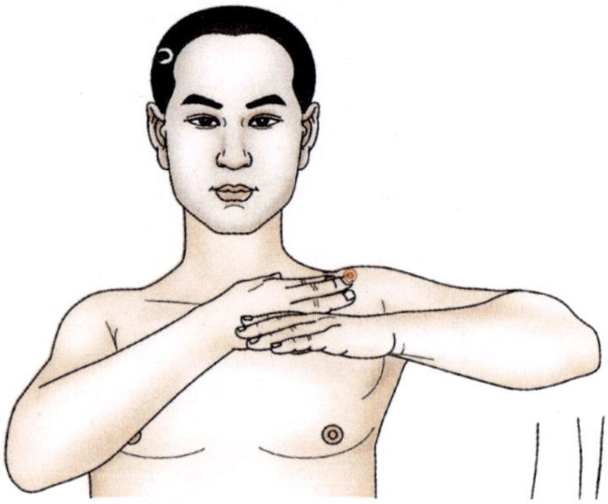

正坐或仰卧，将右手三指（食、中、无名指）并拢，放在胸窝上、中指指腹所在的锁骨外端下即是。

膻中穴

主治：胸部疼痛、腹部疼痛、心悸、呼吸困难、咳嗽、过胖、过瘦、呃逆、乳腺炎、缺乳症、咳喘病等。

正坐，伸双手向胸，手掌放松，约成瓢状，掌心向下，中指指尖置于双乳的中点位置即是。

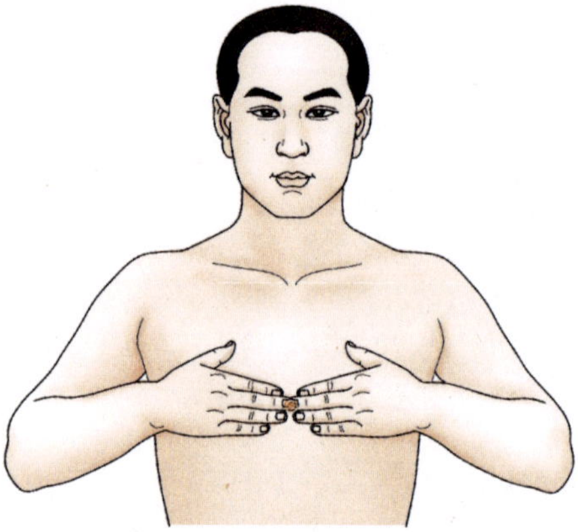

中府穴

主治：腹胀、四肢肿、食不下、喘气胸满、肩背痛、呕秽、呃逆上气、肺气急、肺寒热、胸悚悚、胆热呕逆、嗑唾浊涕等疾病。

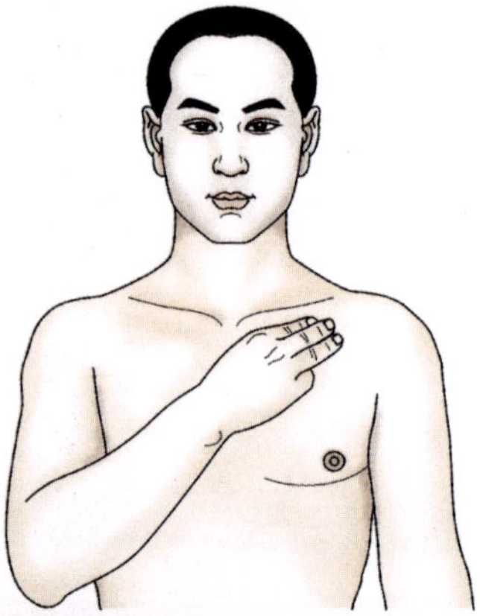

正坐，屈肘抬臂，大约与肩同高，以另一手中指按压肩尖下，肩前呈现凹陷处即是。

曲骨穴

主治：少腹胀满、小便淋沥、遗尿、疝气、遗精阳痿、阴囊湿痒、月经不调，赤白带下、痛经。

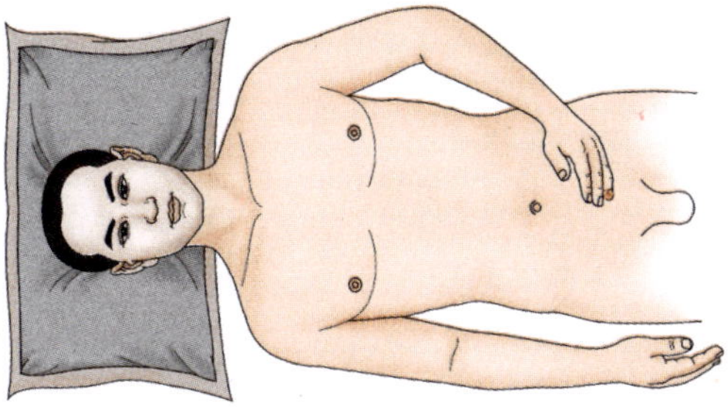

平躺，将一手掌放于腹部，掌心朝内，拇指刚好位于肚脐眼，无名指所处的位置即是。

乳根穴

主治：有调气降逆、宽胸利膈的作用。能够治疗支气管哮喘、支气管炎、咳嗽、气喘、咯唾脓血、胸痹心痛、心悸、心烦等疾病。

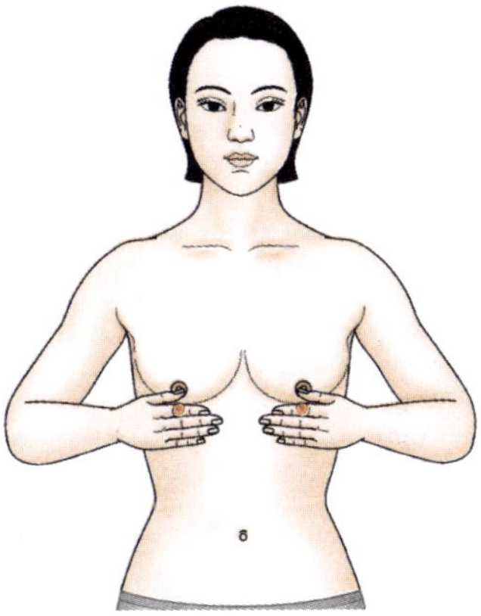

仰卧或正坐，轻举两手，覆掌于乳房，大拇指在乳房上，其余四指在乳房下，食指贴于乳房边缘，食指指腹所在的位置即是。

关元穴

主治：能够治疗阳痿、早泄、月经不调、崩漏、带下、不孕、子宫脱垂、闭经、遗精、遗尿、痛经、小腹痛、腹泻、腹痛、痢疾、完谷不化等症状。

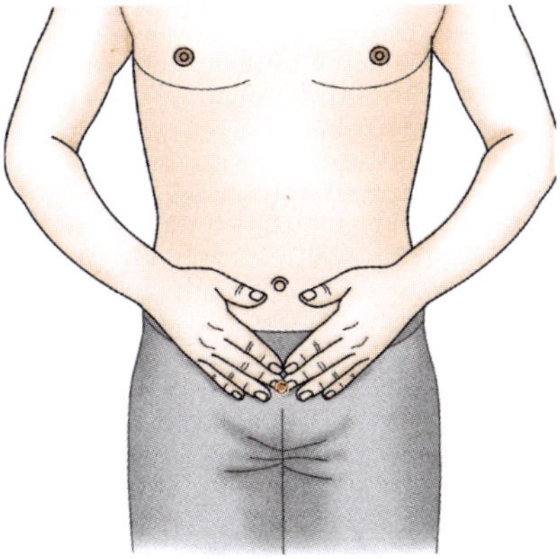

正坐，双手置于小腹，掌心朝下，左手中指指腹所在位置的穴位即是。

取穴有妙招

神阙穴

主治：有温阳固脱、健运脾胃的作用。对小儿泻痢有特效；能够治疗急慢性肠炎、痢疾、脱肛、子宫脱垂、水肿、中风、中暑、肠鸣、泻痢不止等疾患。

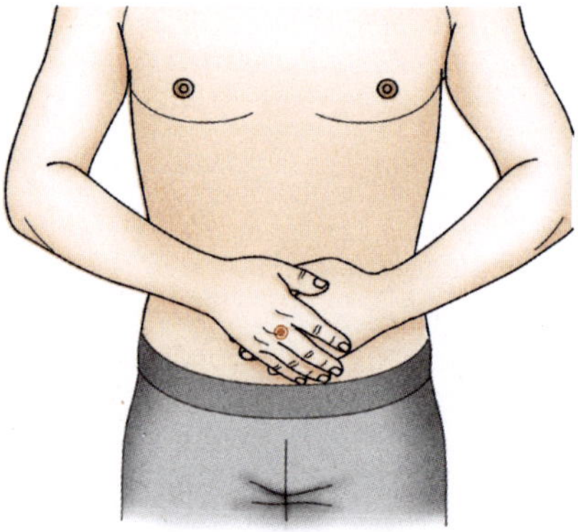

在肚脐正中取穴即可。

天枢穴

主治：能够治疗便秘、腹泻、肠鸣等病症；对腹痛、伤寒等疾病有很好的抑制作用；对男性生殖器疾病、月经不调、不孕等病症有很好的调理保健疗效。

仰卧或正坐，双手手背向外，拇指与小指弯曲，中间三指并拢，以食指指腹贴于肚脐，无名指所在的位置即是。

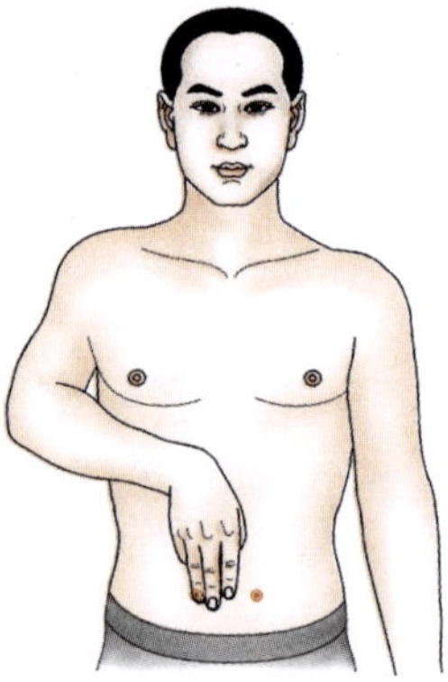

中极穴

主治：有助气化、调胞宫、利湿热的作用。能治疗遗精、阳痿、月经不调、痛经、带下、子宫脱垂、早泄、产后恶露不止、胞衣不下、水肿等病症。

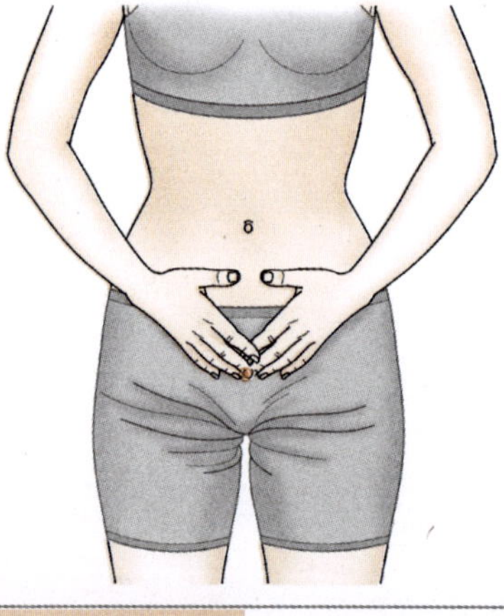

正坐，双手置于小腹，掌心朝下，左手中指指腹所在位置的穴位即是。

巨阙穴

主治：对于治疗胃肠疾病很有疗效。可以治疗胸痛，心痛，心烦，惊悸，尸厥，癫狂，痫症，健忘，胸满气短，咳逆上气，腹胀暴痛等疾病。

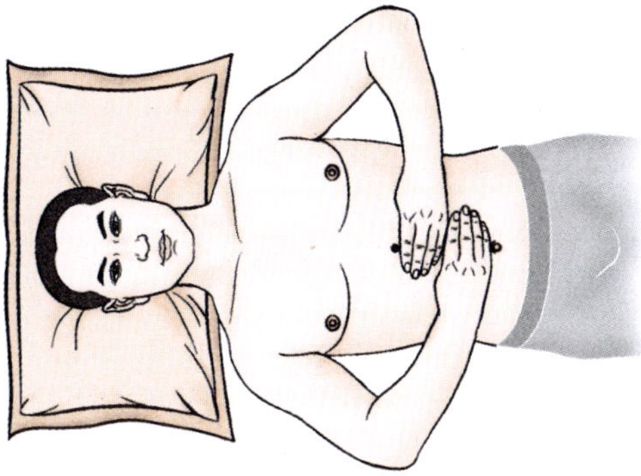

仰卧，双手四指并拢，上下叠加。一手的小拇指位于肚脐上缘，另一手的食指上缘所在位置即是。

气海穴

主治：虚脱、形体羸瘦、脏气衰惫、乏力等气虚病症；水谷不化、绕脐疼痛、腹泻、痢疾、便秘等肠腑病症；遗尿、遗精、阳痿、疝气、胞衣不下等病症。

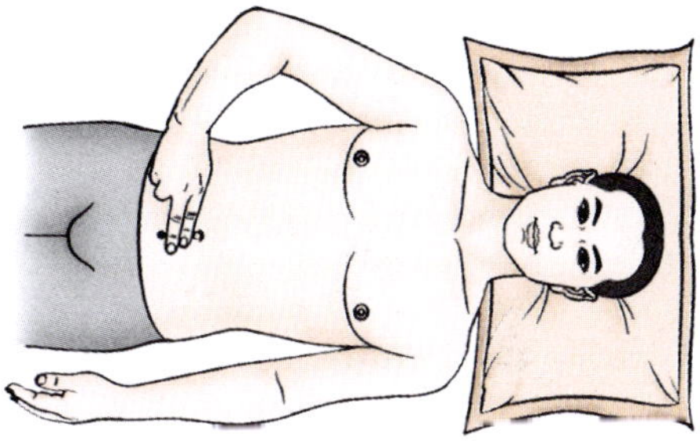

正坐，举双手，取仰卧位，食指与中指并拢，将食指横放中线处，位于肚脐下缘，与之相对中指下缘处即是该穴。

京门穴

主治：此穴有健腰、利水、消胀的功效。可以治疗腹胀、小腹痛、里急、洞泄、水道不通、溺黄、腰痛、骨痹痛引背；对肾炎、肋间神经痛也有疗效。

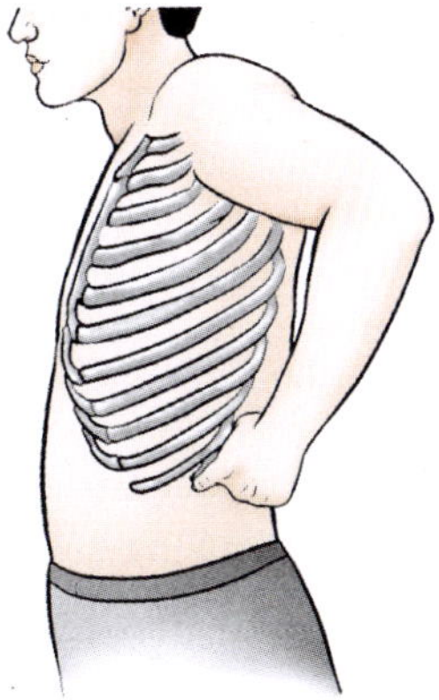

侧位，用手摸到第 12 根肋骨，其游离端下方凹陷处即是该穴。

中脘穴

主治：消化系统疾病，如腹胀、腹泻、腹痛、腹鸣、吞酸、呕吐、便秘、黄疸等，此外对一般胃病、食欲不振、目眩、耳鸣、青春痘、神经衰弱也很有效。

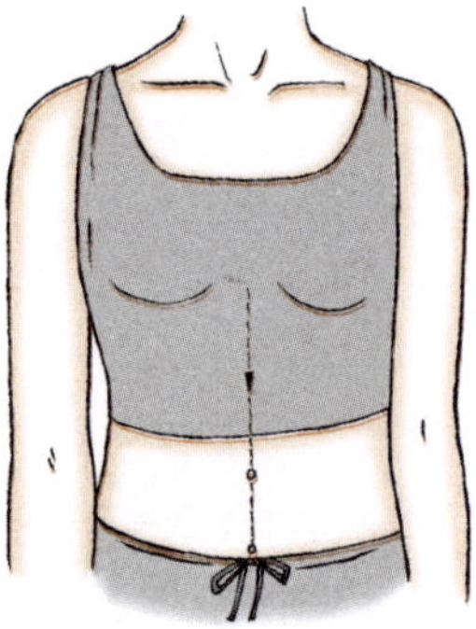

取胸骨剑突与脐的中间点即是。

肩背腰骶部

风门穴

主治：各种风寒感冒发热、支气管炎等疾病。这个穴位对头颈痛、胸背痛、呕逆上气等病症，都具有很好的保健和调理作用。

正坐头微向前俯，右手举起，掌心向后，并拢食中两指，其他手指弯曲，越过肩伸向背部，将中指指腹置于大椎下第二个凹洼（第二胸椎与第三胸椎间）的中心，则食指指尖所在的位置即是该穴。

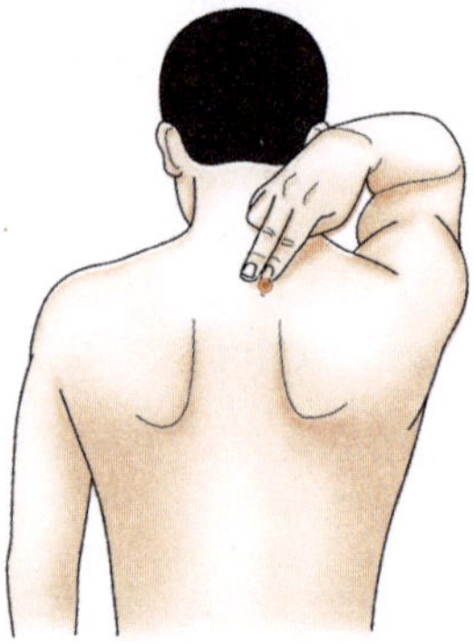

大杼穴

主治：这处穴位能清热除燥、止咳通络；长期按压这个穴位，能够有效治疗咳嗽、发热、肩背痛等疾病。

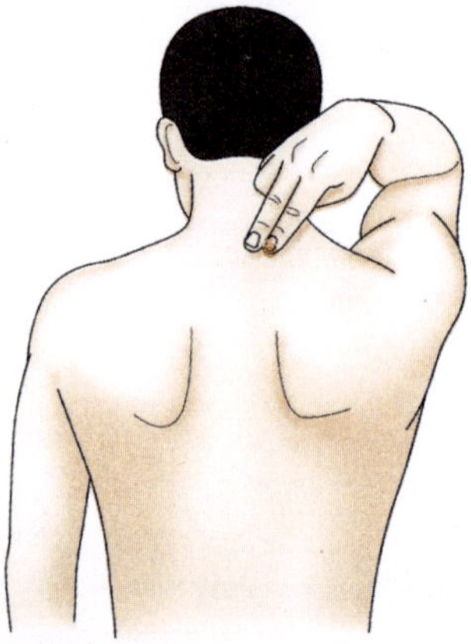

正坐头微向前俯，掌心向后，并拢食中两指，其他手指弯曲，越过肩伸向背部，将中指指腹置于颈椎末端最高的骨头尖下的棘突（第一胸椎的棘突）下方，则食指指尖所在的位置即是该穴。

肩井穴

主治：此穴位对肩背痹痛、手臂不举、颈项强痛等病疾，具有特殊疗效。长期按摩这个穴位，对脚气、狐臭等症状，都具有缓解、调理、治疗和保健的作用。

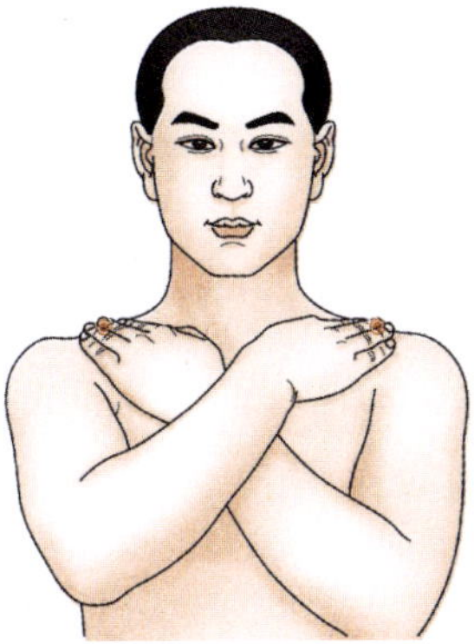

正坐，交抱双手，掌心向下，放在肩上，以中间三指放在肩颈交会处，中指指腹所在位置的穴位即是。

身柱穴

主治：这个穴位，对气喘、感冒、咳嗽、肺结核，以及因为咳嗽导致的肩背疼痛等疾患，具有特殊的疗效。

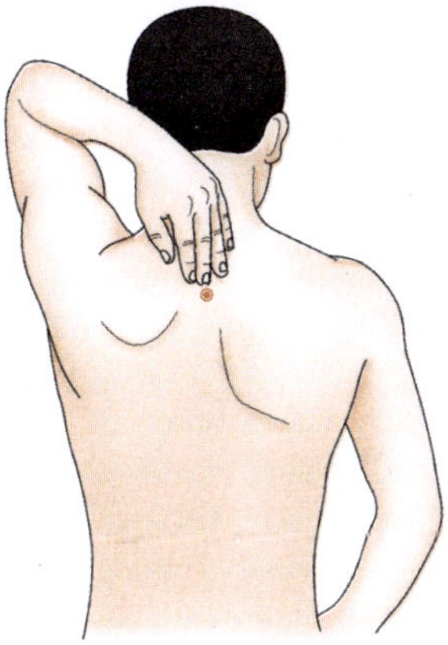

正坐或俯卧，伸左手由肩上尽力向后，中指指尖所在的位置即是。

天宗穴

主治：是治疗女性急性乳腺炎、乳腺增生的特效穴位，按摩此穴位，对于乳房疼痛、乳汁分泌不足也有明显的疗效。

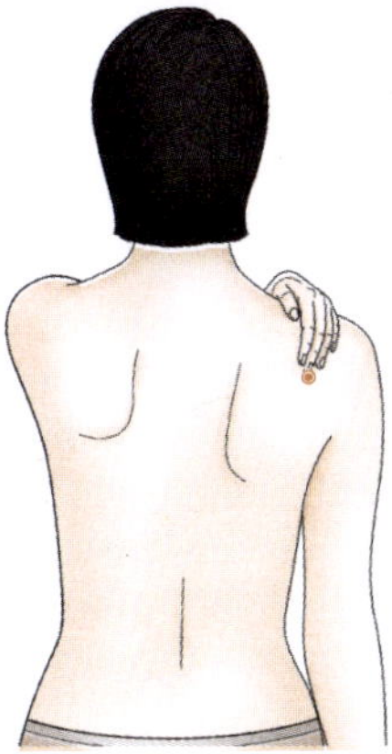

以对侧手，由颈下过肩，手伸向肩胛骨处，中指指腹所在的肩胛骨冈下窝的中央处即是该穴。

取穴有妙招

命门穴

主治：此穴对肾气不足、精力衰退，有固本培元的作用；对腰痛、腰扭伤、坐骨神经痛有明显疗效；能治疗阳痿、遗精、月经不调、头痛、耳鸣、四肢冷等疾患。

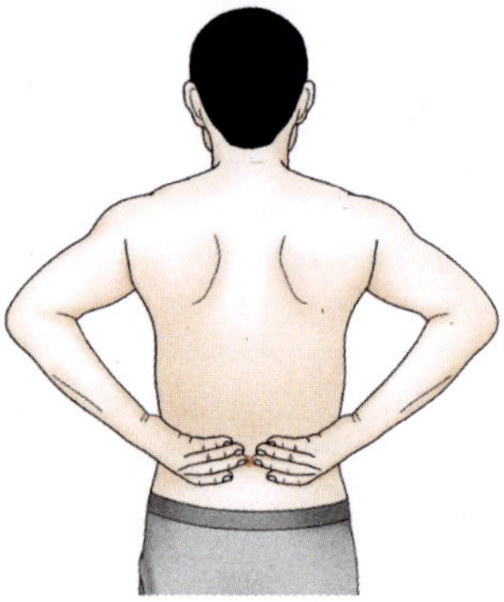

正坐，伸两手至背腰后，大指在前，四指在后。左手中指指腹所在位置的穴位即是。

上肢部

尺泽穴

主治：此穴对无名腹痛有特效；对咳嗽、气喘、肺炎、支气管炎、咽喉肿痛有一定疗效；尺泽穴是最好的补肾穴，通过降肺气而补肾，最适合高血压患者。

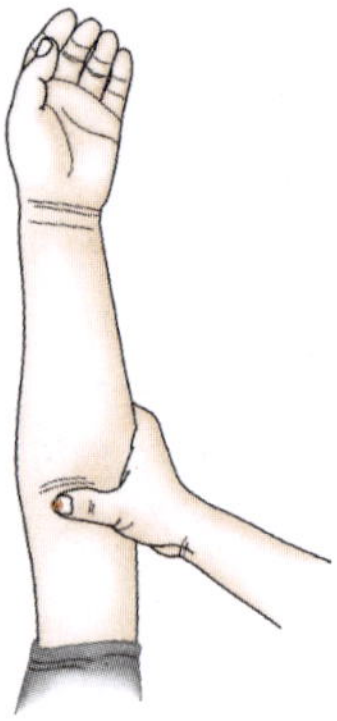

伸臂向前，仰掌，掌心朝上。微微弯曲约35°。以另手手掌由下而上轻托肘部。弯曲大拇指，指腹所在的肘窝中一大凹陷处即是。

孔最穴

主治：能治疗大肠炎及痔疮；对于身体热病、头痛、吐血、肺结核、手指关节炎、咳嗽、嘶哑失声、咽喉痛等病症都有很好的调理保健功效。

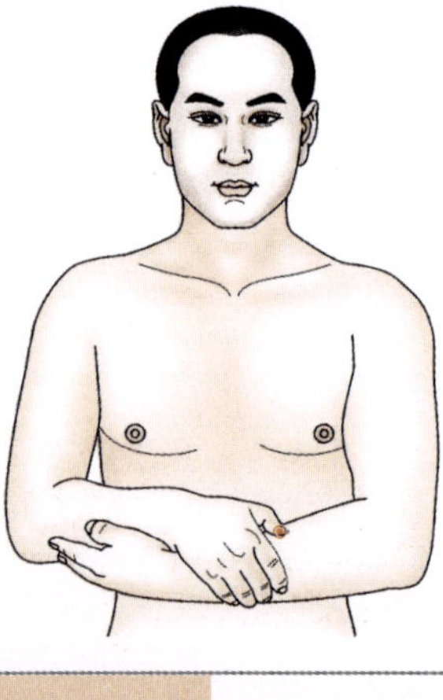

手臂向前，仰掌向上，以另手握住手臂中段处。用拇指指甲、垂直下压即是该穴。左右各有一穴。

鱼际穴

主治：在调理声带疾患、长茧、失音上有很好的功效；对于头痛、眩晕、神经性心悸亢进症、胃出血、咽喉炎、咳嗽、汗不出、腹痛、风寒、脑充血、脑贫血等病症有较好的调理保健效果。

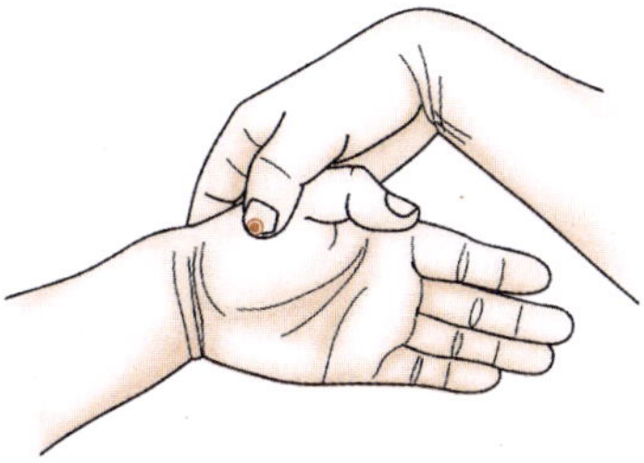

以一手手掌轻握另手手背，弯曲大拇指，以指甲尖垂直下按第一掌骨侧中点的肉际处即是。

少商穴

主治：遇到流行性感冒、腮腺炎、扁桃腺炎或者小儿惊风、喉部急性肿胀、呃逆等，都可以用“少商穴”来调治，可以开窍通郁。

将大拇指伸出，以另一手食、中两指轻握，再将另手大拇指弯曲，以指甲甲尖垂直掐按拇指甲角边缘即是。

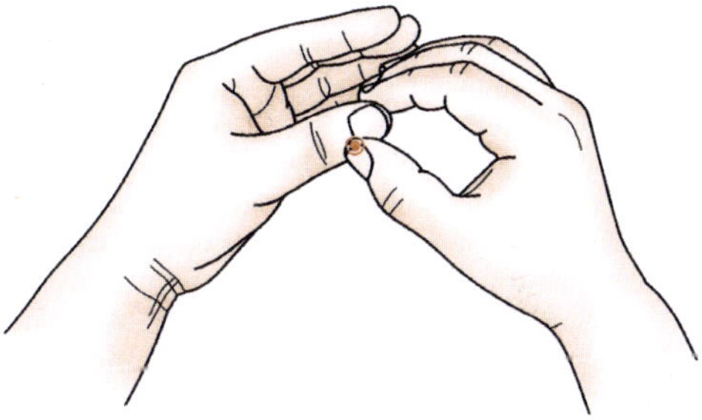

商阳穴

主治：患有咽喉肿痛、牙痛、中风昏迷、手指麻木、耳鸣、耳聋等病症的人，长期按压此处穴位，具有很好的调理保健效果。

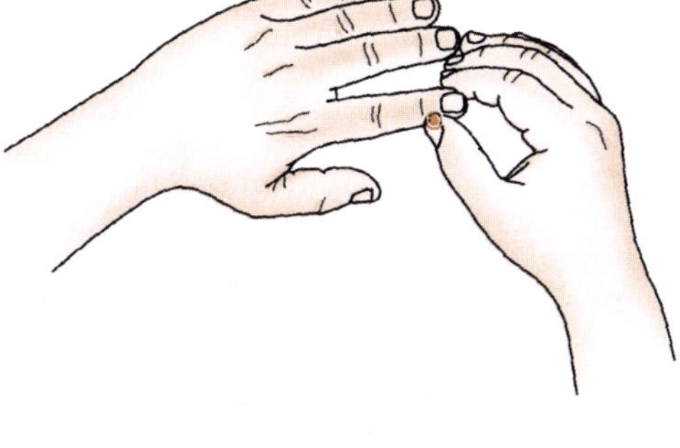

以右手轻握左手食指，左手掌背朝上，屈曲右手大拇指以指甲尖垂直掐按靠拇指侧的位置即是。

取穴有妙招

合谷穴

主治：可以降低血压、镇静神经、调整机能，开关节而利痹疏风，行气血而通经清淤；能治头面的各种症状，对牙齿、眼、喉有良好的功效。

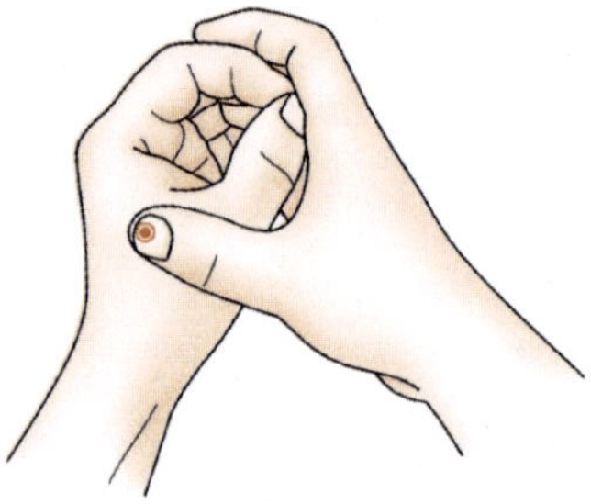

手轻握空拳，弯曲拇指与食指，两指指尖轻触、立拳，以另手掌轻握拳外，以大拇指指腹、垂直下压即是该穴。

曲池穴

主治：此穴对大肠功能障碍、肠炎、肚腹绞痛等，有很好的保健调理效果；可以清热解毒，缓解皮肤过敏并能够凉血润燥。

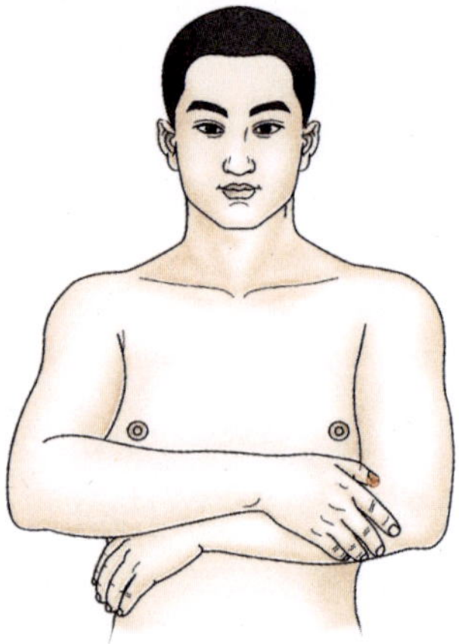

正坐，轻抬左臂，屈肘，将手肘内弯，用另一手拇指下压此处凹陷处即是。

少海穴

主治：主要治疗神经衰弱、头痛目眩、心痛、牙痛、肋间神经痛等；对于前臂麻木、肘关节痛、肘关节周围软组织疾患等症状，具有良好的调理和保健作用。

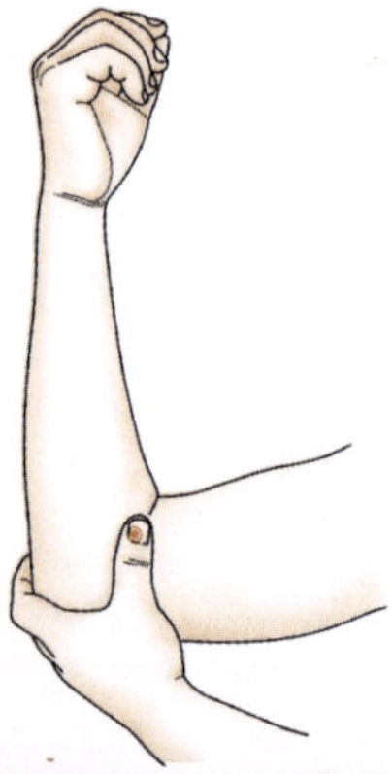

正坐，抬手，手肘略屈，手掌向上，用另手轻握肘尖，四指在外，以大拇指指腹所在的内肘尖内下侧、横纹内侧端陷凹处即是。

内关穴

主治：这个穴位对于因怀孕呕吐、晕车、手臂疼痛、头痛、眼睛充血、恶心想吐、胸肋痛、上腹痛、腹泻、痛经等症状，具有明显的缓解作用。

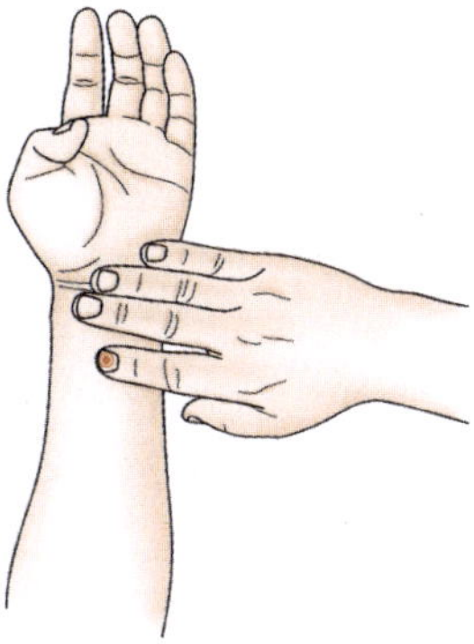

将右手三个手指头并拢，无名指放在左手腕横纹上，这时右手食指和左手手腕交叉点的中点，就是内关穴。

极泉穴

主治：能够有效治疗各种心脏疾病，如心肌炎、心绞痛、冠心病、心悸、心痛等；长期按揉此处穴位，对肩臂疼痛、肋间神经痛腋臭等疾患，具有很好的调理和保健作用。

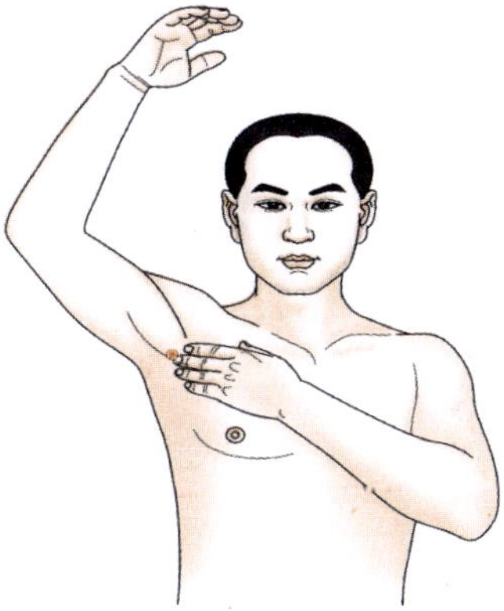

正坐，手平伸，举掌向上，屈肘，掌心向着自己头部，以另手中指按腋窝正中凹陷处即是。

少泽穴

主治：对于初期中风、昏沉、不省人事的患者，可以使其气血流通，有起死回生的作用；对咽喉肿痛、前臂神经痛、颈项神经痛等症状，都具有很好的保健和调理作用。

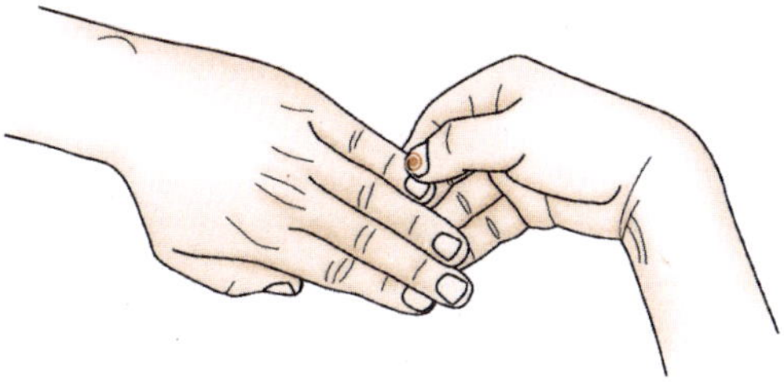

掌背向上、掌面向下，以另手轻握小指，弯曲大拇指，指尖所到达的小指指甲外侧下缘处即是该穴。

取穴有妙招

阳池穴

主治：此穴位能治妊娠呕吐、女性汗毛过长；按摩此穴，对腕关节及周围软组织风湿等疾患，腕痛无力、肩臂痛不得举等症状具有很好的疗效。

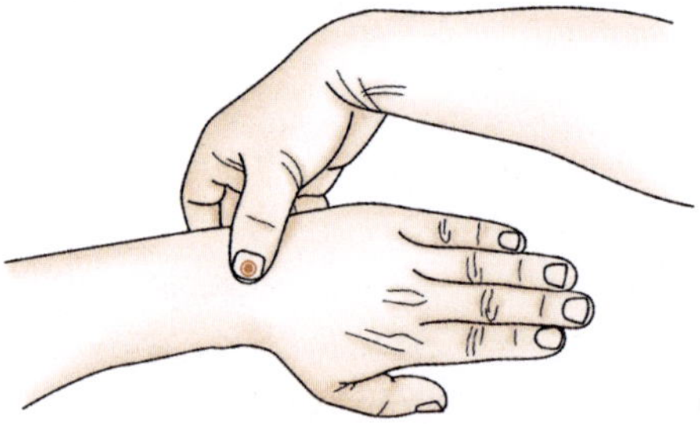

正坐，手平伸，屈肘向内，翻掌，掌心向下，用另一手轻握手腕处，四指在下，大拇指在上，弯曲大拇指，以指尖垂直按手表腕横纹中点穴位即是。

外关穴

主治：可以治疗头痛、颊痛、目赤肿痛、耳鸣、耳聋等头面五官疾患、热病、胁肋痛、上肢痹痛、瘰疬等疾病

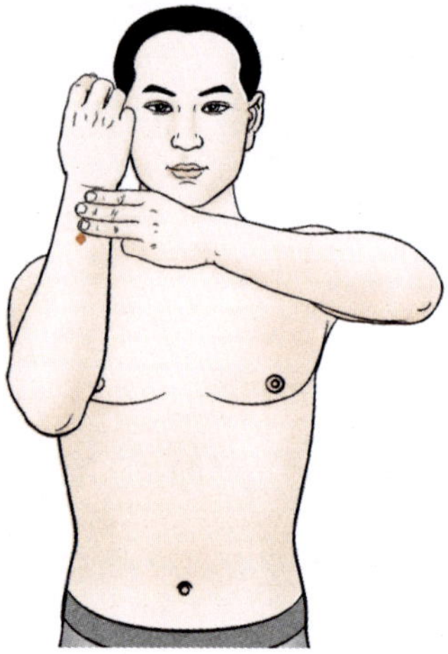

取正坐或站位，一手屈肘手背向前，一手三指并拢，食指横纹贴住腕背横纹中点处，与之相对的无名指边缘处即是该穴。

手三里穴

主治：指压该穴对精神镇定有效，可治疗精神性阳痿；对齿痛、喉肿也很有效；也可以治疗手腕筋肉疼痛、精神性阳痿等。

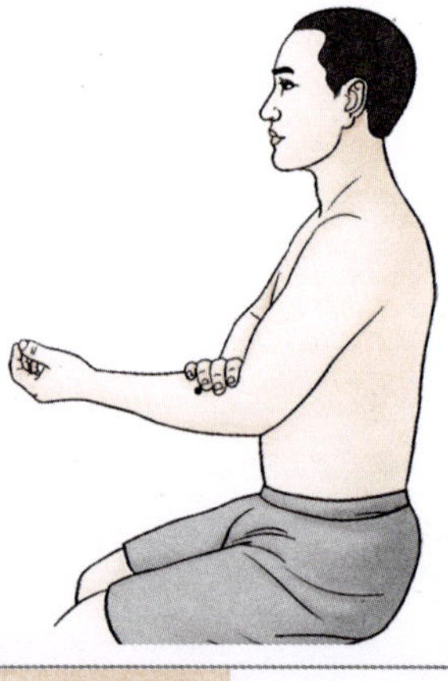

侧坐，一手屈肘呈 90°，一手三指并拢覆于其上，食指边缘贴住屈肘横纹处，与之相对的无名指横纹处即是该穴。

臀腿足部

足三里穴

主治：此穴有养生保健的功能，能够增强体力、消除疲劳、强壮神经；对冠心病、心绞痛、风心病、肺心病、脑溢血后遗症具有预防治疗的作用。

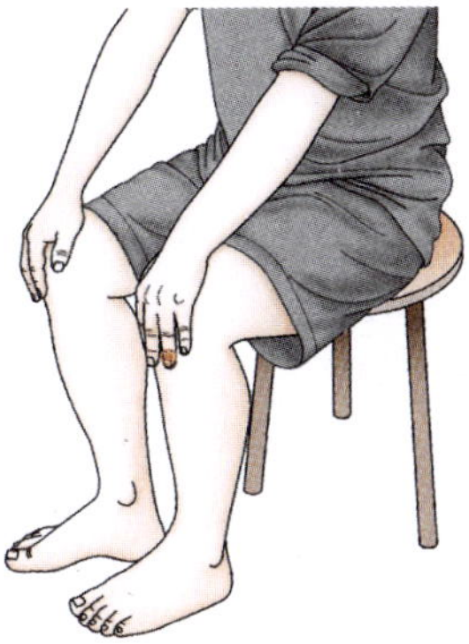

正坐，屈膝 90°，手心对髌骨（左手对左腿，右手对右腿），手指朝向下，无名指指端处即是该穴。

丰隆穴

主治：丰隆穴是中医针灸中最好的化痰穴，长期按压此处穴位，能够化痰湿、宁神志，主治痰多、咳嗽等疾患。

正坐、屈膝、垂足，一手手指放于同侧腿的侧部，其中中指位于外膝眼到外踝尖连线的中点处，则中指所在位置即是穴位。

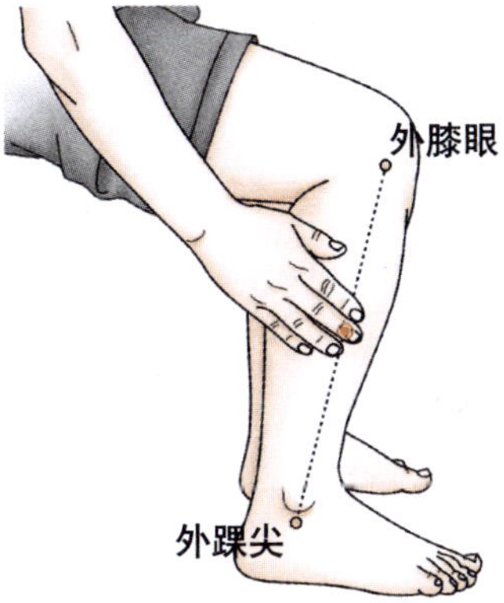

三阴交穴

主治：对妇科疾病很有疗效，如子宫功能性出血、月经不调、经痛、带下、不孕、崩漏、闭经、子宫脱垂、难产、产后血晕、恶露不行等。

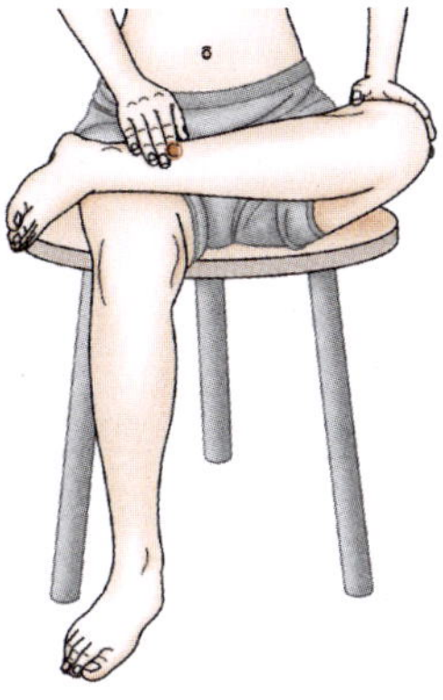

正坐，抬脚置另一腿上，以另一侧手除拇指外的四指并拢伸直，并将小指置于足内踝上缘处，则食指下，踝尖正上方胫骨边缘凹陷处即是该穴。

取穴有妙招

血海穴

主治：此穴具有祛瘀血和生新血的功能，属于女子生血之海；能够清血利湿，可以治疗一切血病及月经不调、崩漏（月经过多）、闭经等病症。

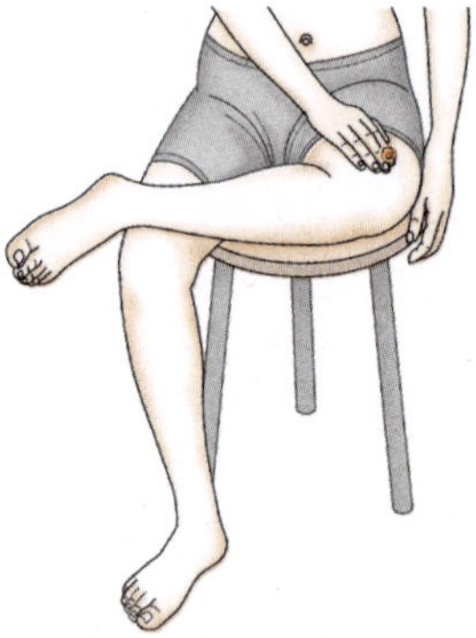

正坐，跷左足置放在右腿膝上，将右手拇指以外的四指并拢，小指尖置于膝盖骨内侧的上角，则食指指肚所在位置即是该穴。

阴陵泉穴

主治：这个穴位能够清脾理热、宣泄水液、化湿通阳；对通利小便、治疗脐下水肿具有特效；能够使腹胀、腹绞痛、肠炎痢疾、膝痛等得到缓解。

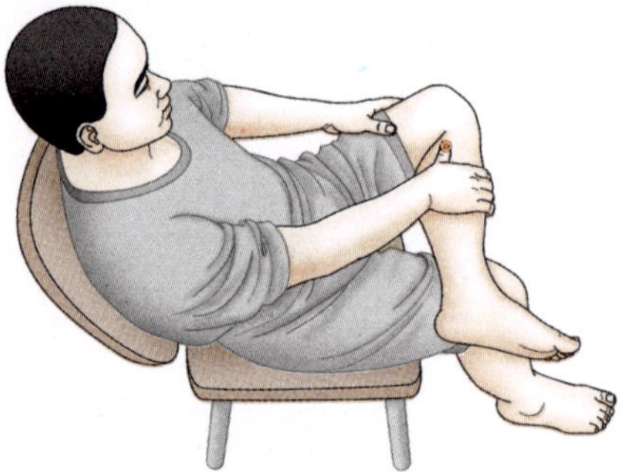

正坐，将一脚跷起，置放于另腿膝上。另一侧手轻握膝下处，拇指指尖所在的膝下内侧凹陷处即是。

委中穴

主治：这个穴位，具有通络止痛、利尿祛燥的作用；对腰背、腿部的各种疾病，如腰腿无力、腰痛、腰连背痛、腰痛不能转侧等，都有良好的疗效。

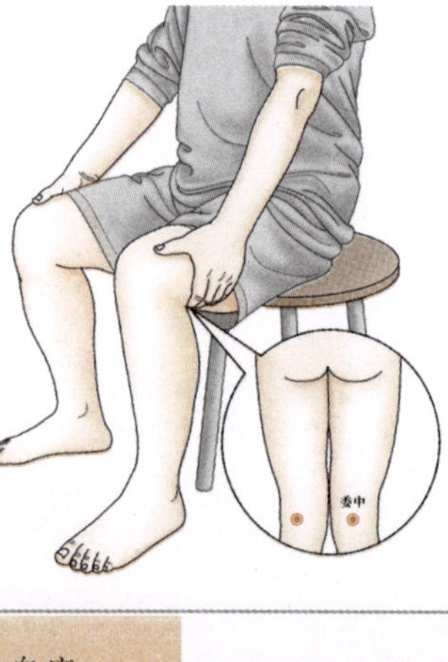

端坐垂足，双手轻握大腿两侧，大拇指在上，其余四指在下，食指放于膝盖里侧，即腿弯的中央，则食指所在的位置即是该穴。

殷门穴

主治：这个穴位可以舒筋通络、强腰膝；可以治疗精神神经系统的疾病，如坐骨神经痛、下肢麻痹、小儿麻痹后遗症等。

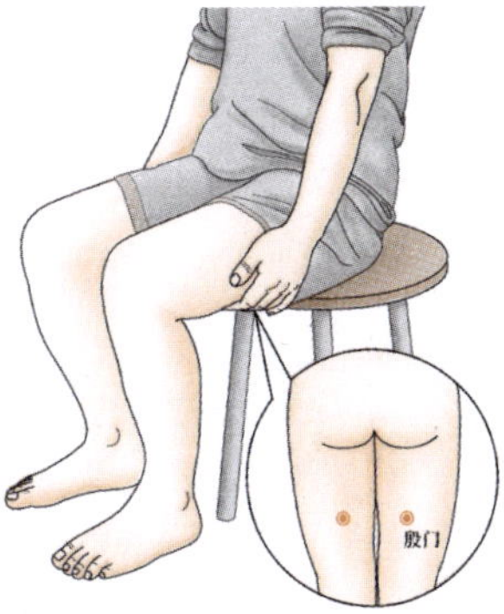

正坐，双手食指与中指并拢，其他手指弯曲，放于大腿后正中，臀部与膝盖的中间位置偏上处，则中指所在位置即是。

昆仑穴

主治：具有消肿止痛、散热化气的作用；这个穴位对于腿足红肿、脚腕疼痛、脚踝疼痛、踝关节及周围软组织疾病等具有疗效。

正坐垂足，将要按摩的脚稍向斜后方移至身体侧边，脚跟抬起。用同侧手，四指在下，掌心朝上扶住脚跟底部。大拇指弯曲，指腹置于外脚踝后的凹陷处，大拇指所在位置即是。

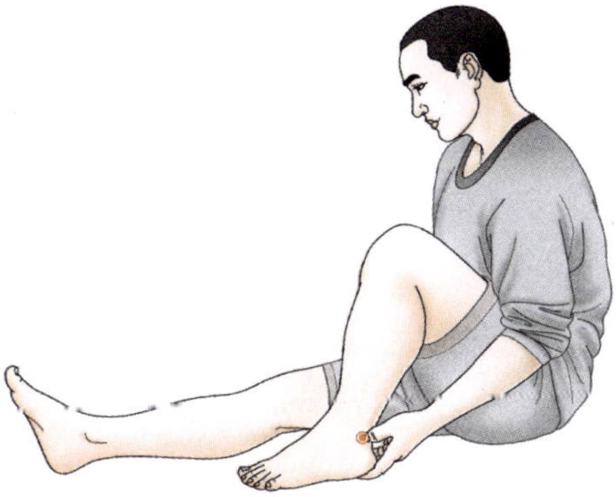

涌泉穴

主治：具有散热生气的作用；长期按摩这个穴位，能够益肾、清热、开郁；治疗咽喉肿痛、头痛、目眩、月经下调、阴痒、阴挺等疾病，具有特效。

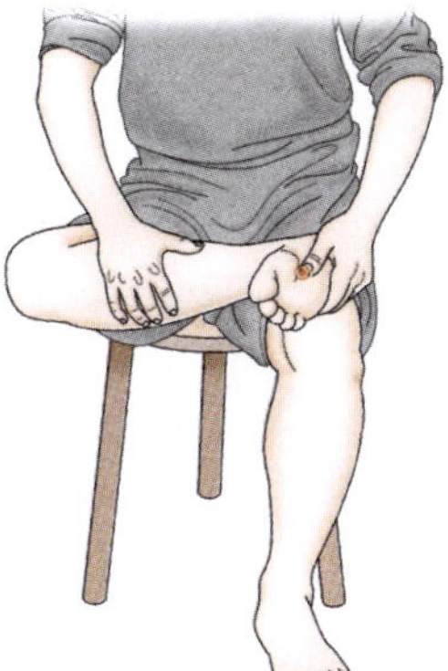

正坐，跷一足于另一膝上，足掌朝上，用另一手轻握，四指置于足背，弯曲大拇指按压处即是。

取穴有妙招

环跳穴

主治：这个穴位对腰痛、背痛、腿痛、坐骨神经痛等疾病具有特效；长期按摩这个穴位，对下肢麻痹、脚气等症状，具有很好的调理、改善、医治和保健作用。

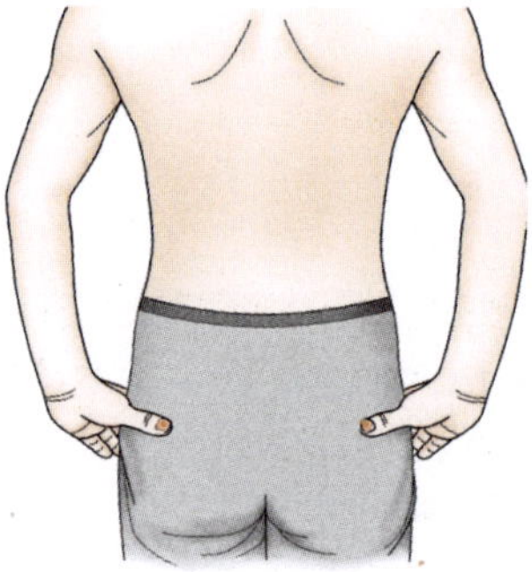

自然站立，或侧卧，伸下足，屈上足，同侧手插腿臀上，四指在前，大拇指指腹所在位置的穴位即是。

太溪穴

主治：这个穴位，有清热生气的作用；能够益肾、调节内脏，并且对肾炎、遗尿、遗精、神经衰弱、腰痛、足底疼痛等病症具有一定的调节和缓解作用。

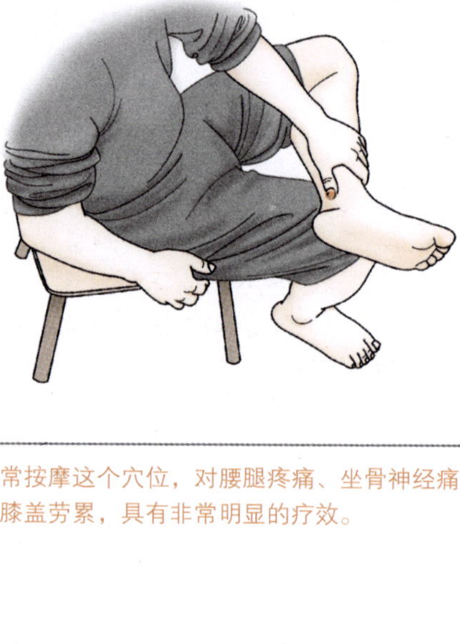

抬一足置于另脚膝盖上。用另一手轻握，四指置放脚背，弯曲大拇指按压即是。

承山穴

主治：具有舒筋活血的作用；经常按摩这个穴位，对腰腿疼痛、坐骨神经痛、腓肠肌痉挛、腰背疼痛、足跟疼痛、膝盖劳累，具有非常明显的疗效。

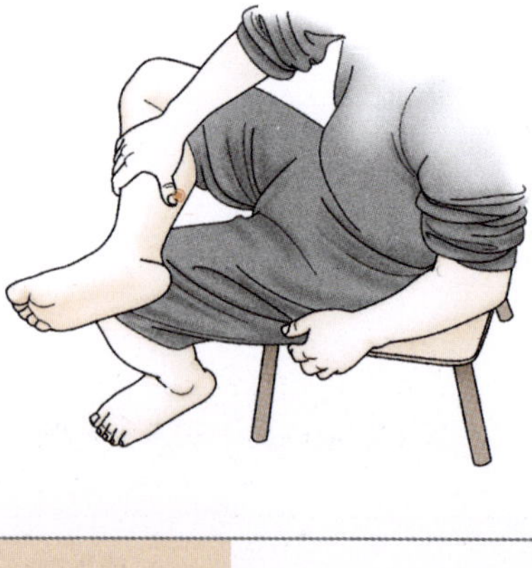

正坐跷足，将欲按摩的脚抬起，置放在另外一腿的膝盖上方。用同侧的手掌握住脚踝，大拇指指腹循着脚后跟正中（阿里基腱）直上，在小腿肚下，“人”字形的中点处即是该穴。

太冲穴

主治：按摩该穴位，具有平肝、理血、通络之作用，能使头痛，眩晕、高血压、失眠、肝炎等症状都得到调理和缓解。

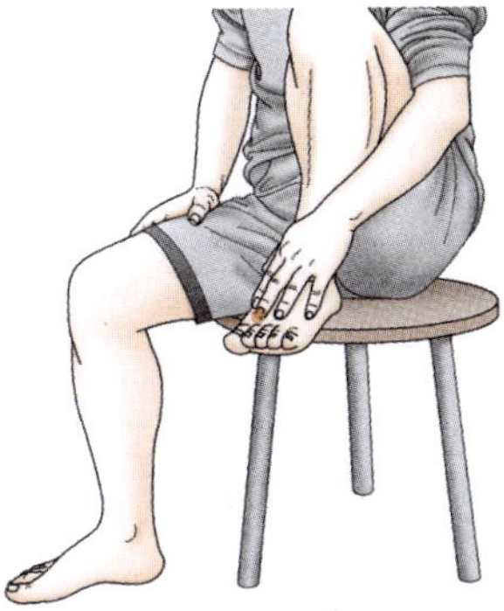

正坐，垂足，曲左膝，举脚置座椅上，臀前，举左手，手掌朝下置于脚背，弯曲中指，中指指尖所在的位置即是。

阳陵泉穴

主治：可以治疗黄疸、口苦、呃逆、呕吐、胁肋疼痛等肝胆病症，下肢痿痹、膝膑肿痛等下肢、膝关节疾患。

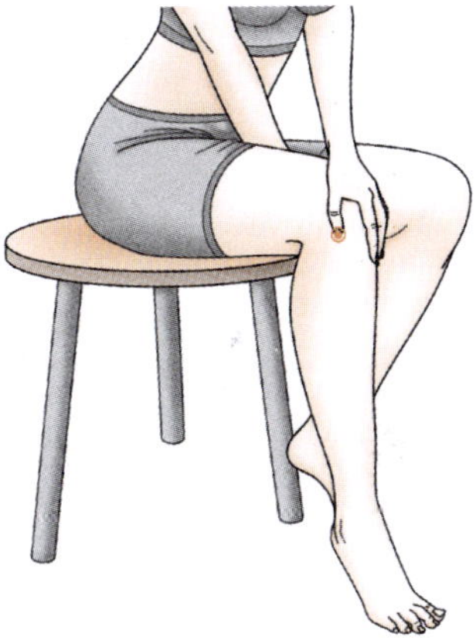

正坐，垂足，约成 90°，上身稍前俯，用左手手掌轻握右膝盖前下方，四指向内，大拇指指腹所在位置的穴位即是。

长强穴

主治：能够促进直肠的收缩，使大便畅通，还能治疗便秘，并且能迅速止腹泻；长期坚持按压这个穴位，具有通任督、调肠腑的作用。

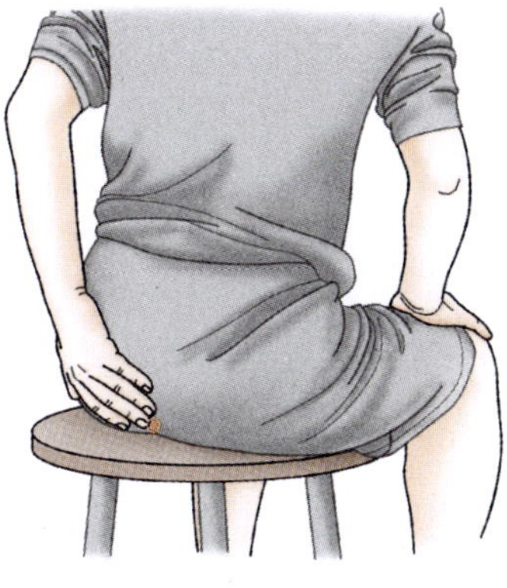

正坐，上身前俯，伸左手至臀后，以中指所在的位置的穴位即是。

取穴有妙招

委阳穴

主治：可治腰背痛、腓肠肌痉挛、小腹胀满、小便不利等；对治疗晕车有远近期疗效。

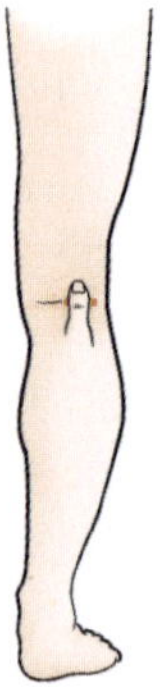

站位，将大拇指内侧边缘贴于膝盖后窝横纹中点处，其外缘中点处即是委阳穴所在。

照海穴

主治：可以治疗痫证、失眠等精神、神志疾患、咽干咽痛、目齿肿痛等五官热性病症，也可以治疗小便不利、小便频数、月经不调、痛经、赤白带下等妇科病症、下肢痿痹等。

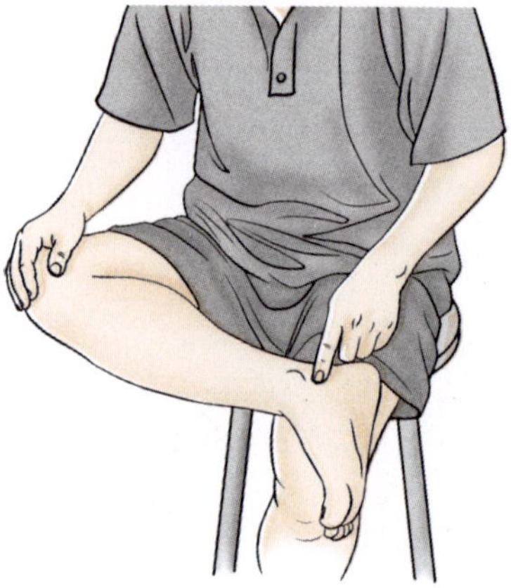

坐位，右腿搭在左腿上，露出脚踝内侧踝尖，踝尖下方凹陷处即是该穴。

光明穴

主治：此穴有疏肝明目、活络消肿的功用。对治疗五官科系统疾病如睑缘炎、屈光不正、夜盲、视神经萎缩效果显著。

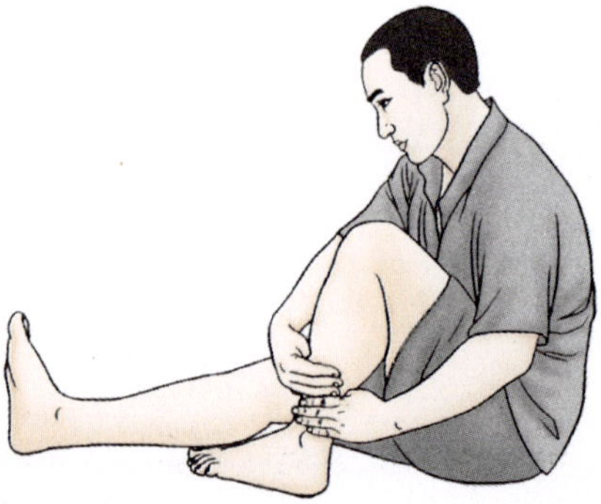

坐位，一腿屈起，一手四指并拢，一手三指并拢，上下叠加，小拇指外缘贴在外踝尖处，另一手的食指外缘处即是该穴。

至阳、筋缩、腰阳关、上髎、次髎、中髎、下髎、灵台诸穴

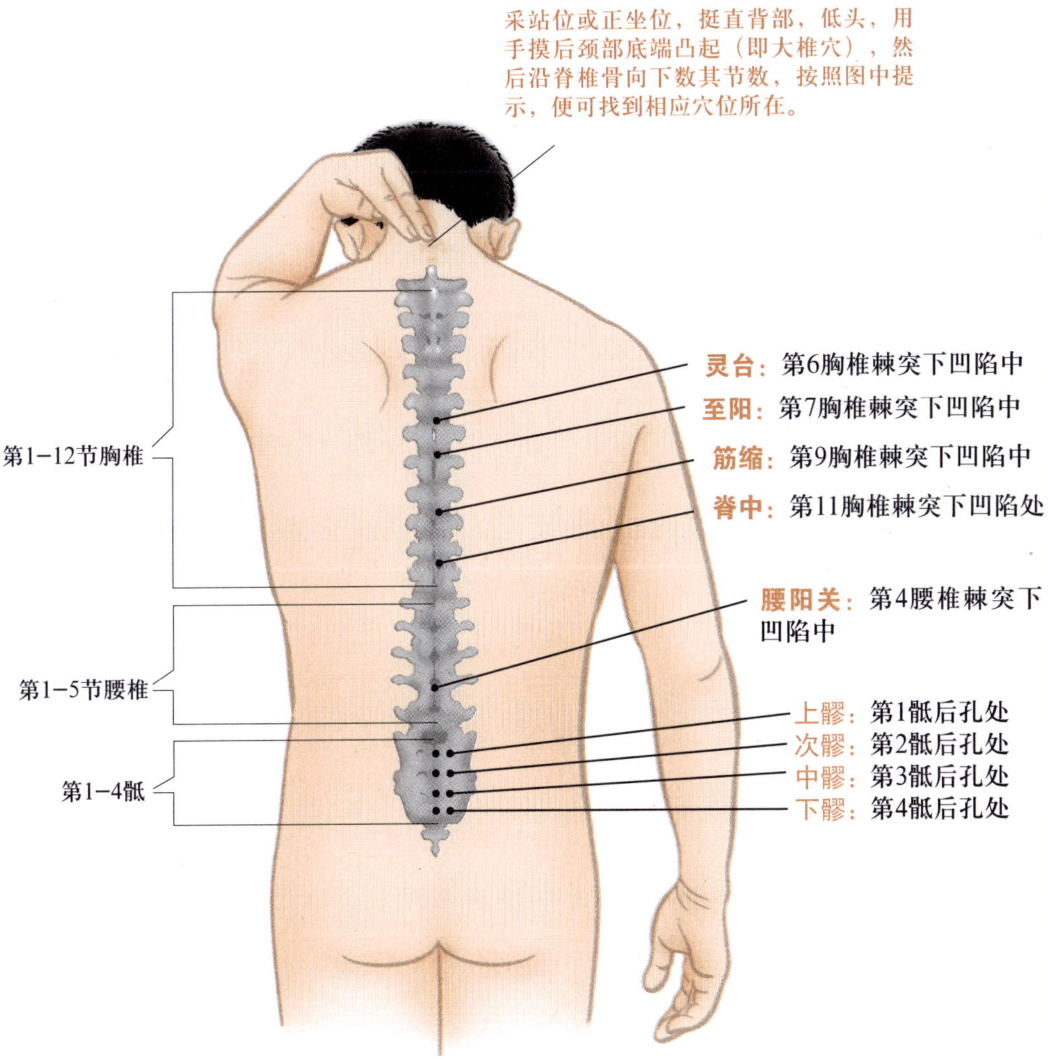

心俞、膈俞、肾俞、脾俞、肺俞、胆俞、肝俞、胃俞、三焦俞、气海俞、关元俞、大肠俞诸穴

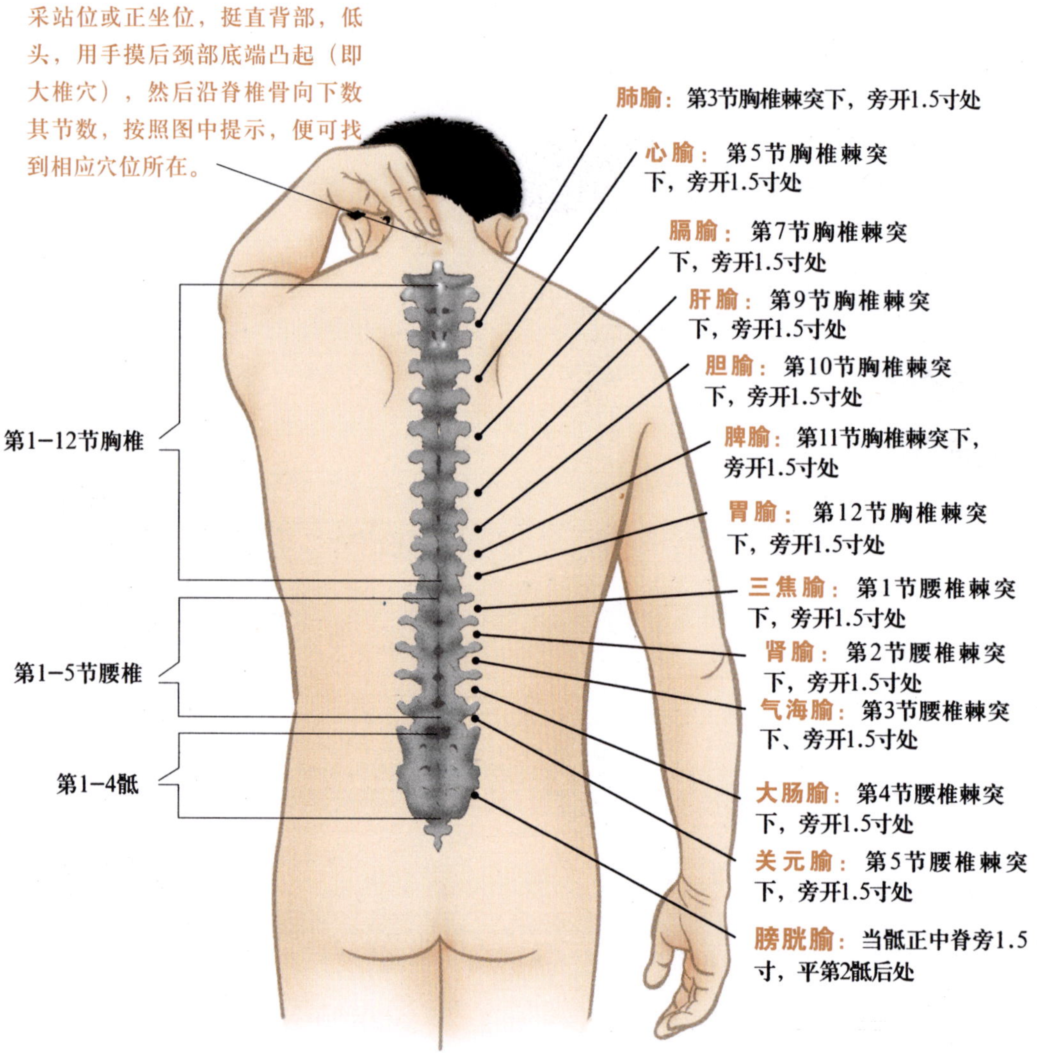

志室、胃仓、腰眼、秩边诸穴

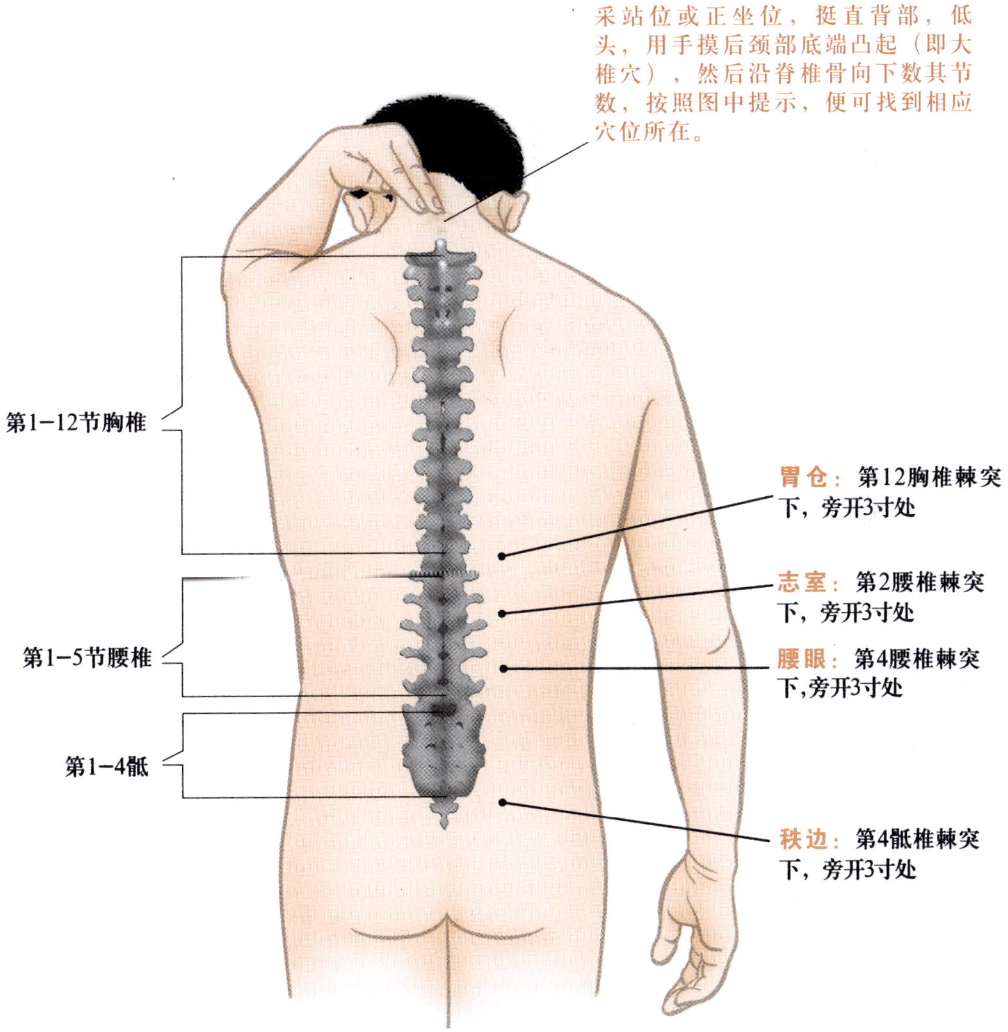
采站位或正坐位，挺直背部，低头，用手摸后颈部底端凸起（即大椎穴），然后沿脊椎骨向下数其节数，按照图中提示，便可找到相应穴位所在。
第1–12节胸椎
第1–5节腰椎
第1–4骶
胃仓：第12胸椎棘突下，旁开3寸处
志室：第2腰椎棘突下，旁开3寸处
腰眼：第4腰椎棘突下,旁开3寸处
秩边：第4骶椎棘突下，旁开3寸处